高等院校医学实验教

基础医学实验教

病原生物学与医学免疫学实验教程

主　　编　崔秀吉　陈锦龙

副 主 编　彭丽娟　杨　文　王丽欣　王　英

编　　委（按姓氏笔画排序）

王　英	海南医学院	王丽欣	海南医学院
牛宗亮	海南医学院	伍丽娴	海南医学院
刘红丽	山西医科大学	李丽花	海南医学院
李定国	海南医学院	杨　文	海南医学院
陈锦龙	海南医学院	陈新君	海南医学院
罗旭光	山西医科大学	钟赛凤	海南医学院
崔秀吉	海南医学院	彭丽娟	川北医学院

科 学 出 版 社

北　京

内 容 简 介

《病原生物学与医学免疫学实验教程》包括医学微生物学（细菌学、真菌学、病毒学）、人体寄生虫学和医学免疫学等相关学科实验项目，旨在帮助医学生加深学习相关理论知识的同时，提高其实验操作能力以及科学研究思维能力。实验教程分为七大模块：实验室生物安全；实验操作技术；基础性实验；综合性实验；创新性实验；虚拟仿真实验；附录。本实验教程从基本的实验技能开始到科学研究性实验循序渐进地指导学生掌握实验操作技能，再配合虚拟仿真实验项目提高学生学习效果及学习兴趣。

本实验教程实用性强，图文并茂，原理清晰，实验步骤科学，实验方法、实验技术翔实、可靠，可操作性强。既可作为教材，又可作为工具书，对于培养学生综合实践能力、动手操作能力、分析解决问题能力及科研实训能力均有较强的作用。

图书在版编目（CIP）数据

病原生物学与医学免疫学实验教程/崔秀吉，陈锦龙主编 . —北京：科学出版社，2022.12

高等院校医学实验教学系列教材

ISBN 978-7-03-073909-4

Ⅰ.①病… Ⅱ.①崔…②陈… Ⅲ.①病原微生物–实验–高等学校–教材②免疫学–实验–高等学校–教材 Ⅳ.① R37-33 ② R392-33

中国版本图书馆 CIP 数据核字（2022）第 221437 号

责任编辑：胡治国/责任校对：宁辉彩
责任印制：赵 博/封面设计：陈 敬

科学出版社 出版

北京东黄城根北街 16 号
邮政编码：100717
http://www.sciencep.com

三河市骏杰印刷有限公司印刷
科学出版社发行 各地新华书店经销

*

2022 年 12 月第 一 版 开本：787×1092 1/16
2025 年 1 月第四次印刷 印张：12 1/2
字数：350 000

定价：49.80 元
（如有印装质量问题，我社负责调换）

基础医学实验教材（丛书）学术委员会

丛书前言

  教材是解决培养什么人、怎样培养人、为谁培养人这些根本问题的重要载体。新医科建设对于教材建设提出了更新和更高的要求。为适应新时代医学人才培养的需要，建设有利于培养学生实践能力、临床能力和创新能力的实验教学体系，我们组织编写本套实验系列教材（丛书）。本套丛书的编写力图从实际应用出发，期望在继承基础医学实验教学体系和方法的基础上，在教学内容整合上有所突破，引导构建具有自身特点的实验教学体系。

  本套丛书在整合基础医学各学科实验内容基础上，融合医学科研、医学统计学、实验动物学等学科的基本知识和技术，注重计算机、人工智能等信息技术的应用。丛书分为五个模块，包括《人体解剖学实验教程》《形态学实验教程》《医学机能学实验教程》《病原生物学与医学免疫学实验教程》《生物化学与分子生物学实验教程》。各模块内容尽量做到基础与临床、传统与现代、基本与创新训练相结合。

  教材分三个层次设置教学内容：①基本知识和技术篇，包括基础医学实验基本知识、基本技术和基本方法，实验常用仪器的基本结构、原理、特点和使用方法，动物实验基本技能与方法等。②实验项目篇，包括基础性实验和综合性实验。基础性实验以基本技能训练为目标，选择性地保留一些传统经典实验项目，内容反映基本知识和基本理论，具有基础性、入门性、规范性的特点。培养学生严谨求实的科学态度及规范合理的操作习惯。综合性实验向多学科知识交叉融合，实验技术涉及面也较广。反映学科内或学科间知识与技术的综合与分析。学生在对各专科相关实验知识和方法有初步认识的基础上，强化动手能力、科学思维、对复杂问题分析和处理能力的培养。遵循从简到繁、逐步递进的原则。③拓展和创新项目篇，包括拓展性实验和研究创新性实验，培养学生创新思维能力和基本的医学科研能力，激发科研潜能，促进学生个性化发展。拓展性实验是在各模块经典、综合性实验基础上的拓展和延伸，对教学大纲有所突破，以开阔学生视野。创新性实验是在介绍医学科学研究基本知识和方法的基础上，以科研目标为导向，自主选题、自主设计研究方案，进行科研能力的训练，培养学生兴趣，并力争获得创新成果。各校根据自己学科特点和研究方向灵活设计，没有定型的模板。另外，结合当今信息技术在教育教学中的广泛应用，以及人工智能（AI）技术的发展，教材设置独立的虚拟仿真实验板块，作为实体实验的预习或补充，理解实验目的和任务，模拟实验操作技术，熟悉实验步骤。难于开展实体实验的项目，通过虚拟仿真实验进行体验。

  本套丛书具有综合性、实用性、创新性的特色，涵盖医学生基础医学全部的实验教学内容，可作为临床、预防、口腔、影像、检验、护理、药学、精神等医学专业本科生的基础医学实验教学教材，以及研究生和专科生的参考教材，亦可作为医务人员开展实验研究、规范技术训练的参考用书。

  本系列实验教材由长期工作在教学和科研一线的教师编写而成，力求做到体系创新、理念创新及编写精练。感谢各编写人员的密切合作和辛勤工作。对在编写过程中支持和关注的同行专家也一并致谢！囿于水平的限制，难免存在疏漏和不当之处，恳请读者和同行专家提出宝贵意见！

丛书学术委员会

2021 年 7 月

前　言

为了加强实践教学创新，推进实验内容和实验模式改革，基础医学与生命科学学院决定组织编写一套基础医学实验教材，包括《人体解剖学实验教程》《形态学实验教程》《医学机能学实验教程》《生物化学与分子生物学实验教程》《病原生物学与医学免疫学实验教程》。

病原生物学与医学免疫学是临床医学的重要的基础课程，其中病原生物学与医学免疫学实验课可以帮助学生加深学习相关理论知识，也可以提高其实验操作能力以及科学研究思维能力。

随着科学技术的发展，不断有新的实验方法或相关知识的更新，所以拟通过此次编写实验教程更新的知识，使实验教材更加适合新时代的人才培养。

编　者

2021 年 8 月

目　录

绪　　论

第一章　病原生物学与医学免疫学实验课程的概述

　　病原生物学与医学免疫学实验课是医学专业的基础必修课，是医学生通过实验验证病原生物学与医学免疫学的理论知识、掌握检验技术和诊断方法的一门课程。通过实验课可以加深基本理论知识、熟悉基本实验操作以及提升科研思维和分析能力，以培养医学生综合素质。实验课主要包括医学微生物学、人体寄生虫学与医学免疫学实验等三个部分。

　　《病原生物学与医学免疫学实验教程》是指导学生完成病原生物学与医学免疫学实验项目的指导用书，包含实验室生物安全；基本实验操作技术；基本实验；综合性实验；研究创新性实验；虚拟仿真实验；附录。

一、实验课的性质与任务

　　实验课是教学过程的重要组成部分，能帮助学生加深和巩固理论知识的理解和记忆。更重要的是培养和训练学生的实验操作能力、观察现象和分析结果的能力、独立思考和解决问题的能力以及研究创新能力，为学习临床课程和开展科学研究工作奠定基础。

二、实验课的教学形式与流程

　　实验课在教师的讲解、引导和监督下独立或小组协作共同完成各项实验项目，并将其结果以报告书形式提交。

　　实验课流程包括以下几个步骤：

1. 课前完成相关理论知识学习。

2. 课前预习相关实验项目的内容，熟知实验步骤和注意事项。

3. 在教师的指导下领取实验材料。

4. 由教师讲解实验目的、原理，并演示实验操作。

5. 在教师的指导和监督下进行实验操作。

6. 实验完成后提交实验报告书，并由教师评估其结果。

第二章 实验课程的目的与基本要求

一、实验课的教学目的

实验课程是使医学生通过实验项目验证理论知识,并掌握以下实验相关知识为目的的课程,即:

1. 学习实验室和实验操作相关安全知识。

2. 熟悉和掌握实验原理和基本操作技能。

3. 通过实验课加深理解理论课知识。

4. 培养正确的科学态度、科学思维和科学分析能力。

二、实验课的基本要求

因为病原生物学与医学免疫学相关实验存在一定的生物安全风险,需在实验课进行过程中遵守以下基本要求:

1. 应严格遵守实验室规章制度。

2. 提前完成实验项目相关的理论知识的学习。

3. 提前了解实验原理、操作步骤、材料与方法、注意事项及预期实验结果。

4. 仔细观察教师的实验操作示教。

5. 实验操作过程中需要保持严肃性、严格性、严谨性以及准确性。

6. 根据实验项目性质应以小组或个人独立完成。

7. 对于实验步骤和实验结果应及时、认真、准确地记录。

8. 对于实验结果进行认真分析、总结,得出结论,并完成实验报告。

9. 实验操作过程中做好个人防护。

10. 实验结束后按照要求及时清理实验中产生的生物垃圾。

三、实验结果的观察、记录和处理

实验人员在完成实验项目后应对每一次实验的结果仔细观察,并进行如实、认真地记录。当与预期结果不符时,应认真分析和探讨其原因,以此培养和提高科学分析能力和解决问题的能力。

四、实验报告的格式和书写要求

医学微生物学实验、人体寄生虫学实验和医学免疫学实验应根据其实验项目的内容和特点制定相应的实验报告书格式,但应都具有以下共同内容:

1. 实验人员名单、人数/组、实验时间。

2. 实验项目名称、实验目的、实验原理(简介)、实验材料。

3. 实验操作步骤及注意事项。

4. 预期实验结果、实际实验结果、结果分析、实验结论。

5. 师生交流栏。

第一篇　实验室生物安全

第三章　实验室生物安全概述

实验室是从事科学研究和相关活动的场所。科学研究是对未知事物的探索，这种探索往往存在着一定的风险，包括伤害甚至死亡。为了最大程度减少事故的发生，各研究领域都对实验室的安全作出了明文规定，并延续至今。

第一节　实验室生物安全与保障

一、实验室生物安全

生物安全是指对动物、植物、微生物等生物对生态多样性，基因多样性，物种多样性等可能存在潜在风险的防范，包括对现代生物技术的开发和应用所存在的潜在的负面影响所采取的有效预防和控制措施。

自 1874 年人类建立第一间开放式公共实验室以来，实验室安全问题一直困扰着人们，尤其是在微生物和医学生物实验室中生物安全问题尤为严重。20 世纪 50 年代，我国就注重实验室生物安全工作，至今已经颁布了近百部法律、法规、指南、准则等来规范实验操作和减少安全事故的发生。

狭义的生物安全问题是指由于操作、储存、处置不当，对生物安全，生态安全，人类健康产生不利影响的情况，如病原微生物泄漏，转基因活生物体释放到环境等。广义的生物安全问题就上升到国家安全问题的组成部分，对人类生存、生活、社会、经济产生危害或潜在风险的因素。

二、生物安全保障

病原微生物实验室生物安全保障是指为防止病原微生物菌（毒）种、样本、毒素发生泄漏、被盗、被抢、丢失、滥用、有意释放等所采取的措施，以避免对人类和动物健康、公共卫生、生态环境及经济利益等构成威胁。

实验室所采取的生物安保级别与措施需要根据所涉及病原微生物的危害等级，进行生物安保风险评估，根据评估结论设立生物安保的级别，并规定对安保人员、设施设备、信息、运输转移、实验活动、应急预案与处置等要求。

生物安保风险评估的内容包括：病原微生物菌（毒）种、样本、毒素在采集、运输、使用、保藏、销毁等环节中的风险，以及设施脆弱性、内部人为因素，可能受到侵害或威胁等外来因素。

生物安保的级别是根据不同危害等级（一、二、三、四类）的病原微生物菌（毒）种、样本、毒素存放、使用地点及其周边区域范围等的不同划分不同等级（一、二、三、四类）的生物安保区域。

安保人员包括实验室安全保卫人员、实验室各类工作人员以及可能进入实验室的各类临时人员等。应根据生物安保级别的不同，设立不同类别的安全保卫人员，执行培训、准入制度；其余人员则应有相应的管理和审批制度，非安保单位人员不得进入二类或以上的生物安保区域。

生物安保的设施设备主要包括人员进出控制（登记或限制进出）、安全视频监控系统和入侵报警系统等。应根据生物安保级别的不同设置相应的设施设备。

生物安保的信息主要包括人员、病原微生物材料及其活动所涉及的所有记录通信等的信息，以及计算机和网络等。应根据生物安保级别的不同设立相应的信息管理。

生物安保单位进行病原微生物菌（毒）种、样本、毒素的运输转移（包括对外运输和单位内部转移等）以及实验活动时，应符合国家相关法律、法规、标准和指南的规定。应急预案和处置是避免生物安保风险的发生和保障应急处置的重要措施。

第二节　病原生物的危害等级分类

不同国家和组织关于病原生物危害等级均具有分类标准。我国为加强病原微生物实验室生物安全管理，保护实验室工作人员和公众的健康制定了《实验室生物安全通用要求》（GB 19489—2008）。

一、病原生物危害等级

《实验室生物安全通用要求》（GB 19489—2008）根据生物因子对个体和群体的危害程度将其分为 4 级：

危害等级 I （低个体危害，低群体危害）：不会导致健康工作者和动物致病的细菌、真菌、病毒和寄生虫等生物因子。

危害等级 II （中等个体危害，有限群体危害）：能引起人或动物发病，但一般情况下对健康工作者、群体、家畜或环境不会引起严重危害的病原体。实验室感染不导致严重疾病，具备有效治疗和预防措施，并且传播风险有限。

危害等级 III （高个体危害，低群体危害）：能引起人或动物严重疾病，或造成严重经济损失，但通常不能因偶然接触而在个体间传播，或能用抗生素、抗寄生虫药治疗的病原体。

危害等级 IV （高个体危害，高群体危害）：能引起人或动物非常严重的疾病，一般不能治愈，容易直接、间接或因偶然接触在人与人，或动物与人，或人与动物，或动物与动物之间传播的病原体。

二、实验室生物安全防护水平分类

由于不同水平的生物安全实验室中所操作的生物因子的危害程度不同，因此生物安全水平的防护要求亦不相同。不同级别的生物安全实验室在设施、设备、操作和管理等方面的要求具有累加性，即高级别生物安全实验室必须达到低防护水平生物安全实验室的要求，并对低防护水平生物安全实验室要求进行补充和提高，用于操作风险水平更高的生物因子。

实验室生物安全防护是通过实验室的物理防护、实验室操作技术以及实验室管理等内容来实现的。病原微生物生物安全实验室在分类、分级、技术指标和基本要求与建筑技术规范等方面均有明确的要求，相关国家标准或行业标准具有强制性，所以有关要求均为最低要求，而作为实验室的手册或指南，必须以满足标准为前提，有时会根据实验室的实际情况提出高于强制标准的要求，这些手册或指南在被实验室采用后，工作人员在实验过程中必须遵守执行。

根据用途不同生物安全实验室可分为两类，即细胞培养操作为主的生物安全实验室和动物实验操作为主的动物生物安全实验室。

生物安全实验室根据所操作致病性生物因子的传播途径可分为 a 类和 b 类。a 类指操作非经空气传播生物因子的实验室，b 类指操作经空气传播生物因子的实验室，b1 类生物安全实验室指可有效利用安全隔离装置进行操作的实验室，b2 类生物安全实验室指不能有效利用安全隔离装置进行操作的实验室。

而根据使用的一级和二级的防护屏障的不同，实验室生物安全防护水平（biosafety level）分为四级，防护水平由低到高排列，即：一级生物安全水平（BSL-1）、二级生物安全水平（BSL-2）、三级生物安全水平（BSL-3）和四级生物安全水平（BSL-4）。所谓一级防护屏障是指生物安全柜和个人防护装备等构成的防护屏障，二级防护屏障则是指实验室的设施结构和通风系统等构成的防护屏障。不同级别的生物安全防护实验室都是基于确保处理特定传染病原体时的工作人员和环境的安全而进行设计的。

一级生物安全水平是围护屏障水平和生物安全级别最低的生物实验室，在该级别实验室中进行的操作都是在室内开放空间进行的，所以，在其中活动所涉及的生物因子应是已知不引起健康成人感染的微生物。但是，应注意这些微生物也许有可能引起幼儿、老人或免疫缺陷患者的机会性感染。

二级生物安全水平主要用于处理中度危险的病原体，如沙门氏菌和乙型肝炎病毒等。这些病原体可能经口摄入或经皮肤、黏膜暴露而感染。在遵守标准操作程序的情况下，这些病原体的处理可在开放实验台进行。但是，如预期有发生喷溅或可产生气溶胶时应使用生物安全柜等。

三级生物安全水平是为应对主要通过气溶胶传播的病原微生物，如结核分枝杆菌等的实验室操作而设计的。三级生物安全水平有严格的操作规程和程序，使用一级和二级防护屏障，同时对于通风系统等设备都有特殊的要求。

四级生物安全水平主要用于可引起致命疾病的病原体的处理和实验操作，这些病原体可能通过气溶胶传播或者没有有效的疫苗预防或没有有效的治疗方法。BSL-4 实验室的实验操作一般应在三级生物安全柜内进行，或由身着正压防护服的工作人员进行操作处理。BSL-4 实验室应是完全独立的实验室，其通风系统和废物处理亦应完全独立。

三、实验室安全设备及个人防护

实验室生物安全是避免危险生物因子泄漏导致实验室人员暴露或者向外环境排放并导致危害的综合措施，包括物理防护，标准化操作流程和规范化实验室管理。这是实验人员所依赖的保障措施，所以在日常研究中必须遵守实验室生物安全准则。

物理防护主要包括一级屏障和二级屏障，一级屏障主要包括实验室内的安全措施和个人防护设备。二级屏障主要包括实验室建筑材料、结构要求、装修、水电安全等。标准化操作流程是指从开始准备实验到实验结束收拾试验台整个过程，各种实验行为，消毒灭菌，废弃物处置都建立一套标准化操作流程，各环节还有一套质量保证体系，两者紧密联系，保证安全。规范化实验室管理是一套完善的保障实验质量、实验安全的管理措施，是基于国家安全管理的法律法规制定的基本要求，每一个进入实验室的操作人员都应严格遵守。

物理防护

1. 一级屏障　分为实验室内安全设备和个人防护设备。实验室内安全设备主要包括生物安全柜，缓冲间，空气净化系统等。生物安全柜（biological safety cabinet）是能防止实验操作处理过程中某些含有危险或未知生物微粒发生气溶胶散逸的箱型空气净化负压安全装置。其广泛应用于微生物学、生物医学、基因工程、生物制品等领域的科研、教学、临床检验和生产中，是实验室生物安全一级防护屏障中最基本的安全防护设备。生物安全柜的工作原理主要是将柜内空气向外抽吸，使柜内保持负压状态，通过垂直气流来保护工作人员；外界空气经高效空气过滤器过滤后进入安全柜内，以避免处理样品被污染；柜内的空气也需经过高效空气过滤器过滤后再排放到大气中，以保护环境。

而个人防护设备包括防护服、帽、安全眼镜、面部防护罩等，对于医学生来说，最重要的就是白大褂、口罩和帽。防护服是微生物实验中必不可少的个人防护设备，医用防护服是指医务人员（医生、护士、公共卫生人员、清洁人员等）及进入特定医药卫生区域的人群（如患者、医院探视人员、进入感染区域的人员等）所使用的防护性服装。其作用是隔离病菌、有害超细粉尘、酸碱性溶液、电磁辐射等，保证人员的安全和保持环境清洁。

2. 二级屏障　是安全实验室和外界环境的隔离，通过相关建筑技术（气溶设施、通风措施、污染物处理措施）达到实验室与外界环境相隔离的目的。实验室不同于一般建筑，在建筑的结构和建筑材料上都有一定的要求。

生物安全实验室建设时的建筑要求包括实验室建筑结构、围护结构和建筑装饰。

（1）建筑结构：应有足够的结构安全可靠度，其结构安全等级不应低于一级，抗震能力应按甲类建筑设防，耐火等级不低于二级。

（2）围护结构：应为单层结构；除密封结构的观察窗外不得设置任何窗户，并且所用玻璃为不碎玻璃；围护结构的所有缝隙均应可靠密封。

（3）建筑装饰：地面应采用防滑耐腐蚀材料，并不得渗漏；天花板、地板和墙间的夹角应为圆弧阴阳过渡并密封；墙面、天花板的材料应易于清洗消毒、耐擦洗不起尘、不开裂、光滑防水、防火和耐消毒剂的侵蚀，一般宜采用铝蜂窝夹心彩钢板。所有配套铝合金型材均宜采用电泳型材，以防止实验室消毒时导致铝材氧化。照明宜采用专用洁净室照明灯具，灭菌灯宜采用电子灭菌灯（臭氧灭菌灯）。

第三节　生物安全实验室操作技术规范

一、实验室的准入要求

实验人员进入实验室之前应满足以下要求：

1. 进实验室的人员必须经过实验室安全负责人批准。

2. 从事实验室工作的人员必须进行上岗前体检。

3. 从事实验室工作的人员必须具备相应的相关专业技术知识及工作经验，熟练掌握工作范围的技术标准、方法和设备技术性能，接受相关生物安全知识、法规制度培训并考试合格。

4. 从事实验室工作的技术人员应熟练掌握与岗位工作有关的标准操作规程，能有效保证所承担环节的工作质量；应熟练掌握常规消毒原则和技术，掌握意外事件和生物安全事故的应急处置原则和上报程序。

5. 进入实验室的人员身体必须符合要求，下列情况不得进入实验室。

（1）孕妇或患发热性疾病者。

（2）未成年人。

（3）免疫力低下者，如正在使用免疫抑制剂者，或是正经历放疗、化疗以及疲劳过度的人员。

（4）感染后可能导致严重后果者，如患严重心脏病、高血压和肾病等的人员。

实验室辅助工作人员应掌握责任区内生物安全基本情况，了解所从事工作的生物安全风险，接受与所承担职责有关的生物安全知识和技术、个体防护方法等内容的培训，熟悉岗位所需消毒知识和技术，了解意外事件和生物安全事故的应急处置原则。

二、实验室操作要求及注意事项

实验室标准操作规程（standard operating procedure，SOP）是用来明确某项具体工作的操作程序或技术要求，是规章制度的细化和充实，是告知从业人员应该如何操作的文件，因此，SOP 必须具有针对性、程序性、规范性和可操作性。

（一）病原生物实验操作规程

1. 正在处理培养物或标本时，应限制外来人员进入实验室。

2. 实验人员在处理完生物活性物质、脱下手套、离开实验室之前必须洗手。

3. 工作区内不得饮食、抽烟、处理隐形眼镜、使用化妆品以及存放食物。佩戴隐形眼镜的实验人员需戴护目镜或面罩。食物应存放于工作区外的区域。

4. 禁止使用口吸移液技术，应使用机械移液装置。

5. 制订使用锐利器具，如注射器针头、手术刀片等的安全保护方案。

6. 每一步操作都应尽量减少飞溅物或气溶胶的产生。

7. 工作台面应至少每天消毒一次，发生生物活性物质溅洒时应及时消毒。

8. 有传染性病原体时，应在实验室入口贴上生物危害的标志，标志上要包括所使用的病原体名称以及研究者的姓名和联系电话。

9. 所有培养物、储存物及其他废弃物在排放前，应先经过可靠的消毒灭菌，如高压灭菌处理。需在实验室外邻近处进行消毒处理的物品，必须存放于结实耐用防扩散的容器中，从实验室运出时应密闭，并依据当地政府的相关规定进行安全包装后，才能从实验室移出。

（二）病原生物操作注意事项

1. 开始进行微生物操作时，应在台前铺浸有消毒液并拧干的毛巾以减少培养物滴落形成的气溶胶。

2. 在实验室中养成不用双手接触口、鼻、眼、面的习惯。做完一项工作应洗手消毒，不要发生通过工作人员的手造成新的污染。

3. 接触危险性较大的微生物（包括血清诊断标本）时应戴乳胶手套。

4. 应尽量用塑料制品代替玻璃器皿，以减少打碎或外伤事故。

5. 养成工作后清理环境的习惯，不要在工作台上或污物盘中遗留污染物品。所有存放菌种或污染物品的容器都应密闭，并标以通用标记以提醒他人注意。

6. 定期检查清理存放菌种和标本的冰箱或其他容器，将不需要的及时消毒处理。检查处理时应戴口罩，处理危险性较大的微生物还应戴手套。

第四节　感染性废弃物的处理

实验室废弃物是指实验操作过程中使用过、产生的所有物品。大多数的玻璃器皿、仪器、实验服以及一些可再生的资源经过恰当地处理后可以重复使用。但被病原微生物污染的物品，如果处理不当，会造成实验室污染，或工作人员的感染，或造成外界环境的污染，后果严重。我国和国际有关组织对含有微生物标本的处理都制定了相关的法规及条例，如《医疗卫生机构医疗废物管理办法》、《医疗废弃物集中处置技术规范》（试行）和《医疗废弃物专用包装物、容器标准和警示标识规定》等。在实际工作中，处理含有微生物的物品必须遵守有关规定，对感染性物质及其包装物分别进行相应的处理。

在实验室内，废弃物最终的处理方式与其污染被清除的情况是紧密联系的。对于日常用品而言，很少有污染材料需要真正清除出实验室或销毁。处理废弃物首要遵守的原则是所有感染性材料必须在实验室内清除污染、高压灭菌。用以处理潜在感染性微生物或动物组织的所有实验室物品，在被丢弃前应采取规定程序对这些物品进行有效地清除污染或消毒。如果没有，应以规定的方式包裹，以便就地焚烧或运送到其他有焚烧设施的地方进行处理；丢弃已清除污染的物品不能对直接参与丢弃的人员或设施外可能接触到丢弃物的人员造成任何潜在的生物学或其他方面的危害。

灭菌和焚烧是处理感染性废弃物最常用的处置方法。处置的主要目的是去除污染，使病原体数量减少到致病水平以下。

一、处置方法

1. 高压蒸汽灭菌法　实验室的感染性废弃物、设备和玻璃器皿均可通过高压蒸汽灭菌去除污染。处理过程温度要保持 121℃，维持时间不少于 20 分钟。至少每月使用一次生物指示剂监测处理效果。

2. 干热处理法 废弃物需要更长的加热时间和更高的温度以达到去除污染目的。要处理的废弃物必须进行标准化分类，以适应不同物体的导热特性。

3. 气体灭菌法 常用于不可进行压力消毒灭菌的器械或物品。使用化学蒸气法，如环氧乙烷持续一定的时间可达到灭菌效果，但费用较高。要确保感染性废弃物能充分暴露于化学蒸气中。

4. 化学消毒法 用于处理液体废弃物和物体表面，对表面无孔和无吸附作用的废弃物，消毒效果较好。常用化学消毒剂有乙醇、过氧乙酸、过氧化氢等。应根据污染物种类、污染程度、蛋白质含量等确定使用化学消毒剂的种类、浓度及消毒时间。

5. 填埋法 在指定的地点进行。

6. 焚烧法 可用于所有种类感染性废弃物，但对空气的污染指标要符合有关规定。

7. 卫生间排水道法 取得相关部门许可后，对少量的血液或体液废弃物可注入卫生间下水道，同时放水冲洗。微生物培养基不得倒入卫生间下水道。处理大量废弃物时，工作人员应做好防护措施。

二、注 意 事 项

1. 医疗卫生机构和医疗废弃物集中处置单位对医疗废弃物应进行登记。登记内容包括医疗废弃物的来源、种类、质量、数量、交接时间、处置方法、最终去向以及经办人签名等项目，登记资料至少保存 3 年。

2. 医疗卫生机构和医疗废弃物集中处置单位应建立、健全医疗废弃物管理责任制，法定代表人为第一责任人；制订与医疗废弃物安全处置有关的规章制度和发生意外事故时的应急方案。

3. 禁止任何单位和个人转让、买卖和邮寄医疗废弃物，禁止通过铁路、航空运输医疗废弃物；禁止在运送过程中丢弃医疗废弃物；禁止在非储存地点倾倒、堆放医疗废弃物或将医疗废弃物混入生活垃圾或其他废弃物中。有陆路通道的，禁止通过水路运输医疗废弃物；没有陆路通道必须经水路运输医疗废弃物的，应当经该区市级以上人民政府环境保护行政主管部门批准，并采取严格的环境保护措施后方可通过水路运输。禁止将医疗废弃物与旅客在同一运输工具上载运，禁止在饮用水源保护区的水体上运输医疗废弃物。

4. 运送医疗废弃物的车辆必须做到"专车专用"，不得运送其他物品。医疗卫生机构和医疗废弃物集中处置单位用于运送医疗废弃物的车辆，应当遵守国家有关危险货物运输管理的规定，使用有明显医疗废弃物标识的专用车辆；达到防渗漏、防遗撒并符合其他环境保护和卫生要求。

5. 医疗废弃物集中处置单位的储存和处置设施应远离居（村）民居住区、水源保护区和交通干道，与工厂和企业等工作场所保持适当的安全防护距离，并符合国务院环境保护行政主管部门的规定；运送医疗废弃物过程中，应当做到确保安全，不得丢弃、遗撒医疗废弃物；要安装污染物排放在线监控装置，并确保监控装置处于正常运行状态。

6. 医疗卫生机构要及时收集本单位产生的医疗废弃物，按照类别分类放置于防渗漏、防锐器穿透的专用包装器或密闭的容器内，并按照国务院卫生行政主管部门和环境保护行政主管部门的规定设置明显的警示标识和警示说明，禁止露天存放医疗废弃物。

第二篇 基本实验操作技术

第四章 细 菌 学

实验一 无 菌 操 作

【实验目标】

1. 技能目标 掌握规范的无菌操作技术。

2. 知识目标 掌握无菌操作的概念和方法。

3. 素质目标 培养学生的无菌观念。

微生物（细菌、病毒、真菌等）广泛地分布于自然界中，无论是人或动物的皮肤、黏膜、排泄物和室内外的空气以及尘埃中都有各种微生物。这些微生物随时可能污染实验环境、实验材料和实验物品等，影响实验结果的分析与鉴定，甚至导致错误的判断。此外，微生物学检验的标本主要来自患者，具有感染性。如果没有严格的无菌观念，不认真执行微生物学实验室的操作规则，可能导致实验室的感染或医院内感染。因此，应严格执行无菌操作技术，防止杂菌污染和病菌扩散，以保证检验的质量。

在进行无菌操作时应注意如下要点：

1. 无菌室在使用前用紫外线灯照射 30 分钟至 1 小时或用 5% 苯酚溶液或 5% 甲酚皂溶液喷雾消毒。

2. 所用的物品均应在使用前进行灭菌消毒，在使用过程中不得与未经灭菌消毒的物品接触，如不慎碰着，应立即更换无菌物品。

3. 无菌试管或烧瓶在开塞后及塞回之前，口部应通过火焰 1～2 次，以杀死可能附着在管口或瓶口的微生物。开塞后的管口及瓶口应尽量靠近火焰，试管及烧瓶应尽量平放，切忌口部向上和长时间暴露于空气中。

4. 接种环（针）在每次使用前后应在火焰上彻底烧灼灭菌。

5. 在进行接种、倾注琼脂平板等操作时均须在无菌室、超净工作台或接种罩内进行操作，以防杂菌污染。

6. 在使用无菌吸管时不能用口吹吸液体，以免口腔内杂菌污染。应用橡皮吸球轻轻吹吸，吸管上端应塞有棉花。

7. 从患者身上采血或作穿刺、接种等操作时局部必须进行消毒。从动物体内抽血或接种时应先进行局部剪毛后，再进行常规消毒。

实验二 细菌标本的采集

【实验目标】

1. 技能目标 掌握采集细菌标本的规范操作。

2. 知识目标 掌握细菌标本的采集原则和方法。

3. 素质目标 培养学生正确的科学实验态度。

【实验对象】

待检标本。

【标本采集原则】

细菌标本的采集直接关系到检验结果的准确性,因此正确的标本采集操作对于保证细菌检测工作质量至关重要。样本主要来自:临床各种感染材料;正常人体样本,如排泄物、血液、血清等;食品、水产品、化妆品、药品、消毒产品、卫生用品、医疗用品及环境(水、土壤空气)等卫生样本,包括常规卫生评价、公共卫生事件、环境监测、委托送检等标本;动物尸检或感染材料。采集的方法和要求因每种样本检测的目的不同而有所不同,但都应遵循以下原则。

1. 无菌原则 包括采样用具和操作程序。所有采样用具需经无菌处理,且在有效期内。样本应密封送检,避免样本与环境微生物的交叉污染。

2. 选择正确采样时间 采样时间最好选择患者发病早期、急性期或症状典型时,争取在使用抗菌药物前采样。对于已经使用抗菌药物者,如能停药,则在停药24小时后采样,如因病情不允许停药,应在下一次用药前采样。用于血清学诊断时,最好在急性期及恢复期采集双份血清。

3. 选择正确采样部位 每种致病菌的易感部位和感染过程不同,要依据感染的特点、病程发展及目的菌可能存在的部位选择合适的解剖部位采样。

4. 采集足够量样本 样品过少可能会导致假阴性结果。

5. 多样性采集 有些感染的进程复杂,应考虑多部位或多时间段采样,以防漏检。做好包括样本类别、采样时间、采样地点、采样量及采样人等信息的记录。

【注意事项】

采集标本时避免其他微生物的污染。

【思考题】

标本采集的原则是什么?

实验三　细菌培养基的种类和配制

【实验目标】

1. 技能目标 掌握配制细菌培养基的操作步骤。

2. 知识目标 掌握细菌培养基的种类和配制方法。

3. 素质目标 培养学生的无菌观念。

【实验材料和器材】

1. 材料 琼脂、蛋白胨、牛肉膏、血液、鸡蛋、马铃薯等。

2. 器材 高压蒸汽灭菌器、细菌平皿、酒精灯。

【操作步骤】

(一)培养基的种类及选择

培养基是指人工配制的适合细菌生长繁殖的营养基质。培养基的种类很多,可根据不同的特点进行分类,如按照物理性状、成分、用途分类。

1. 按物理性状分类 根据培养基的物理性状,可将培养基分为液体培养基、半固体培养基和固体培养基三种。

（1）液体培养基不含琼脂，主要用于增菌、生化试验等。

（2）半固体培养基含 0.5% ～ 1% 琼脂，主要用于观察细菌动力、保存菌种和分类鉴定等。

（3）固体培养基含 2% ～ 2.5% 琼脂，主要用于细菌分离培养、鉴定、增菌。

2. 按成分分类 根据组成培养基的成分不同，可将培养基分为合成培养基和天然培养基两类。

（1）合成培养基：用多种已知化学组分的营养物质制成的培养基，各批次性质稳定。在研究细菌的营养要求、代谢、分类鉴定以及药物对细菌的作用中宜用合成培养基。

（2）天然培养基：是由所含化学成分不完全清楚或化学成分不恒定的天然物质所组成的培养基，如蛋白胨、牛肉膏、血液、鸡蛋、马铃薯等。其成本较低，常用于细菌学研究。

3. 按用途分类

（1）基础培养基：是一类只含有多数细菌生长繁殖所必需的最基本营养成分的培养基，如普通肉汤、营养琼脂、蛋白胨水等。

（2）营养培养基：在基础培养基中添加葡萄糖、血液、血清等营养成分，以满足对营养要求较高和需要特殊生长因子的细菌生长繁殖，如血液琼脂培养基、血清肉汤培养基、巧克力血琼脂培养基等。

（3）增菌培养基：用于增加被检菌的数量，为进一步检测提供足够细菌数量的液体或固体培养基，以液体培养基多见。为提高目的菌的检出率，可在增菌培养基中加入某些选择性抑菌物质，有助于目的菌的增殖，此称为选择性增菌培养基，如硫磺酸钠煌绿增菌液、亚硒酸盐胱氨酸增菌液、10% 氯化钠胰酪胨大豆肉汤等。

（4）选择性培养基：为了培养特定的细菌，在培养基中额外添加选择性抑菌物质或改变培养基理化环境，抑制杂菌生长以利于目的菌的检出。如肠道菌选择培养基 SS 琼脂中的胆盐、碱性品红或结晶紫可以抑制革兰氏阳性菌（G^+ 细菌）生长，枸橼酸钠和煌绿能抑制部分大肠埃希菌，从而使沙门菌和志贺菌容易分离到。如 pH 8.2 ～ 9.0 的碱性蛋白胨水或碱性平板有助于分离培养霍乱弧菌。选择性培养基可以是液体培养基也可以是固体培养基，以固体培养基多见。

（5）鉴别培养基：利用不同种类的细菌分解糖类和蛋白质等的能力及其代谢产物的不同，在此类培养基中加入某些特定的作用底物，如糖、醇、卵磷脂、DNA 等，观察细菌对底物的生化反应，以鉴别和鉴定细菌。如糖发酵培养基、双糖铁培养基、七叶苷培养基等。半固体培养基也属于鉴别培养基，可用于鉴别细菌是否具有鞭毛。但在实际应用中，很多培养基同时具有选择和鉴定两项功能而成为选择鉴别培养基，如乳糖胆盐培养基等。

（6）厌氧培养基：培养基内除营养物质外，氧化还原电势低，有利于厌氧菌的生长繁殖。如在液体培养基中加入碎肉末，肉渣中含有谷胱甘肽及不饱和脂肪酸。谷胱甘肽可发生氧化还原反应，降低环境中的氧化电势，不饱和脂肪酸经肌肉中正铁血红素触酶作用，吸收液体环境中的氧气，加之液面有凡士林封闭，从而造成缺氧状态。药品无菌检查用的硫乙醇酸钠培养基中所含胱氨酸、硫乙醇酸盐、葡萄糖均有降低氧化还原电位的作用，使培养基深层为缺氧环境。

（7）特殊培养基：有一些细菌在培养过程中需要特殊营养要求或物理环境，如特殊营养培养基、培养 L 型细菌及支原体的软琼脂培养基等。

（二）基础培养基的配制

基础培养基包括肉汤培养基、固体培养基、半固体培养基。以下为配制方法。

1. 肉汤培养基 牛肉含有丰富的营养物质，如蛋白质、碳水化合物及无机盐类等，通过水解并用 NaOH 调整 pH 和多次加热沉降澄清过滤，除去凝固性蛋白质和杂质，将细菌生长需要的营养物质保留下来。再添加 1% 蛋白胨及 0.5% 氯化钠，补充其营养成分、调节适宜细菌生长的离子浓度和渗透压，更有利于细菌生长。

（1）肉汤培养基成分：

牛肉（去筋膜脂肪）

蛋白胨

氯化钠

磷酸氢二钾（K_2HPO_4）

蒸馏水

（2）制法

1）去除筋膜脂肪并经搅碎的鲜牛肉 50g，加蒸馏水 100ml，放入冰箱中过夜。

2）45～50℃煮 1 小时，再煮沸半小时后，用数层纱布或滤纸过滤，滤液用蒸馏水补足至 100ml。

3）滤液中加入氯化钠 0.5g、蛋白胨 1g、磷酸氢二钾 0.1g，加热至完全熔化。

4）测定酸碱度并调整 pH 至 7.6，必要时用滤纸过滤。

5）按需要分装于试管或烧瓶内，加塞。放置于高压蒸汽灭菌器内，在 121.3℃温度下维持 20 分钟灭菌。

6）灭菌后置 37℃恒温箱孵育 24 小时，如无杂菌生长，即可使用，或放冰箱保存备用。

2. 固体培养基　培养基含有氮源、碳源和微量无机盐，适宜一般细菌的生长繁殖。

（1）固体培养基成分：

肉汤

琼脂

（2）制法

1）在肉汤中加入琼脂至 2%，熔化后调整 pH 为 7.6，必要时用纱布过滤。

2）于琼脂凝固前，分装于试管内或小烧瓶内，然后加硅胶塞。

3）放入高压蒸汽灭菌器内，121.3℃下维持 20 分钟灭菌。

4）取出，将试管摆斜，待琼脂凝固后即成普通琼脂斜面。将烧瓶内琼脂培养基在未凝固前以无菌操作注入无菌平皿内，凝固后即成普通琼脂平板。倾注时应严格无菌操作，琼脂的温度应在 50℃左右，如温度过高则平皿内凝水过多，易招致污染，过低则琼脂凝固而致培养基表面不平滑。

3. 半固体培养基

（1）半固体培养基成分：

肉汤

琼脂

（2）制法：在肉汤中加入琼脂至 0.3%，熔化后分装于小试管中（每管约 2ml），加塞后放入高压蒸汽灭菌器内，121.3℃下进行 20 分钟灭菌，取出直立，待凝固后即成半固体培养基，放 37℃恒温箱 24 小时，若无菌生长，即可使用或放入冰箱 4℃保存备用。

【注意事项】

1. 规范操作，避免其他微生物的污染。

2. 规范操作高压蒸汽灭菌器。

实验四　细菌的接种方法

【实验目标】

1. 技能目标　掌握接种细菌的规范操作。

2. 知识目标 掌握细菌的接种方法。

3. 素质目标 培养学生科学的实验观念和无菌观念。

【实验对象】

待检细菌。

【实验材料和器材】

1. 材料 琼脂、肉汤培养基、培养试管、培养平皿、其他。

2. 器材 酒精灯、接种针、接种环。

【操作步骤】

选择适当培养基后，根据待检样本的性质、培养目的及所用培养基的物理性状，采用不同方法接种细菌。

1. 平板接种法 根据检验目的不同，采用不同平板接种法。细菌分离培养常用平板划线接种法，包括连续划线接种法和分区划线接种法。

（1）连续划线接种法：多用于分离含菌量不多的样本或用拭子采集的标本。用无菌接种环（图4-1）蘸取样本或拭子标本直接涂布于培养基上 1/5 处，然后左右来回以曲线形式作连续划线接种（图4-2）。

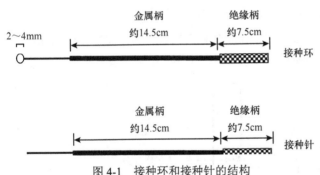

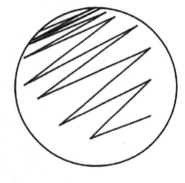

图 4-1 接种环和接种针的结构

图 4-2 连续划线接种法

（2）分区划线接种法：多用于分离含菌数量较多样本。用无菌接种环蘸取少许样本或培养物，将其涂布于平板的一边形成薄膜，涂膜面约占整个培养基表面十分之一，即①区，烧灼接种环以杀死环上剩余的细菌，冷却后，将接种环再通过①区薄膜处作连续划线（使环面与平板表面呈 30°～ 40° 角，以腕力在平板表面进行划线，注意勿使培养基划破），划出约占总表面积五分之一的②区，同法，再分别划出③区与④区（图4-3）。注意④区勿与①区接触。

2. 琼脂斜面接种法 此法常用于细菌的传代、纯培养和菌种保存，也可以用于细菌的鉴定试验。操作方法为用无菌接种环取细菌标本由斜面底部向上划一直线，然后再由底部起，向上作蛇形连续密集划线，直至斜面顶端（图4-4）。

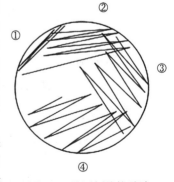

图 4-3 分区划线接种法

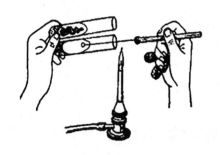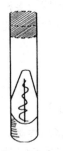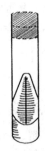

图 4-4　琼脂斜面接种法

3. 半固体培养基接种法　用无菌接种针蘸取细菌,将接种针垂直刺入半固体培养基的正中央,深度距管底约 3mm 处为止,然后沿原路退出,穿刺时要直进直出(图 4-5)。

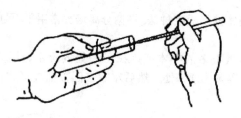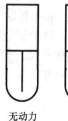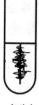

无动力　有动力

图 4-5　半固体培养基接种法——穿刺接种法

4. 液体培养基接种法　用无菌接种环取少量细菌,在倾斜的管壁与液面交界处上方轻轻地研匀,再将试管直立,黏附于管壁上的细菌即可浸入液体中(图 4-6)。

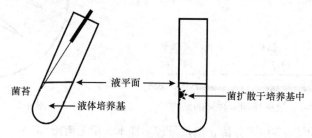

菌苔　　液平面　　菌扩散于培养基中

液体培养基

图 4-6　液体培养基接种法

【注意事项】

规范操作,避免其他微生物的污染。

【思考题】

细菌分离培养的目的是什么?

实验五　细菌培养和生长现象的观察

【实验目标】

1. 技能目标

(1)掌握细菌的培养技术。

(2)掌握细菌生长现象的观察。

2. 知识目标 掌握细菌的培养方法和生长现象的观察。

3. 素质目标

（1）培养学生无菌观念。

（2）培养学生认真、客观观察实验现象的习惯。

【实验对象】

待检细菌。

【实验材料和器材】

1. 材料 琼脂、肉汤培养基、培养试管、培养平皿、其他。

2. 器材 各类细菌培养箱。

【操作步骤】

1. 细菌培养 不同种类的细菌对培养条件要求不同，细菌在不同的气体、温度、pH、氯化钠浓度及生长因子等条件下表现出的生长特征不同。以细菌对气体需求不同进行分类，将细菌培养分为需氧培养法、微需氧培养法、二氧化碳培养法和厌氧培养法。

（1）需氧培养法：此法是在普通大气环境下的培养方法，又称普通培养法，是最常用的常规培养法。适合需氧菌和兼性厌氧菌的培养，将已接种好的培养基（平板需倒置）置适宜温度的培养箱中，培养至所需观察时间。如果培养时间长，可在培养箱下层放一盘蒸馏水，以免培养基失水过多。

（2）微需氧培养法：微需氧菌必须在含有 $5\%O_2$、$10\%CO_2$ 和 $85\%N_2$ 的气体环境中才可良好生长。接种好的平皿倒置在设置为上述气体环境的培养箱中培养，即为微需氧培养法。上述气体环境可通过气罐法和气袋法实现。

（3）二氧化碳培养法：某些细菌（如脑膜炎奈瑟菌、淋病奈瑟菌、肺炎链球菌、嗜血杆菌等）需在 $5\% \sim 10\%$ 的 CO_2 环境中才能生长良好。根据制造 CO_2 环境方法的不同，二氧化碳培养法可有 CO_2 培养箱法、烛缸法、化学法（玻璃缸法和气袋法）等方法。

（4）厌氧培养法：厌氧菌对氧敏感易受损，分离鉴定过程必须在低氧或无氧环境下进行。用于厌氧培养的培养基有液态和固态两种类型。须去除培养基或培养环境中的 O_2，或将氧化还原物质还原，以降低其氧化还原电势，供厌氧菌生长。

常用的方法有：

1）培养基表面加封法：适于液体培养基法。将常规液体培养基置热水浴中煮沸 10 分钟，驱逐溶解氧，迅速冷却，并尽快接种待检菌，在液体表面滴加约 1cm 厚的一层无菌液体石蜡以隔绝空气氧。

2）庖肉培养基法：在液体培养基中加入肉碎制成庖肉培养基，肉渣中含有不饱和脂肪酸和巯基等还原性物质，可吸收培养基中的氧。

3）焦性没食子酸法：焦性没食子酸加碱性溶液能迅速大量吸收氧，并生成深棕色的焦性没食子酸。因其可在任何密闭环境中造成厌氧环境，是有效的化学除氧方法。

4）厌氧罐（袋）培养法：适于一般厌氧菌的培养，要求从处理到培养最好在 20 分钟内完成。

5）厌氧培养箱法：此法分离厌氧菌效果最佳。

6）自动智能厌氧微培养系统法：利用真空抽排气置换法原理创造厌氧和微需氧环境，此法快速简便全自动操作。

2. 观察细菌生长现象 各种细菌在固体、液体及半固体培养基上的生长现象不同，这些生长特征均有助于细菌的初步识别和鉴定。

（1）液体培养基中的生长现象：细菌在液体培养基中的生长现象常常与培养时间有关，因此应该选择最佳时间观察。大多数细菌在液体培养基中生长繁殖后呈现均匀浑浊状态；少数链状的细菌则呈沉降生长；枯草芽孢杆菌、结核分枝杆菌等专性需氧菌呈表面生长，形成菌膜。

（2）半固体培养基中的生长现象：半固体培养基黏度低，有鞭毛的细菌可以在其中自由游动，因此可用于观察细菌动力，有动力的细菌除在穿刺线处有生长线外，在穿刺线周围均可见羽毛状、树根状或云雾状浑浊生长；无动力的细菌仅在穿刺线上有生长线，周围的培养基保持透明。

（3）固体培养基上的生长现象：通过分离培养，细菌经一定时间培养后在固体培养基上可形成菌落。分离培养是检查、鉴定细菌很重要的第一步。各种细菌在固体培养基上形成的菌落，在大小、形状、颜色、气味、透明度、表面光滑或粗糙、湿润或干燥、边缘整齐与否，以及在血平板上的溶血情况等均有不同表现，为细菌鉴定的依据之一。如果菌落彼此不分离，而是连成线或成片，则称为菌苔。

【注意事项】

规范操作，避免其他微生物的污染。

【思考题】

1. 细菌按照气体所需条件分为几类？

2. 液体、固体、半固体培养基养细菌的目的是什么？

3. 哪一种实验方法可鉴定细菌动力？

实验六　影响细菌生长的因素

【实验目标】

1. 技能目标　掌握细菌的培养技术。

2. 知识目标　掌握影响细菌生长的因素。

3. 素质目标　培养学生严谨的实验态度。

【实验对象】

待检细菌。

【实验材料和器材】

1. 材料　细菌培养基、各类消毒剂。

2. 器材　生化培养箱、紫外线灯、高压蒸汽灭菌器、超声波仪器、过滤器。

【影响生长的因素】

（一）物理因素

温度、光线和射线、超声波、过滤、干燥等因素均可影响细菌的新陈代谢及其化学组成，故常选用一些物理方法达到消毒和灭菌的目的。

1. 温度　各种细菌都需在最适生长温度的范围内生长。当外界温度明显高于最适生长温度时，细菌会死亡；如果低于细菌的最低生长温度时，细菌代谢活动受抑制，则出现抑菌作用。

2. 光线和射线　光线和射线的波长、强度、作用距离、持续时间均可影响细菌的生长。日光中发挥杀菌作用的主要是紫外线，其波长为 265～266nm 时杀菌作用最强。紫外线杀菌原理是其使 DNA 链上的两个相邻的胸腺嘧啶转变为二聚体，破坏 DNA 正常结构，干扰 DNA 正常复制，最终导致细菌死亡。此外，紫外线可使分子氧变成臭氧，后者具有杀菌能力。由于紫外线穿透力弱，普通的玻璃、空气中的尘埃，水蒸气均能阻挡其作用，故只用于手术室、烧伤病房、传染病房、微生物学无菌室等的空气消毒,或一些不耐热物品表面的消毒。由于杀菌波长的紫外线对人体皮肤、眼角膜等均有损伤作用,使用时应注意防护。

3. 超声波 不被人耳感受的高于 20 000 赫兹的声波称超声波。杀菌机制是超声波通过液体时发生空腔化作用破坏了原生质的胶体状态,导致细菌死亡,革兰氏阴性菌（G^- 细菌）对超声波最敏感。超声波的强烈振动可使细菌死亡,但常有残存,在消毒灭菌方面无实用价值,主要用于细胞的粉碎、提取细胞组分和抗原的制备。

4. 滤过除菌 是用机械方法去除液体或空气中的细菌的一种物理除菌方法,所用的器具为过滤器。滤器中含有的微孔,只允许液体或气体中小于滤孔孔径的物质通过。本法主要用于不耐高温灭菌的血清、毒素、抗毒素、抗生素、药物等的除菌,不能去除病毒、支原体和 L 型细菌。

5. 干燥 干燥引起细菌脱水、蛋白质变性和盐类浓缩,因而妨碍细菌的代谢、生长、繁殖而导致细菌死亡。不同种类细菌对干燥抵抗力不同,周围环境中的有机物可保护细菌抵抗干燥作用。因为影响干燥的因素较多,所以干燥不是有效的杀菌方法。盐腌和糖渍能使食物中细菌的水分渗出,使食品久存不坏,这为生理干燥法。

（二）化学因素

化学因素对细菌的影响是指化学药物对病原微生物的抑制或杀灭作用。同一种化学药物对细菌是否起到抑菌或杀菌作用取决于其作用的浓度和时间。常用的消毒剂种类较多,其杀菌机制可有：使菌体蛋白变性或沉淀;干扰细菌酶系统和影响细菌代谢;损伤细菌细胞膜,使菌体内的内容物如酶、辅酶、代谢中间物溢出。

常用消毒剂的种类：化学消毒剂的种类很多,通常可依据其用途和特点选择使用（表 4-1）。

表 4-1 常用消毒剂的种类、性质和用途

类别	名称	主要性状	浓度	用途
氧化剂	高锰酸钾	强氧化剂、稳定	0.1%	皮肤、尿道消毒
	过氧化氢	新生氧杀菌、不稳定	3%	皮肤、创口黏膜消毒
	过氧乙酸	原液对皮肤、金属有强烈腐蚀性	0.2%～0.5%	塑料、玻璃器皿消毒
醇类	乙醇	对细菌芽孢无效	70%～75%	皮肤、体温计消毒
	异丙醇		50%～70%	
表面活性剂	新洁尔灭	稳定,刺激性小,遇肥皂或其他合成洗涤剂作用减弱	0.05%～0.1%	外科手术洗手,皮肤黏膜消毒,浸泡手术器械
	杜灭芬	稳定,遇肥皂或其他合成洗涤剂作用减弱	0.05%～0.1%	皮肤创伤冲洗,金属器械、棉织品、塑料、橡胶类物品消毒
醛类	甲醛	挥发慢、刺激性强	10%	物品表面消毒,蒸汽消毒用 10% 溶液加半量高锰酸钾所产生浓烟,熏蒸房间
	戊二醛	挥发慢、刺激性小	2%	仪器及内镜消毒
酚类	苯酚	杀菌力强,有特殊气味	3%～5%	地面、家具、器皿消毒、皮肤消毒
	甲酚皂		2%	

【注意事项】

1. 无菌操作。

2. 规范操作仪器。

3. 消毒剂对人体有害,使用时做好个人保护。

【思考题】

1. 选择微生物消毒灭菌方法的原则是什么？

2. 消毒，灭菌，除菌的区别是什么？

实验七　细菌形态学观察

细菌是半透明体，需要染色后才能在光学显微镜下清楚地观察其形态和排列方式。但染色之前需要将细菌固定在玻片上，其机制是细菌为胶体性质，经过热烤脱水使菌体黏附固定在玻片上，经染色、水洗等步骤也不易脱落。染色前先将细菌固定的目的是杀死细菌；使细菌与玻片黏附牢固；使细菌蛋白凝固后保持其固有形态的同时改变其对染料的通透性。

【实验目标】

1. 技能目标　掌握细菌形态学特征的观察方法。

2. 知识目标　掌握细菌的形态学特征。

3. 素质目标

（1）培养学生认真、客观观察实验现象的习惯。

（2）培养学生实事求是的思想品质。

【实验对象】

细菌培养物。

【实验材料和器材】

1. 材料　染色液、载玻片、生理盐水、火柴等。

2. 器材　光学显微镜、酒精灯、接种环。

【操作步骤】

1. 染色标本的涂片固定

（1）擦拭玻片：取载玻片先在火焰上微微加热，随即用清洁纱布擦拭洁净，务必除去玻片面上的油脂。

（2）取材之前先将接种环的末端垂直在火焰中烧灼灭菌，随即倾斜接种环不断旋转通过火焰，逐步烧灼灭菌至接种环的金属柄前半部。

（3）用右手小指和手掌拔开培养管盖子。开盖时，须将管口靠近火焰；开盖后，将管口通过火焰灭菌，随即将已经灭菌并冷却的接种环伸入管内挑取少量细菌菌苔，然后再将管口通过火焰灭菌，盖好盖子。

（4）涂片：将接种环在火焰上灭菌后取一环菌液均匀涂于玻片上。如果从固体培养基上取细菌时，应先在玻片上滴1～2环生理盐水，然后刮取菌苔在生理盐水中乳化，涂成直径1cm大小的菌膜，接着将接种环在火焰上灭菌后放回原处。

（5）涂片完毕后，将接种环经火焰灭菌。灼烧接种环时，先烧灼靠近环处的接种丝，让热传导至接种环，以烤干环上的细菌，再将接种环垂直于火焰中烧红灭菌。当接种环上仍有细菌时，不能直接烧灼接种环，因为突然加热，易使环上细菌团块爆碎四溅，有散布传染的危险。

（6）干燥：涂片后置室温中自然干燥为佳。必要时也可在远离火焰上方微微烘干（高度以手能耐受热度为宜），切记不能靠近火焰以免烤焦标本。

（7）固定：将涂抹面向上，来回通过火焰3次。此过程可使细菌菌体脱水，并使蛋白质凝固而被粘贴固定在玻片上，以免菌膜在随后的染色和水洗时被冲掉。涂片通过火焰时用一般速率即可，不要停留过久，以防将涂抹处菌体烤焦。

（8）涂片标本制成后可按所需染色方法进行染色，最后置显微镜下观察。

2. 常用染色法 细菌常用染色法有单染色法、复染色法、特殊结构染色法、负染色法及荧光染色法。

（1）单染色法：是使用一种染料染色的方法，如用亚甲蓝或稀释苯酚复红等。最大的特点是操作简单，但各种细菌均染成同一种颜色，只能显示细菌的形态及大小，细菌鉴别价值不大。

（2）复染色法：是用两种或以上染料染色的方法，可使不同性质细菌着色不同。因此，除了可显示细菌形态大小外，还具有鉴别细菌种类的价值，故也称鉴别染色法，如革兰染色法、抗酸染色法等。

（3）特殊结构染色法：细菌的某些特殊结构，如鞭毛、荚膜、芽孢及异染颗粒等，用普通染色法不易着色，需用特殊染色法。这些染色方法可使特殊结构与菌体着色不同，利于观察。由于该染色法操作费时、复杂，除异染颗粒染色法较常用外，在日常检验工作中较少使用。

（4）负染色法：是指背景着色而细菌本身不着色的染色方法，采用墨汁或酸性染料如刚果红、苯胺黑等。因酸性染料带负电，所以菌体不着色，只能使背景着色。检查细菌的荚膜常用墨汁负染色法配合单染色法（如亚甲蓝），镜下可见背景呈黑色，菌体呈蓝色。因荚膜不着色，荚膜包绕在菌体周围成为一层透明的空圈。

（5）荧光染色法：是用带有荧光染料（如金胺、吖啶橙等）的特异性抗体进行染色的方法。荧光染料在紫外线照射下能激发荧光，可在黑色背景中观察到细菌发出的明亮荧光。用荧光染色法检查细菌可加快检查速度、提高阳性率，如快速诊断霍乱弧菌的荧光菌球实验、直接荧光抗体染色凝集试验。被荧光染料染色的细菌短时间不会死亡，经培养仍能继续增殖，可挑取荧光菌团进行有效分离培养。结合荧光染色和培养能区别死菌与活菌，这在研究定向变异及抗生素和消毒剂对细菌的作用上都有很重要的用途。

3. 鉴别染色法 在细菌形态检查中，最常用的鉴别染色法是革兰染色法和抗酸染色法。有些情况下可进行特殊结构染色，有助于了解细菌特性和鉴别。

（1）革兰染色法：自 1884 年丹麦科学家 Gram 研发出革兰染色法以来，该染色法至今仍是细菌学最重要的鉴别染色法。在细菌革兰染色中可能主要是利用 G^+ 菌与 G^- 菌细胞壁成分和结构不同而使其着色性不同。G^+ 菌细胞壁中肽聚糖含量多，且交联度大，类脂质含量又较少，乙醇不易进入，且经 95% 乙醇脱色后肽聚糖层孔径变小，通透性降低，阻碍结晶紫与碘的复合物渗出，再经复红复染不会染上红色；而 G^- 菌细胞壁中含有较多的类脂质，而肽聚糖含量较少。用乙醇脱色时，脂类溶解增加了细胞通透性使结晶紫-碘复合物在水洗时易于脱去，导致菌细胞脱色，再经复红复染便染上红色。目前认为，细胞壁结构与生化组成上的差异是革兰染色反应不同的主要原因。详细实验步骤请参考第四篇第十三章实验三的内容。

（2）抗酸染色法：有些细菌，如结核分枝杆菌等分枝杆菌，脂质含量多，一般不易着色，但分枝杆菌中含有分枝菌酸，能在加热条件下与渗入细胞内的苯酚复红牢固结合，苯酚复红在类脂中的溶解度高于乙醇酸，所以不易被乙醇酸脱色，称为抗酸菌。应用此原理进行染色的方法称为抗酸染色法。此法常用于结核患者的痰、尿沉渣、麻风患者鼻分泌物及皮肤刮取物的检查。详细实验步骤请参考第四篇第十三章实验五的内容。

（3）异染颗粒染色法：异染颗粒是某些细菌常见的胞质颗粒，如白喉棒状杆菌、鼠疫耶尔森菌等。异染颗粒是储存营养物质的场所，常位于菌体一端或两端，异染颗粒染色具有鉴别意义。详细实验步骤请参考第四篇第十三章实验五的内容。

（4）荚膜染色法：荚膜是某些细菌分泌到细胞壁外的一层较厚的黏液性物质。荚膜结构疏松含水90% 以上，与染料结合力弱，不易着色。Hiss 法是常用荚膜染色法：采用加温浸染菌膜（如结晶紫或碱性复红），再用较高浓度硫酸铜液洗去片上染液并固定荚膜，造成菌体和背景物深染，荚膜浅染的效果。

（5）芽孢染色法：芽孢壁厚而密，折光性强，通透性低，不易着色，而一旦着色又不易脱色。通常采用加热的方法使芽孢着色，水洗使菌体脱色，再复染菌体。苯酚复红法的复染液为碱性亚甲蓝，使芽孢呈红色，菌体为蓝色；孔雀绿法的复染液可选苯酚复红，使芽孢呈绿色。

（6）鞭毛染色法：鞭毛直径只有 10 ~ 20nm，一般染色不能看到，需用媒染剂增粗鞭毛，并复染使其着色。鞭毛是由较多弹力纤维蛋白构成的丝状体，在丹宁酸、铁和过氧化氢溶液存在的情况下，丝状体表面能附着较多染料，使鞭毛着色。经过丹宁酸、$FeCl_3$、硝酸银、碱性复红等染料反复染色和水洗脱色，菌体呈深红色，鞭毛呈浅红色。

【结果观察】

在显微镜下观察细菌的染色性、形态、排列和结构。

【思考题】

1. 显微镜下观察细菌前为什么需要染色？
2. 细菌的革兰染色原理是什么？

实验八　细菌样本的保存

【实验目标】

1. 技能目标　掌握保存细菌样本的规范操作技术。
2. 知识目标　掌握细菌样本的保存方法和注意事项。
3. 素质目标　培养学生的无菌观念。

【实验对象】

待存细菌。

【实验材料和器材】

1. 材料　培养基、琼脂、石蜡、沙土、明胶、硅胶、滤纸、麦麸等。
2. 器材　低温冰箱、冷冻干燥机、接种环、接种针、酒精灯、平皿、试管等。

【菌种保藏原则】

1. 建立菌种档案　菌种档案应包括菌种名称、编号、来源、保存日期、传代日期、定期鉴定的生化反应结果等，并详细记录菌种档案年限、菌种种类，分别归档管理，一菌一页，记录传代和复查结果。

2. 实行双人双管　保存菌种的冰箱应上锁，实验室保存的菌株不得擅自处理或带出实验室，如确因工作或科研需要带离实验室，须经上级有关领导批准，并做好详细记录。

3. 定期转种　实验室保存的菌种应按规定时间转种，每转种三代做一次鉴定，检查该菌株是否发生变异，并在菌种档案卡上做详细记录，包括菌名、来源、标号、保存转种日期、菌株是否发生变异等。如遇工作调动，应及时做好交接工作。

【操作步骤】

保存菌种所采用的培养基必须能使微生物长期维持生存与稳定，不出现生长或新陈代谢过于旺盛的情况，使菌种较长时间存活而保持性状稳定。微生物菌种保存方法可分为以下几种：

1. 培养基保藏法　根据保存菌种的特殊需要，分别选用适宜的培养基进行保存。由于细菌在适宜的培养基、适宜的温度下生长良好，而在低温条件下生长缓慢或停止，因此，可通过控制保存条件延长菌种的存活期。本方法是各实验室使用普遍且简易的保藏方法。培养基保藏法需要定期传代，菌种保存时间相对较短。

（1）琼脂斜面保藏法：将菌种接种在适宜的固体斜面培养基上，待细菌充分生长后，封口，置4℃冰箱保藏。

保藏时间根据微生物的种类不同而有所不同。通常无芽孢细菌每月移种1次，放线菌及有芽孢的细菌2～4个月移种1次，酵母菌每2个月移种1次。

该方法是临床微生物实验室和教学实验室常用的保藏法，优点是操作简单，使用方便。缺点是多次传代易发生变异，且污染杂菌的机会较大。

（2）液体石蜡保藏法：将菌种接种于最适宜的斜面培养基中培养，得到健康的菌体后，再往已长好菌的斜面上注入灭菌的液体石蜡（用量以高出斜面顶端1cm为准），使菌种与空气隔绝。置低温或室温下保存（有的微生物在室温下比冰箱中保存的时间还长）。此法实用且效果好，优点是制作简单，不需特殊设备，不需经常转种。缺点是保存时必须直立放置，占空间大，不便携带。通常无芽孢细菌也可保藏1年，放线菌、芽孢细菌可保藏2年以上。甚至用一般方法不易保藏的脑膜炎奈瑟菌，37℃也可保藏达3个月。从液体石蜡下取培养物移种后，接种环经火焰烧灼灭菌时，培养物与残留的液体石蜡会一起飞溅，应特别注意。

（3）半固体穿刺法：将细菌穿刺接种于半固体琼脂或半固体血清琼脂内，待菌充分生长后，封口，置4℃冰箱保存。此法适用于大多数普通细菌的保存。

2. 载体干燥保藏法　将微生物菌体附着于某种载体上，去除菌体内的水分，使微生物处于休眠和代谢停滞状态从而达到长期保藏的目的。

沙土、明胶、硅胶、滤纸、麦麸或陶器等是常用的保藏载体。先将需保存的菌种接种于斜面培养基使其充分生长后，取灭菌脱脂牛乳1～2ml滴加在无菌平皿或试管内，取数环菌苔在牛乳内混匀，制成浓悬液与载体混合均匀，加入安瓿管中，塞上棉塞。将安瓿管放入有五氧化二磷作吸水剂的干燥器中，用真空泵抽气。用火焰熔封，保存于低温下，可保藏长达数年至十几年，此方法较冷冻真空干燥保藏法简便，不需要特殊设备。

3. 冷冻真空干燥保藏法　冷冻真空干燥保藏法为菌种保藏法中最有效的方法之一，对一般生命力强的微生物及其孢子和无芽孢细菌都适用，即使对一些难以保存的致病菌，如脑膜炎奈瑟菌与淋病奈瑟菌等也能保存。适用于长期保存，一般可保存数年至十余年。

对于一般细菌可根据实验条件采用前面介绍的各种保藏方法进行菌种的保藏。营养要求不高的细菌，如肠道杆菌、葡萄球菌等可接种于不含糖的普通琼脂斜面上，斜面底部加少许无糖肉汤，以防干燥（但变形杆菌OX及伤寒沙门菌O菌株的保存，则不加肉汤）。肺炎链球菌、流感嗜血杆菌等营养要求较高的细菌可直接接种于血液琼脂斜面上，脑膜炎奈瑟菌和淋病奈瑟菌可直接接种于巧克力（色）血琼脂斜面上，对于含Vi抗原的沙门菌，应接种于鸡蛋琼脂斜面。接种后经37℃培养18～24小时，置4℃冰箱中。一般细菌每月传代1次即可，链球菌半个月至1个月移种1次，新分离的肺炎链球菌2～4天移种1次，适应后逐渐延长至半个月移种1次。脑膜炎奈瑟菌和淋病奈瑟菌一般每2天移种1次。

【注意事项】

1. 无菌操作。

2. 规范操作仪器。

【思考题】

如何选择菌种保藏方法？

第五章 真 菌 学

真菌病在临床上颇为常见。常见的真菌感染可见表皮角质层，毛发和甲板等浅部真菌感染，有时也可见侵犯真皮，皮下组织甚至内脏器官等深部真菌感染。实验室检查是临床诊断真菌病的重要依据。因此，掌握正确的真菌检查法 在真菌病的诊断上具有重要意义。

实验一 真菌标本的采集

【实验目标】

1. 技能目标

（1）掌握浅部真菌采集的方法。

（2）掌握深部真菌采集的方法。

2. 知识目标

（1）通过对真菌标本的采集了解真菌的生长情况。

（2）掌握真菌标本采集的临床意义。

3. 素质目标 培养无菌操作规范，增强生物安全意识。

【实验对象】

浅部真菌和深部真菌。

【实验材料和器材】

1. 材料 透明胶带，75% 乙醇。

2. 器材 钝刃，镊子，剪刀，牙钻。

【操作步骤】

1. 浅部真菌的采集 主要采集毛发、皮屑、甲屑、水疱疱壁、脓液、分泌物等。

2. 深部真菌的采集 可根据相应症状采取血、尿、粪便、脑脊液、体腔液、淋巴结、骨髓和活检组织等作为标本。

标本采集的部位与真菌的检出率直接相关。

（1）皮屑应取新鲜皮损的活动性边缘。

（2）水疱应取疱壁和基底部皮损部位。

（3）脓疱应取脓汁。

（4）间擦性皮损应去除浸渍表皮，刮取基底部损害。

（5）毛发的标本应取 5 ～ 6 根松动而脆的病发连根拔除。

采集皮标本时应刮取靠近皮床的碎屑。采集标本时应无菌操作。皮肤和皮肤附属器的标本，一般以 75% 乙醇局部消毒后以钝刃的手术刀刮取；毛发则须用镊子拔除；皮标本除刮除外，也可用剪刀剪取或采用口腔科牙钻钻取深部皮屑。对于面部、皮肤薄嫩处及儿童患者的直接镜检标本，可采用透明胶带法采集，即以透明胶带粘贴在损害局部 1 分钟后揭下镜检。

结果观察：无菌操作采集得到所需标本。

【注意事项】

1. 标本采集过程中要小心操作以免造成损伤。

2. 采集过程中无菌操作。

【思考题】

如何采集才能确保标本采集真菌的检出率高?

实验二 真菌培养基的种类

真菌常用的培养基包括沙氏培养基、沙氏液体培养基、改良沙氏葡萄糖蛋白胨琼脂培养基、马铃薯葡萄琼脂培养基。根据需要可在培养基中加入氯霉素和(或)放线菌酮。氯霉素可抑制细菌生长,放线菌酮可抑制皮肤癣菌以外的真菌生长。培养基 pH 应在 6.8 ～ 7.0。

【实验目标】

1. 技能目标
(1)掌握真菌培养基的种类。
(2)掌握不同种类真菌培养基的使用方法。
2. 知识目标 掌握不同种类真菌培养基的作用。
3. 素质目标 养成认真操作实验的行为习惯,培养实事求是的思想品质。

【实验对象】

真菌。

【实验材料和器材】

1. 材料 试管斜面培养基、平皿培养基、微量培养基。
2. 器材 培养箱。

【操作步骤】

真菌培养方法:浅部真菌培养温度宜在 25 ～ 28℃,深部真菌则适合在 35 ～ 37℃培养,双相性真菌应分别在 25℃和 37℃同时培养。
1. 试管斜面培养法 这是最常用的方法,适用于临床标本的分离和菌种传代。
2. 平皿培养法 平皿培养法用于观察菌落形态和纯化分离菌种,观察菌落形态时在平皿中央点种,纯化分离菌种则采用分区划线法。
3. 微量培养法 微量培养法用于镜下观察真菌的生长形态。具体做法是将 1cm 大小的琼脂块置于无菌载玻片上,在四边点种真菌,表面盖无菌盖玻片,定期镜下观察。
结果观察:观察真菌在不同培养基上的生长情况。

【注意事项】

制备过程中需要无菌操作。

【思考题】

不同真菌培养基的作用分别是什么?

实验三 影响真菌生长的物理和化学因素

影响真菌生长的因素有很多,除了营养因素外,还有物理因素如辐射、温度等,化学因素,如氢离子浓度等。

【实验目标】

1. 技能目标

（1）掌握不同物理和化学因素对真菌作用的方法。

（2）掌握不同物理和化学因素对真菌作用结果观察方法。

2. 知识目标

（1）掌握不同物理和化学因素对真菌的作用特点及其机制。

（2）掌握适宜真菌生长的物理和化学因素。

3. 素质目标 培养学生在实验过程中科学、严谨、实事求是的思想品质。

【实验对象】

真菌。

【操作步骤】

1. 温度 温度是可以影响有机体生长与存活的最重要的因素之一。

每一种微生物只能在恒定的温度范围内生长，真菌最适宜的生长温度是 22 ～ 36℃，100℃下大部分真菌可在短时间内死亡，但在低温条件下可长期存活，但当真菌处于芽孢状态下，高温也难以完全杀死芽孢。

2. 氢离子浓度 环境中的酸碱度对微生物的生命活动影响很大，主要作用在于：改变细胞膜电荷，从而影响微生物对营养物质的吸收；通过酸碱性影响代谢过程中酶的活性；改变生长环境中营养物质的供给性以及有害物质的毒性。

真菌在基质中生长，代谢作用中会改变基质中氢离子浓度。随着环境 pH 的不断变化，真菌生长受阻，当超过最低或最高 pH 时，将引起真菌的死亡。为了维持真菌生长过程中 pH 的稳定，配制培养基时要注意调节 pH，而且要加入一定的缓冲对来缓冲真菌生长过程中产生的 pH 变化。

3. 辐射 辐射是指通过空气或外层空间以波动方式从一个地方传播或传递到另一个地方的能源。它们或是离子或是电磁波。电磁辐射包括可见光、红外线、紫外线、X 射线和 Y 射线等。

4. 干燥 水分是微生物的正常生命活动必不可少的。缺少水分会直接导致真菌死亡。但休眠孢子抗干燥能力很强，在干燥条件下可长期存活。因此可根据这一特性用于菌种保藏，如用砂土管来保藏有孢子的菌种。

5. 氧化还原电位 氧化还原电位对真菌生长有明显影响。环境中氧化还原电位值与氧分压有关，也受 pH 的影响。pH 低时，氧化还原电位高；pH 高时，氧化还原电位低。各种真菌生长所要求的值不一样。

6. 渗透压 水或其他溶剂经过半透性膜而进行扩散的现象就是渗透。在渗透时溶剂通过半透性膜时的压力即谓渗透压。其大小与溶液浓度成正比。

结果观察：真菌在不同物理和化学因素影响下的生长情况。

【思考题】

1. 我们可以采取什么样的方法杀死有害真菌？

2. 简述适宜真菌生长的物理和化学条件。

实验四 真菌样本的保藏

在保藏过程中，需要使真菌的代谢处于最不活跃或相对静止的状态，才能在一定的时间内使其保持生活能力。

低温、干燥和隔绝空气可降低真菌的生物代谢能力。所以，菌种保藏方法虽多，但都是根据这三个因素而设计。

【实验目标】

1. 技能目标
（1）掌握不同真菌样本的保藏方法。
（2）掌握不同真菌样本的保藏方法的操作。

2. 知识目标
（1）掌握不同真菌样本的保藏特点及其机制。
（2）掌握不同真菌样本的保藏方法的原理和条件。

3. 素质目标
养成认真操作实验的行为习惯，培养实事求是的思想品质。

【实验对象】

真菌。

【操作步骤】

保藏方法大致可分为以下几种：

1. 传代培养保藏法 利用斜面培养、穿刺培养、疱肉培养基培养等（后者作保藏厌氧细菌用）培养后于 4 ～ 6℃冰箱内保藏。

2. 液体石蜡覆盖保藏法 是传代培养的变相方法，能够适当延长保藏时间，它是在斜面培养物和穿刺培养物上面覆盖灭菌的液体石蜡，一方面可防止因培养基水分蒸发而引起菌种死亡，另一方面可阻止氧气进入，以减弱代谢作用。

3. 载体保藏法 是将真菌吸附在适当的载体，如土壤、沙子、硅胶、滤纸上，而后进行干燥的保藏法，如沙土保藏法和滤纸保藏法应用相当广泛。

4. 冷冻保藏法 可分低温冰箱（–30 ～ –20℃，–80 ～ –50℃）、干冰乙醇快速冻结（约 –70℃）和液氮（–196℃）等保藏法。

5. 冷冻干燥保藏法 先使真菌在极低温度（–70℃左右）下快速冷冻，然后在减压下利用升华现象除去水分（真空干燥）。

有些方法如滤纸保藏法、液氮保藏法和冷冻干燥保藏法等均需使用保护剂来制备细胞悬液，以防止因冷冻或水分不断升华对细胞造成损害。保护性溶质可通过氢和离子键对水和细胞所产生的亲和力来稳定细胞成分的构型。保护剂有牛乳、血清、糖类、甘油、二甲基亚砜等。

结果观察：保藏的真菌样本经过复苏培养后观察生长情况。

【注意事项】

注意不同真菌保藏方法对温度条件的要求。

【思考题】

1. 如何根据不同真菌保藏要求选择适宜的保藏方法？
2. 真菌样本的保藏有何意义？

第六章 病 毒 学

实验一 病毒标本的采集、运送及保存

【实验目标】

1. 技能目标 掌握采集、运送和保存病毒标本的规范操作。
2. 知识目标 掌握病毒标本的采集原则。
3. 素质目标 培养学生正确的科学实验态度。

【实验对象】

待检标本。

【标本种类和采集步骤】

病毒标本的正确选择、采集和运送是保证实验结果质量的重要环节，是实验室工作准确和有效的前提。规范的标本采集对于分离培养病毒，提取病毒核酸、抗原及抗体非常重要。因此，采集病毒标本应注意以下几点。

（一）标本采集时间

对于临床标本，应尽量在发病急性期或使用抗病毒药物之前采集标本。

（二）标本的准备

病毒标本可能被细菌等其他微生物污染，因此需提前使用抗生素处理，以提高病毒样本提取的质量。

常用的抗生素为青霉素类和链霉素类。

抗生素母液：青霉素 10 000（U）/ml 和链霉素 10 000μg/ml。

（三）标本种类

1. 血清标本 血清标本应在发病期或急性期采集，并及时提取血清中病毒核酸（DNA 或 RNA）。如不能及时提取核酸，应将血清保存于低温（−80℃）。

2. 粪便标本

（1）将 5g 粪便标本放入含有 50ml 磷酸缓冲盐溶液（phosphate buffer saline，PBS）的 100ml 无菌试管中。

（2）将标本搅拌混匀，然后在 3000r/min，4℃条件下离心 5 分钟。

（3）收集上清液（病毒液），并加入抗生素母液至 1x 浓度。

（4）将标本放置于 4℃环境中，60 分钟。

（5）将病毒液接种于适当的细胞系，加入的病毒液体积约为细胞培养液的 10%。

（6）接种病毒后，每两天观察细胞状态（如细胞形态、培养液颜色等），主要观察是否产生致细胞病变（cytopathic effect，CPE），与此同时更换新鲜培养液。

（7）出现明显 CPE 或培养 10 天后，收集细胞培养液（含有病毒颗粒）保存。

3. 拭子和生物体液 咽拭子或肛拭子可浸泡在 2 ～ 3ml 缓冲溶液中。缓冲溶液为 Hank's 培养基，含有胎牛血清蛋白（终浓度为 2%）和抗生素母液（终浓度为 5%）。

（1）将拭子中的液体尽量挤出。

（2）如果液体被污染（混种），特别是肛拭子，可在 3000r/min，4℃条件下离心 30 分钟后取上清液。

（3）在上清液（病毒液）中加抗生素母液（终浓度为 5%）后，在 4℃孵育 60 分钟。

（4）将病毒液接种于细胞、鸡胚或乳鼠后观察 CPE 或组织病理变化。

4. 组织标本

（1）用无菌乳钵或研磨器研磨组织标本后加入足量的 PBS 制备成 20% 的悬液。

（2）3000r/min，4℃条件下离心 30 分钟，取上清液（病毒液）。

（3）上清液中加入抗生素母液（终浓度为 5%）。

（4）将病毒液接种于细胞或乳鼠后观察 CPE 或组织病理变化。

【注意事项】

因病毒具有传染性，需要提高生物安全意识。

【思考题】

病毒标本的采集原则是什么？

实验二 病毒培养及增殖指标

【实验目标】

1. 技能目标 掌握检测病毒增殖的方法。

2. 知识目标

（1）掌握病毒的复制周期。

（2）掌握病毒的寄生性及宿主的选择性。

3. 素质目标

（1）提高生物安全意识。

（2）无菌操作。

【实验对象】

待检病毒。

【实验材料、器材和场所】

1. 材料 细胞、鸡胚、培养基、培养皿、聚乙二醇（PEG）、二甲基亚砜（DMSO）、胎牛血清。

2. 器材 CO_2 培养箱、倒置显微镜、移液器。

3. 场所 P2 实验室。

【实验步骤和结果观察】

病毒培养

病毒是严格寄生的微生物，需要借助宿主的细胞器完成其复制周期。常用的病毒培养方法为组织细胞培养、鸡胚培养以及动物接种。

1. 组织细胞培养 组织细胞培养病毒的方式包括直接病毒颗粒感染、构建病毒颗粒表达质粒以及整合病毒基因至宿主染色体 DNA 等。培养方式应根据病毒的类型选择，并培养于适当的组织细胞。

培养病毒可使用原代细胞、二倍体细胞和传代细胞，但需要根据病毒种类选取不同的细胞类型。最常用的细胞系及细胞类型有：非洲绿猴肾细胞（AGMK、Vero、BGM、BSC-1）或罗猴肾（RhMK）原代细胞；人胚肺成纤维细胞；Hep-2 细胞（人鼻咽癌上皮细胞）。

（1）鸡胚培养：根据病毒的种类选取不同胚龄的鸡胚，接种于鸡胚的不同部位，包括羊膜腔、尿囊腔、卵黄囊、绒毛尿囊膜以及静脉。详细实验步骤请参考第四篇第十五章实验一的内容。

（2）动物接种：常用的实验动物包括小鼠、大鼠、豚鼠、仓鼠等，此外也有灵长类，犬类，兔子等实验动物。

2. 病毒培养增殖指标　根据病毒的特性选择适当的方法鉴定病毒复制程度。

（1）CPE：该方法主要通过病毒颗粒直接感染组织细胞后病毒在细胞内增殖过程是否使细胞的形态改变，即 CPE（细胞变圆、裂解或脱落、聚集、融合或形成包涵体等）的方法判断病毒的复制程度。但需要注意不是所有病毒都可以产生 CPE。CPE 可在光学显微镜下观察到其变化，而根据病变程度可分等级，具体等级如下：+ 25% 的细胞受感染；++ 25% ～ 50% 的细胞发生病变；+++ 50% ～ 75% 的细胞发生病变；++++ 75% ～ 100% 的细胞发生病变。

（2）血细胞吸附（hemadsorption）：又称血凝试验（hemagglutination test），因一些病毒包膜上表达可凝集红细胞的血凝素，这类病毒可以直接用于血凝试验。但其实验条件随红细胞的来源而有差异。详细实验步骤请参考第四篇第十五章实验一的内容。

（3）空斑试验：有些病毒，如肠道病毒，可在覆盖营养琼脂培养基的单层细胞上形成空斑。这些空斑来源于单个感染的病毒颗粒，因此可作为病毒增殖指标，也可用于评估病毒的相对数量。

实验步骤：

1）25cm^2 培养瓶内培养待测敏感细胞。

2）用缓冲液配制 10 倍系列稀释的病毒悬液。

3）每个稀释度接种两个平皿，每瓶 0.2 ～ 1ml。

4）37℃孵育 60 分钟，每 15 分钟轻轻摇晃 1 次，以促进病毒吸附。

5）孵育时配制覆盖用琼脂培养基。

6）用加样器取 5 ～ 7ml 琼脂培养基（需要先将培养基降温至 42℃以下，不然可杀伤细胞）于细胞层对面瓶壁上加入，使培养基覆盖细胞层。

7）避光，室温放置 30 分钟，使培养基凝固。

8）将细胞瓶翻转（细胞层在上），37℃避光孵育。

9）每天计数空斑数，持续计数 3 ～ 5 天。

10）根据空斑数计算公式病毒滴度，以噬斑形成单位（plaque forming unit，PFU）表示。

计算公式：

$$PFU= 稀释度 \times \frac{P_1+P_2+\cdots+P_n}{N} \times \frac{1}{V}$$

$P=$ 该稀释度所有培养瓶上的空斑数；$N=$ 培养瓶数；$V=$ 每瓶接种量（ml）。

【注意事项】

1. 个人保护。

2. 无菌操作。

【思考题】

CPE 是什么？ CPE 的现象是什么？

第七章　人体寄生虫学

实验一　寄生虫绘图

【实验目标】

1. 技能目标

（1）掌握寄生虫的绘图原则。

（2）掌握显微镜的使用和维护方法。

2. 知识目标　掌握寄生虫的结构绘图原则。

3. 素质目标

（1）培养观察寄生虫结构的能力。

（2）培养爱护显微镜等仪器的意识。

【绘图原则】

对寄生虫标本绘图是寄生虫学基本技能训练的内容之一。进行绘图前应仔细观察标本，在标本特征认识的基础上，再下笔描绘，力求做到真实准确。

绘图原则为：

1. 图像正确　标本的外形和内部结构的形象要符合实际。

2. 比例正确　标本的长宽，内部结构的位置和比例，以及整体安排要恰当。

3. 色彩正确　绘蠕虫虫卵和虫体图一般用黑色铅笔，而且要求以线和点构成轮廓图（点线图），不得用涂阴影的方法作图。线条要光滑，无重叠现象，点要细小、均匀。对某些原虫则按染色标本的实际颜色作图。

4. 标字规范　标字是说明标本结构的方法，应按生物学绘图要求，一律用平行线引出后标字。

5. 注释准确　在所画图的正下方，需注明所画标本的准确名称及观察该标本时所用的放大倍数。

实验二　寄生虫标本的采集、处理和保存

【实验目标】

1. 技能目标　掌握寄生虫标本的采集、处理和保存。

2. 知识目标　掌握不同种类寄生虫标本的采集和保存原则。

3. 素质目标　培养生物安全意识。

【标本采集和保存】

1. 标本的来源　寄生虫的生活史各不相同，因此在进行寄生虫标本采集之前，应先掌握各种寄生虫的形态、生活史和生态、地域分布等相关知识，才能保证标本采集工作顺利进行。

寄生虫寄生于人体的肠道、腔道、淋巴管、血管、血液、骨髓、肝、肺、肌肉等组织内。寄生于肠道和腔道内的原虫滋养体或包囊以及蠕虫虫卵和某些成虫可从排泄物或分泌物中获取，大部分肠道寄生的蠕虫成虫则须借助药物驱出后采集。血液与骨髓内的寄生虫可通过抽血或骨髓穿刺而采集，寄生于肝、肺、肌肉等组织内的寄生虫常通过穿刺活检来发现虫体。有些难以采集到的寄生虫则可通过动物接种及人工培养的方法米获得。

2. 采集标本时的注意事项

（1）详细记录相关信息：包括标本名称、采集地点、日期、标本来源、宿主种类和名称以及寄生部位和采集人姓名等。对通过人工培养而获得的标本应注明，对昆虫标本还应详细记录采集场所的情况和气候等。这些记录对虫种的鉴定和诊断研究工作都是重要的科学依据。

（2）保持标本的完整性：一份不完整的标本不仅给虫种的鉴定带来困难，甚至失去鉴定价值。因此，应尽可能地使采到的标本保持完整。采集过程中的每个步骤都应仔细、耐心地操作。在采集昆虫标本时更应注意保证昆虫的每一部分，包括足、翅、体毛、触角和鳞片等都不能残缺。

（3）防止自身感染：为防止在采集标本过程中造成寄生虫或其他病原体的感染，除应具备必要的相关理论知识外，还应采取必要的防护和消毒措施。如在采集标本的操作中应穿工作服、戴手套，必要时戴口罩和防护镜；用完的器具和实验台要消毒；在采集病媒昆虫标本时，可在皮肤上涂擦驱避剂或穿防护衣，以防止被叮咬。

3. 标本的处理　采集寄生虫标本后需要尽快适当处理。如要进行人工培养，则按其所需的条件妥善处理，或用易感动物进行保种。活标本若不进行人工培养或接种，则应尽快将虫体加以固定。如需制作玻片标本，则应先用生理盐水将虫体黏附的污物洗净，再分别进行固定。若因条件所限无法对标本及时处理，应立即将标本放入冰箱内（4℃）待处理，但时间不宜过久，以免虫体腐烂。

（1）蠕虫成虫标本

1）蠕虫成虫的采集可采用的方法

A. 给肠道蠕虫病患者服用驱虫剂，收集给药后72小时内全部粪便。用自然沉降、冲洗过筛等方法收集虫体。

B. 解剖自然感染或人工接种感染的动物，将相应的器官置于装有生理盐水的器皿中，剪开或剪碎器官或组织收集虫体。

2）虫体的清洗：将采集到的虫体置于玻璃器皿中，用生理盐水洗涤数次。绦虫类标本清洗时不宜反复拨弄。

3）虫体的固定保存

A. 吸虫的固定保存：用5%甲醛溶液或70%乙醇固定24小时后换新的5%甲醛溶液或70%乙醇保存。但肺吸虫不能用5%甲醛溶液固定。如需制作染色标本，应根据虫体的大小、厚薄，用适宜的方法将虫体压扁后再行固定，以升汞类固定剂为佳。

B. 绦虫的固定保存：用10%甲醛溶液固定后保存于5%甲醛溶液中。如要制作染色玻片标本，需将虫体或分段的节片置于两张玻板或两张载玻片中加压使虫体或节片扁平，玻片两端用线扎紧，放入固定液中固定24～48小时即可。

C. 线虫的固定保存：将虫体放入60～70℃的热水或乙醇等固定液中固定，可获得伸直的虫体，待冷却后移至70%～80%乙醇中保存。

（2）蠕虫虫卵标本

1）虫卵的采集：自然沉降法（natural sedimentation method）主要用于蠕虫虫卵的检查，蠕虫虫卵比重大于水，可沉于水底，使虫卵集中，并经过水洗后，视野较清晰，易于检出。

2）虫卵的固定保存：将虫卵沉渣用5%的甲醛溶液固定，固定24小时后换新的固定液保存。含卵细胞的虫卵固定时需将固定液加热至70℃，以阻止卵细胞继续发育。收集蛲虫虫卵可采用透明胶纸肛拭法。在载玻片中央加1滴甘油，将粘有蛲虫虫卵的透明胶纸分割成5mm×5mm的小块，置甘油上铺平，再在胶纸上加1滴中性树胶，覆以盖玻片，37℃恒温箱烘干即可较长期保存。

（3）肠道原虫标本

1）采集方法：寄生于肠道的原虫有溶组织内阿米巴、结肠内阿米巴、布氏嗜碘阿米巴、迈氏唇鞭毛虫、蓝氏贾第鞭毛虫、人毛滴虫、结肠小袋纤毛虫等。滋养体通常出现于液质或半液质以及含有黏液脓血的粪便内，包囊则见于成形或半成形粪便中。标本收集后应及时处理，以免滋养体死亡。室温低于15℃时应注意保温使虫体保持活动，以便观察。若不能立即涂片观察，可将粪便暂放置4℃冰箱中，待进行观察或制片时再升温（37℃）使虫体活动，但放置冰箱时间不宜超过4小时。

2）固定保存：当采到含有肠道原虫的新鲜标本时，无论是滋养体还是包囊，都应立即制成涂片标本，肖氏固定液固定，再移至70%乙醇内保存，以便日后染色镜检。肠道原虫滋养体由人体排出后易死亡分解，应及时涂片固定。包囊除涂片染色外，亦可保存于5%甲醛溶液中。

（4）腔道内原虫

1）采集方法：腔道内原虫主要为阴道毛滴虫、齿龈内阿米巴及口腔毛滴虫。

A.阴道毛滴虫的采集

涂片法：取无菌棉签在阴道后穹隆、子宫颈及阴道壁拭取分泌物，在滴有生理盐水的载玻片上涂成混悬液，覆以盖玻片镜检，可查到活的滋养体。

染色涂片法：取阴道分泌物作生理盐水涂片，晾干后甲醇固定，用瑞氏或吉姆萨染剂染色后镜检。

B.齿龈内阿米巴与口腔毛滴虫：主要定居于齿龈组织、齿垢、蛀穴及齿槽脓肿内。采集时用牙签或小尖镊子挑取牙龈周围污垢物质，加一滴生理盐水于载玻片上调匀镜检。

2）固定保存

A.阴道毛滴虫：取标本涂片，晾干后用甲醇固定，可短期保存，吉姆萨染色后可长期保存。

B.齿龈内阿米巴与口腔毛滴虫：取标本加一小滴生理盐水和血清于载玻片中央调匀，使成圆形薄膜，待尚未干燥而湿润时可用肖氏固定液固定，再移至70%乙醇内保存，供日后染色制片和长期保存。

（5）组织内原虫标本：组织内原虫主要为杜氏利什曼原虫和弓形虫。

杜氏利什曼原虫：除直接从患者处检获虫体外，还可通过培养及动物接种的方法获得虫体，将涂片或印片经自然干燥后，甲醇固定。

弓形虫：取急性患者的体液、脑脊液经离心沉降，取沉渣作涂片，干燥后用甲醇固定。当虫体较少时，可将阳性体液或组织磨碎，加适量无菌生理盐水稀释或制成混悬液，接种于小白鼠腹腔，1～3周后待小白鼠发病时，取腹腔渗出液或小白鼠肝、脾、脑磨碎制成厚涂片，自然干燥后用甲醇固定。

（6）疟原虫标本

1）疟原虫的采集：从耳垂或指尖（婴儿可于足部）取血。先用医用酒精棉球擦拭取血部位，待干后持采血针迅速刺入皮肤1～2mm深，挤出血滴涂片。间日疟宜在发作后数小时采血。恶性疟在发作初期采血可见大量环状体，1周后可见配子体。丝虫成虫寄生于淋巴系统，但产出的微丝蚴主要在血液循环中，且具有夜现周期性，故采血应在21时至次晨2时之间进行为宜。但罗阿丝虫、常现丝虫、欧氏丝虫则应在白昼取血，且夏季查见的微丝蚴较冬季多几倍。

2）疟原虫保存法（冻存方法）：低温保存时，为了减少细胞内冰晶的形成及其对原虫的损害，需加抗冷冻剂，常用的抗冷冻剂有二甲基亚砜（dimethyl sulfoxide，DMSO）和甘油山梨醇等细胞内保护剂，若比例适当，可保存数年，仍维持原虫生长能力。

A.DMSO低温保存法：将从患者或受染动物上采集到的抗凝血液置体外培养的培养物中，经1500r/min，离心10分钟，去上清，加与血细胞比容等量的24%的DMSO生理盐水溶液（76ml的0.9%生理盐水或5%葡萄糖生理盐水和24ml的DMSO的混合液）保护剂，充分混匀后在室温中放置30分钟，按1ml分装于无菌冷冻管中，盖严后放入标明批号的纱布袋中，先–30℃放1小时，然后置液氮罐颈部（约–70℃）1小时，最后放进液氮（–196℃）冻存。

B.甘油山梨醇低温保存法：按上述方法收集的含疟原虫血或培养物加等体积的甘油山梨醇保护剂（4.2%山梨醇生理盐水180ml加甘油70ml）充分混匀。按上述方法分装及冻存。

（7）医学昆虫：根据医学节肢动物的生活史，在孳生地和栖息地采集标本。蚊、白蛉等成虫通常用针插好晾干，存放于昆虫盒内，盒内应放樟脑块以防虫蛀。蚊、白蛉、蝇等昆虫的卵、幼虫和蛹以及蚤、虱、臭虫、蜱、螨等的发育各期均应保存于 70% 乙醇中。需要分离病原体的昆虫不作任何处理，收集于干净的试管或小瓶中保存。

4. 包装和邮寄

（1）液浸标本：用乙醇或甲醛等固定液保存的标本装于大小适宜的玻璃瓶或塑料瓶（管）中，附上铅笔写的标签。加满保存液或以棉花填充，使标本与瓶间不留空隙，以免液体流动损坏标本。盖紧瓶（管）塞，用石蜡封口。昆虫的针插标本必须牢固插在指形管的软木塞上，或插于昆虫盒内，昆虫盒外面用塑料袋包上防潮。干燥昆虫标本不用针插，可放在大小适宜的瓶内，瓶底铺几层软纸，放入标本后，标本上的空间要用软纸填塞，以免标本因振荡而损坏，最后将瓶塞塞紧，瓶口用石蜡封闭。玻片标本应放在玻片盒中，在玻片之间及盒盖的空隙处，填塞棉花或软纸，如无玻片盒可在玻片两端用火柴杆或厚纸片隔开，再用纸包好扎紧，放木盒中。邮寄时，将上述装标本的瓶（管）或盒装于木箱内，四周用碎纸、棉花或锯末等填充塞紧。钉牢木箱，箱上标示放置方向。

（2）血清标本：采 2ml 血（无须空腹），凝固后分离 $100 \sim 200 \mu l$ 血清，吸入带盖的洁净小塑料管内，将管放入含有干冰或冰块的保温杯中，装在用填充料塞紧的邮寄纸箱中，如采患者静脉血有困难时可耳垂采血 $4 \sim 5$ 滴装于小管中，待血凝固后分离出 $23 \sim 30 \mu l$ 的血清同上法包装邮寄即可（每一种寄生虫的血清量不得少于 $23 \sim 30 \mu l$）。

凡在现场采集的蠕虫、原虫、昆虫标本及血清标本，基层防疫单位无法完成病原鉴定或血清学检测的，应及时包装邮寄或派专人运送至上级有关检疫部门进行检测。

【注意事项】

寄生虫标本有感染性，采集时需要做好个人防护。

实验三　寄生虫标本类型及观察方法

【实验目标】

1. 技能目标　掌握寄生虫标本类型及观察方法。

2. 知识目标

（1）掌握寄生虫的标本类型和寄生虫结构。

（2）加深理解、巩固和掌握人体寄生虫学的基本理论知识。

3. 素质目标　爱护标本、显微镜等实验材料和仪器。

【标本类型】

寄生虫标本一般分为大体标本（甲醛固定标本或浸制标本）、针插标本和玻片标本（包括封片标本和染色标本）。观察时应分别采用不同的方法。

1. 大体标本　主要为较大的寄生虫虫体及其所引起的病理标本，可用肉眼或放大镜观察，观察时首先要辨认是何种寄生虫，处于何阶段，然后仔细观察其形态、大小、颜色和结构，结合致病与诊断，达到系统掌握，如为病理标本则应联系寄生虫的致病机制，掌握其病理改变的特征。

2. 针插标本　一般为昆虫标本，装在透明管中，使用肉眼或放大镜观察外观基本结构特征。

3. 玻片标本　一般为某些体积较小的寄生虫成虫、幼虫及蠕虫虫卵和原虫，分别采用不同方法制作而成，可分为以下四种类型：

（1）新鲜液体涂片标本：如粪便、尿液、阴道分泌物等的新鲜涂片标本。此类标本镜检时多不加盖片而直接用低倍镜观察，有时用高倍镜复核。因液体具有流动性，故镜台必须保持水平，不能倾斜。需高倍镜复核时，必须注意涂抹材料的厚度要小于高倍镜的工作距离（约 0.5mm），以免浸及高倍物镜而造成损坏，必要时应加盖玻片后才转换高倍。

（2）胶封液体虫卵标本：此类标本便于保存，适于长期使用，它的整个结构由大小两块盖玻片及一块载玻片组成，并封以中性树胶，大盖玻片之下的中央有一小盖玻片，大小盖玻片之间，就是含有虫卵及粪渣液体的地方，即镜检范围。镜检时必须使盖玻片的中央位于镜下，并需按照显微镜的使用规则，先用低倍镜找到含粪渣和虫卵的平面进行观察，操作时必须注意标本的正反面，勿使物镜压破盖片，以免标本报废和镜头损坏。

（3）染色涂片标本：此类标本常见的有疟原虫的厚薄血涂片标本、丝虫微丝蚴的厚血膜涂片标本、阿米巴原虫的粪便涂片标本、阴道毛滴虫的阴道分泌物涂片标本等。为了便于观察和鉴定虫种，大多数都是经固定染色而又很少加盖片封固，故使用时应注意避免磨损。另外此类标本经常须用油镜观察，油镜使用后，要求标本上的镜油必须抹干净而又不损坏涂膜。标本不用时要避光保存，以免褪色。

（4）蠕虫、昆虫的盖片胶封标本：蠕虫、昆虫的虫体较厚，制成封片标本后，往往较一般组织学或病理学标本厚，因此镜检时注意勿使标本的上下面放错。

【观察方法】

寄生虫标本需要在显微镜下观察其形态，观察方法及注意事项如下：

1. 对自学标本首先要了解标本的大小，如为较大的虫体，则应用放大镜或解剖镜观察，否则应用显微镜观察，先在低倍镜下寻找标本，并将其移至视野中央，然后换高倍镜观察其细微结构，要求用油镜观察的原虫标本，应在滴加镜油的条件下观察。

2. 镜检粪便、血液和体液涂片标本时，必须按图 7-1 所示顺序进行，仔细观察，不得遗漏，以免影响被检结果的准确性。

3. 由于寄生虫标本的厚薄和颜色深浅不同，大小不一致，在观察标本时，要求的放大倍数和对光线的强度也不相同，故应随时做适当调整才能看清物象。

4. 对要求在镜下观察的示教标本，一般有指针指在视野中央，观察时，请勿移动玻片，以免影响其他同学观察。

5. 检查新鲜未经杀死的活标本时，必须注意避免污染双手和其他用具，以防感染及造成病原的传播。

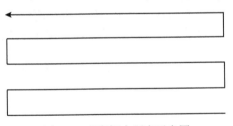

图 7-1 观察标本顺序示意图

实验四 寄生虫的常用检测方法

对于在感染早期、轻度感染、单性感染（仅有雄虫）、隐性感染或由于特殊的寄生部位而使病原检查十分困难的寄生虫病以及难以根据症状、体征、病原检查作出诊断的寄生虫病，免疫学检测和分子生物学检测均有突出的优势，其可作为辅助诊断手段。鉴于免疫学检测和分子生物学检测相关内容在免疫学和分子生物学内容中均有详细的介绍，本节重点介绍与寄生虫病检测相关的技术及其适用范围。

【实验目标】

1. 技能目标 掌握寄生虫的常用检测方法。

2. 知识目标

（1）掌握寄生虫实验的基本技能。

（2）加深理解、巩固和掌握人体寄生虫学的基本理论知识。

3. 素质目标 培养生物安全意识。

【实验步骤】

1. 免疫学检测

（1）皮内试验：用于多种蠕虫病，如吸虫病、囊虫病等的辅助诊断和流行病学调查。本方法简单、快捷，尤适用于现场应用，但假阳性率较高。

（2）免疫扩散和免疫电泳：用于某些寄生虫病的免疫检测、寄生虫抗原鉴定和检测免疫血清的滴度。

（3）间接红细胞凝集试验：鉴于其操作简单，特异性和敏感性均较理想，此技术现用于诊断疟疾、阿米巴病、弓形虫病、血吸虫病、囊虫病、旋毛虫病、肺吸虫病和肝吸虫病等。

（4）间接荧光抗体试验：本法有较高的敏感性和特异性，可用于寄生虫病快速诊断，流行病学调查和疫情监测，鉴定抗原、抗体和免疫复合物。目前已用于疟疾、弓形虫病、血吸虫病、棘球蚴病、肺吸虫病、肝吸虫病和丝虫病等的诊断。

（5）对流免疫电泳试验：用于阿米巴病、弓形虫病、贾第虫病、肺吸虫病、血吸虫病、棘球蚴病和旋毛虫病等血清学诊断和流行病学调查。

（6）酶联免疫吸附试验：可用于宿主体液、排泄物和分泌物内特异抗体或抗原的检测。

（7）免疫酶染色试验：适用于弓形虫病、吸虫病、囊虫病、丝虫病等的诊断和流行病学调查。

（8）免疫印迹试验：本法具有高度敏感性和特异性，用于寄生虫抗原分析和寄生虫病的免疫诊断。

2. 分子生物学检测 本项检测技术主要包括 DNA 探针和聚合酶链反应（polymerase chain reaction，PCR）两种技术。

（1）DNA 探针技术：目前，DNA 探针已用于疟原虫、弓形虫、隐孢子虫、贾第虫、血吸虫、棘球蚴、猪带绦虫、猪囊虫和丝虫等虫种的鉴定和相应疾病的诊断。

（2）PCR 技术：多用于寄生虫病的基因诊断、分子流行病学研究和种株鉴定、分析等领域。已应用的虫种包括利什曼原虫、疟原虫、弓形虫、阿米巴、巴贝氏虫、贾第虫、血吸虫、旋毛虫、猪带绦虫、猪囊虫和丝虫等。

【注意事项】

寄生虫具有感染性，做好个人防护。

第三篇　基础性实验

第八章　细　菌　学

实验一　细菌碳水化合物的代谢试验

由于细菌各自的酶系统不同，新陈代谢的产物也有所不同，而这些产物又各具有不同的生物化学特性。所以可以利用生物化学的方法来鉴定细菌的类别，这些试验称为细菌的生化反应试验。

【实验目标】

1. 技能目标

（1）掌握细菌碳水化合物代谢试验的规范操作和结果观察。

（2）掌握正确观察细菌碳水化合物代谢试验的结果。

2. 知识目标　掌握细菌碳水化合物的代谢试验的原理、方法及应用。

3. 素质目标　培养学生客观、严谨的实验态度。

【实验对象】

待检细菌。

【实验材料和器材】

1. 材料　KIA 或 TSI 培养基、无糖肉汤、蛋白胨、酚红、溴麝香草酚蓝、溴甲酚紫和酸性复红等指示剂、葡萄糖、乳糖及蔗糖。

2. 器材　试管、培养皿、酒精灯、接种环。

【实验步骤和结果观察】

1. 糖（醇、苷）类发酵试验　糖类是碳源和能量的来源，给细菌提供合成菌体成分必需的原料，由于细菌各自具有不同的酶系统，所以对糖（醇、苷）类的分解能力也不相同。有的分解某些糖类，既产酸又产气，有的产酸不产气，有的则不能分解。通过检查细菌对某些糖（醇、苷）类的分解能力，可鉴定细菌种类。

（1）培养基配制：在无糖肉汤或蛋白胨水中，加入 5～10g/L（有时为 20g/L）的糖（醇、苷）类，制成培养基。常用的指示剂主要有酚红、溴麝香草酚蓝、溴甲酚紫和酸性复红等。前二者颜色反应较敏感，但稳定性较差，后二者比较稳定。特别是对发酵迟缓的细菌，培养时间较长，则以后二者为优。若试验菌对营养要求较高，可在临用前加入 2%～5% 的无菌血清。培养基中多为单糖（醇、苷）类，有时是双糖或三糖。

（2）以无菌操作的方法将纯种细菌接种到加有一倒置小管的糖（醇、苷）类发酵管中，按各菌所要求温度（通常为 37℃）经一定时间（数小时至 2 周）培养，观察结果。如果是厌氧发酵通常在培养基表面覆盖一层液体石蜡或凡士林。

（3）细菌如能分解培养基中的糖（醇、苷）类而生成酸，指示剂呈酸性反应（酚红、溴甲酚紫、溴麝香草酚蓝均变为黄色，酸性复红变为红色）。如产生气体，可在倒置小管内出现气泡，高层培养基内可见气泡或裂隙。

实验应用：糖（醇、苷）类发酵试验是很多细菌鉴定的重要实验。可用于菌属和菌种的鉴别。

2. 克氏双糖铁琼脂或三糖铁琼脂试验　采用克氏双糖铁琼脂或三糖铁琼脂高层斜面培养基，

培养基中加入葡萄糖、乳糖（双糖管）及蔗糖（三糖管），葡萄糖含量仅为乳糖或蔗糖的 1/10，指示剂为酚红，若细菌只分解葡萄糖而不分解乳糖和蔗糖，分解葡萄糖产酸使 pH 降低。因斜面上产生的酸少，且易被氧化，并因细菌利用含氮物质生成碱性化合物而变弱碱性，使斜面呈粉红色，底层由于处于缺氧状态，细菌分解葡萄糖所产生的酸暂时不被氧化而仍保持黄色；若细菌分解葡萄糖，同时也分解乳糖或蔗糖时，则产酸量较多，底层和斜面均呈酸性变黄；若分解糖的同时产气，可见底层琼脂出现气泡或裂隙；若细菌产生 H_2S 则与培养基中的亚铁离子结合，生成黑色的硫化亚铁。

操作步骤：按高层斜面接种法接种，置 37℃培养 18～24 小时观察结果。

结果观察：

（1）斜面酸性 / 底层酸性及产气：发酵葡萄糖和乳糖（及 TSI 中的蔗糖），如大肠菌群各菌属。

（2）斜面碱性 / 底层酸性：发酵葡萄糖、不发酵乳糖（及 TSI 中的蔗糖），如志贺菌。

（3）斜面碱性 / 底层酸性及黑色：发酵葡萄糖、不发酵乳糖并产生硫化氢，如沙门菌、变形杆菌等。

（4）斜面碱性 / 底层碱性：不发酵碳水化合物，产碱型菌如产碱杆菌。

（5）斜面碱性 / 底层黑色：不发酵碳水化合物，产硫化氢的非发酵菌。

（6）斜面 / 底层均不变色：不发酵碳水化合物，是非发酵菌的特征，如铜绿假单胞菌。

实验应用：KIA 或 TSI 对革兰氏阴性杆菌的初步鉴定非常有用，也常用于肠杆菌科细菌或非发酵菌的初步鉴别。

【注意事项】

无菌操作。

【思考题】

KIA 的临床意义是什么？

实验二　细菌蛋白质、氨基酸代谢试验

不同细菌分解蛋白质能力不同，可利用不同氮源来合成菌体蛋白质，可通过检测加入蛋白质分解代谢后的产物或 pH 变化来鉴定细菌。

【实验目标】

1. 技能目标　掌握细菌蛋白质、氨基酸代谢试验的规范操作和结果观察。

2. 知识目标　掌握细菌蛋白质、氨基酸代谢试验的原理、方法及应用。

3. 素质目标　培养学生客观、严谨的实验态度。

【实验对象】

待检细菌。

【实验材料和器材】

1. 材料　蛋白胨水，双糖（或三糖）铁培养基，含硫酸亚铁（或醋酸铅）的液体、半固体、固体培养基。

2. 器材　生化培养箱、培养皿、试管、酒精灯、接种环。

【实验步骤和结果观察】

1. 靛基质（吲哚）试验　细菌分解蛋白胨中的色氨酸，生成吲哚，吲哚可与试剂中的对二甲氨基苯甲醛作用，生成红色的玫瑰吲哚。

实验步骤：将纯培养物接种于培养基上，37℃培养 24 ~ 48 小时，沿管壁徐徐加入吲哚试剂。

结果观察：若两层液体交界处出现红色为阳性，无变化为阴性。

实验应用：主要用于肠杆菌科细菌、非发酵菌、苛养菌和厌氧菌的鉴定。

2. 硫化氢(H_2S)试验 某些细菌能分解培养基中的含硫氨基酸生成 H_2S ，H_2S 可与培养基中的铅离子或二价铁离子生成黑色 PbS 或 FeS。

（1）琼脂穿刺法：将待检细菌穿刺接种到培养基中，经 37℃培养 24 ~ 48 小时后，培养基出现黑色为阳性。当产生 H_2S 量最少时，为了便于观察结果，在穿刺接种培养时，应沿培养基管壁进行。

（2）醋酸铅试纸法：将待检菌穿刺接种培养基，培养基上方悬挂醋酸铅纸条，以不会溅湿为度。37℃培养 24 ~ 48 小时，试纸变黑色为阳性。该法较敏感。

（3）其他方法：如果接种液体培养基，液面须封液体石蜡或采用悬挂醋酸铅纸条法；如果接种固体平板（如 SS 琼脂），可见菌落呈黑色。

实验应用：主要用于肠杆菌与种的鉴别，也可用于拟杆菌、布鲁菌及假单胞菌的菌种鉴定。

【注意事项】

无菌操作。

【思考题】

怎么应用蛋白质代谢鉴定细菌种类？

实验三 细菌酶类试验

【实验目标】

1. 技能目标 掌握细菌酶类试验的规范操作和结果观察。

2. 知识目标 掌握酶类试验的原理、方法及应用。

3. 素质目标 培养学生客观、严谨的实验态度。

【实验对象】

待检细菌。

【实验材料和器材】

1. 材料 10g/L 盐酸四甲基对苯二胺水溶液，或 10g/L 盐酸二甲基对苯二胺水溶液、3% 过氧化氢水溶液。

2. 器材 玻璃玻片、接种环、酒精灯等。

【实验操作和结果观察】

1. 氧化酶试验 氧化酶（细胞色素氧化酶）是细胞色素呼吸酶系统的终末呼吸酶，能使还原型的细胞色素 c 氧化成氧化型的细胞色素 c，再由氧化型细胞色素 c 氧化对苯二胺，生成红色的醌类化合物。

（1）取滤纸片蘸取待测菌落少许，加试剂 1 滴，观察颜色变化。也可将试剂直接滴在待测菌菌落上，观察颜色变化。也可用带有试剂的干燥滤纸片蘸取待测菌菌落，观察颜色变化。

（2）立即呈现粉红色或红色，颜色逐渐变深至深紫色为阳性。

实验应用：用于很多菌属和菌种的鉴定。

注意事项：利用金属接种环取菌时，易出现假阳性结果。

2. 过氧化氢酶试验　过氧化氢酶又称触酶，能催化过氧化氢分解为水和氧气，产生气泡。

从固体培养基上挑取一环待测菌菌落放于洁净玻片上或试管内，滴加 3% 过氧化氢数滴或将试剂直接滴加于不含血液的培养物中，30 秒内有大量气泡产生者为阳性，无气泡产生者为阴性。

实验应用：用于革兰氏阳性球菌及苛养型革兰氏阴性杆菌的初步分群。

注意事项：陈旧培养物可能使触酶失活；不宜挑取血琼脂上的菌落，因红细胞内的触酶会导致假阳性结果。

【注意事项】

无菌操作。

【思考题】

细菌产生多种酶，哪些酶可以用于鉴定实验？

实验四　抗菌药物敏感性试验

抗菌药物敏感性试验的意义在于：可预测抗菌治疗的效果；指导抗菌药物的临床应用；发现或提示细菌耐药机制的存在，能帮助临床医生选择合适的药物，避免产生或加重细菌的耐药；监测细菌耐药性，分析耐药菌的变迁，掌握耐药菌感染的流行病学，以控制和预防耐药菌感染的发生和流行。

【实验目标】

1. 技能目标

（1）掌握常用抗菌药物的选择。

（2）掌握抗菌药物敏感性试验的规范操作和结果观察。

2. 知识目标　掌握抗菌药物敏感性试验的原理、方法及应用。

3. 素质目标　培养学生客观、严谨的实验态度。

【实验对象】

待检细菌。

【实验材料和器材】

1. 材料　抗菌药物（表 8-1）、培养基、药敏纸片等。

2. 器材　试管、接种环。

表 8-1　2010 年 CLSI 肠杆菌科细菌、葡萄球菌属细菌药敏试验和报告抗菌药物的建议分组

分组	肠杆菌科细菌	葡萄球菌属细菌
A 组	氨苄西林，头孢唑啉，庆大霉素，妥布霉素	阿奇霉素或克拉霉素或红霉素，克林霉素，苯唑西林（头孢西丁），青霉素，甲氧苄啶/磺胺甲噁唑
B 组	阿米卡星，阿莫西林/克拉维酸，氨苄西林/舒巴坦，哌拉西林/他唑巴坦，替卡西林/克拉维酸，头孢呋辛，头孢吡肟，头孢替坦，头孢西丁，头孢噻肟或头孢曲松，环丙沙星，左氧氟沙星，厄他培南，亚胺培南，美罗培南，哌拉西林，甲氧苄啶/磺胺甲噁唑	达托霉素，利奈唑胺，泰利霉素，多西环素，四环素，万古霉素，利福平
C 组	氨曲南，头孢他啶，氯霉素，四环素	氯霉素，环丙沙星或左氧沙星或氧氟沙星，莫西沙星，庆大霉素，奎奴普汀/达福普汀
U 组	头孢噻吩，洛美沙星或氧氟沙星，诺氟沙星，呋喃妥因，磺胺甲噁唑、甲氧苄啶	洛美沙星，诺氟沙星，呋喃妥因，磺胺甲噁唑，甲氧苄啶

【实验步骤和结果观察】

（一）常用抗菌药物的选择

临床微生物实验室在分离出病原体后，必须选择合适的抗菌药物和合适的方法进行药物敏感试验，抗菌药物的选择应遵循相关指南，并与医院感染科，药事委员会和感染控制委员会的专家共同讨论决定，在我国主要遵循临床实验室标准化委员会（Clinical and Laboratory Standards Institute，CLSI）制定的抗菌药物选择原则。表中，A 组，包括对特定菌群的常规试验并常规报告的药物；B 组，包括一些临床上重要的，特别是针对医院内感染的药物也可用于常规试验，但只是选择性地报告；C 组，包括一些替代性或补充性的抗菌药物，在 A、B 组过敏或耐药时选用；U 组，仅用于治疗泌尿道感染的抗菌药物。2010 年 CLSI 推荐的肠杆菌科细菌、葡萄球菌属细菌药敏试验和报告抗菌药物的建议分组见表 8-1。

药敏试验的折点遵照每年最新公布的 CLSI 标准进行。敏感（susceptible，S）是指所分离菌株能被测试药物使用推荐剂量时在感染部位通常可达到的抗菌药物浓度所抑制；耐药（resistant，R）是指所分离菌株不被测试药物常规剂量可达到的药物浓度所抑制，和（或）证明分离菌株可能存在某些特定的耐药机制，或治疗研究显示药物对分离菌株的临床疗效不可靠；中介（intermediate，I）是指抗菌药物在生理浓集的部位具有临床效力，还包括一个缓冲区，以避免微小的、不能控制的技术因素造成重大的结果解释错误。

（二）常用药敏试验方法

常用的抗菌药物敏感试验方法包括纸片扩散法、稀释法、E-test 法和自动化仪器法，稀释法包括宏量肉汤稀释法、微量肉汤稀释法、琼脂稀释法。

1. 纸片扩散法 又称 K-B 法，因其在抗菌药物的选择上具有灵活性，且费用低，被世界卫生组织推荐为定性药敏试验的基本方法，已在临床广泛使用。其原理是将含有定量抗菌药物的纸片贴在已接种测试菌的琼脂平板上，纸片中所含的药物吸收琼脂中的水分溶解后不断向纸片周围扩散形成递减的梯度浓度，在纸片周围抑菌浓度范围内测试菌的生长被抑制，从而形成无菌生长的透明圈，即抑菌圈。抑菌圈直径的大小反映测试菌对测定药物的敏感程度，并与该药对测试菌的最低抑菌浓度呈负相关。

（1）抗菌药物纸片制作：选择直径为 6.35mm，吸水量为 20μl 的专用药敏纸片，用逐片加样或浸泡方法使每片含药量达到规定所示。含药纸片 2 ~ 8℃密封贮存或于 –20℃无霜冷冻箱内保存，β-内酰胺类药敏纸片应冷冻贮存，且不超过 1 周。使用前将贮存容器移至室温平衡 1 ~ 2 小时，避免开启贮存容器时产生冷凝水。

（2）培养基制作：水解酪蛋白培养基（casein hydrolysate medium）是 CLSI 采用的兼性厌氧菌和需氧菌药敏试验标准培养基，pH 为 7.2 ~ 7.4，对那些营养要求高的细菌，如流感嗜血杆菌、淋病奈瑟菌、链球菌等需额外加入补充物质。琼脂厚度为 4mm，配制琼脂平板当天使用或置塑料密封袋中 4℃保存，使用前应将平板置 37℃孵育 15 分钟，使其表面干燥。

（3）细菌培养：待检菌株和标准菌株接种采用直接菌落法或细菌液体生长法。用 0.5 麦氏比浊管标准的菌液浓度，校正浓度后的菌液应在 15 分钟内接种完毕。操作步骤如下：

1）接种：用无菌棉拭子蘸取菌液在管内壁将多余菌液旋转挤去后，在琼脂表面均匀涂抹接种 3 次，每次旋转平板 60°，最后沿平板内缘涂抹 1 周。

2）贴抗菌药物纸片：平板置室温下干燥 3 ~ 5 分钟，用纸片分配器或无菌镊子将含药纸片紧贴于琼脂表面，各纸片中心相距大于 24mm，纸片距平板内缘大于 15mm，纸片贴上后不可再移动。

3）孵育：置 37℃培养箱孵育 16 ~ 18 小时后观察结果，对苯唑西林和万古霉素敏感试验等应孵育 24 小时。

结果观察和报告：用游标卡尺或直尺量取抑菌圈直径（抑菌圈的边缘应是无明显细菌生长的区域），先测量质控菌株的抑菌圈直径，以判断质控是否合格，再测量试验菌株的抑菌圈直径。根据 CLSI 标准，对量取的抑菌圈直径作出"敏感（S）"、"耐药（R）"和"中介（I）"的判断。

质量控制：对于肠杆菌科细菌使用米勒-欣顿（Mueller-Hinton，MH）琼脂生长法或直接菌落悬液法，需要的菌量为相当于 0.5 麦氏标准的细菌浓度，在 37℃，有氧情况下培养 16～18 小时观察结果，质控菌株推荐为大肠埃希菌 ATCC25922，大肠埃希菌 ATCC35218（为监控 β-内酰胺酶 /β-内酰胺抑制剂纸片用）；对于铜绿假单胞菌、不动杆菌等，质控菌株推荐为大肠埃希菌 ATCC25922，铜绿假单胞菌 ATCC27853，大肠埃希菌 ATCC35218；对于葡萄球菌属细菌，16～18 小时观察结果，测苯唑西林、甲氧西林、萘夫西林和万古霉素需 24 小时，试验温度超过 37℃ 不能检测甲氧西林耐药葡萄球菌，推荐质控菌株为金黄色葡萄球菌 ATCC25923，大肠埃希菌 ATCC35218，纸片扩散法检测葡萄球菌对万古霉素的敏感性不可靠；对于肠球菌属细菌，16～18 小时观察结果，测万古霉素需 24 小时，推荐质控菌株为粪肠球菌 ATCC29212；对于流感嗜血杆菌和副流感嗜血杆菌，推荐质控菌株为流感嗜血杆菌 ATCC49247，流感嗜血杆菌 ATCC49766，大肠埃希菌 ATCC35218（测试阿莫西林 / 克拉维酸时）；对于肺炎链球菌和肺炎链球菌之外其他链球菌，培养基为 MH 琼脂 +5% 羊血，于（37±2）℃，5% 的 CO_2 培养箱培养 20～24 小时观察结果，推荐质控菌株为肺炎链球菌 ATCC49619。

2. 肉汤稀释法

（1）培养基制作：使用 MH 肉汤，需氧菌、兼性厌氧菌在此培养基中生长良好。在该培养液中加入补充成分可支持流感嗜血杆菌、链球菌生长。培养基制备完毕后校正 pH 为 7.2～7.4。离子校正的 MH 肉汤为目前推荐的药敏试验培养液。

（2）药物稀释：药物原液的制备和稀释依 CLSI 的指南进行。

（3）菌种接种：配制 0.5 麦氏浓度菌液，用肉汤（宏量稀释法）、蒸馏水或生理盐水（微量稀释法）稀释菌液，使最终菌液浓度为 $5×10^5$ CFU/ml，稀释菌液于 15 分钟内接种完毕，37℃ 孵育 16～20 小时，当试验菌为嗜血杆菌、链球菌时孵育时间为 20～24 小时，葡萄球菌和肠球菌对苯唑西林和万古霉素的药敏试验孵育时间应为 24 小时。

结果观察：以在试管内或小孔内完全抑制细菌生长的最低药物浓度为最低抑菌浓度（minimum inhibitory concentration，MIC）（μg/ml）。微量稀释法时，常借助比浊计判别是否有细菌生长。有时根据需要测定最低杀菌浓度（minimum bactericidal concentration，MBC）：把无菌生长的试管（微孔）吸取 0.1ml 加到冷却至 50℃ 的 MH 琼脂混合倾注平板，同时以前述的稀释 1:1000 的原接种液作倾注平板，培养 48～72 小时后计数菌落数，即可得到抗菌药物的最小杀菌浓度。

质量控制：对于常见需氧菌和兼性厌氧菌，MH 琼脂孵育时间、环境、质控菌株同纸片扩散法。

3. 琼脂稀释法　将药物混匀于琼脂培养基中，配制含不同浓度药物平板，使用多点接种器接种细菌，经孵育后观察细菌生长情况，以抑制细菌生长的琼脂平板所含药物浓度测得 MIC。

（1）含药 MH 琼脂培养基制备：将已稀释的抗菌药物按 1:9 比例加入在 45～50℃ 水浴中平衡溶解 MH 的细菌琼脂中，充分混匀倾入平皿，琼脂厚度为 4mm。待凝固后的平皿装入密封袋中，置 2～8℃ 环境下，贮存日期为 5 天，对易降解药物如头孢克洛，在使用 48 小时之内制备平板，使用前在室温中平衡，放于恒温箱中 30 分钟使琼脂表面干燥。

（2）细菌接种：将 0.5 麦氏比浊度菌液稀释 10 倍，以多点接种器吸取（1～2μl）接种于琼脂表面，稀释的菌液于 15 分钟内接种完毕，使平皿接种菌量为 $1×10^4$ CFU/ 点。接种后置 37℃ 环境下孵育 16～20 小时，特殊药需要 24 小时。奈瑟菌、链球菌细菌置于含 5% 的 CO_2 环境中，幽门螺杆菌置微需氧环境中孵育。

结果判断：将平板置于暗色、无反光表面上判断试验终点，以抑制细菌生长的药物稀释度为终点浓度。

药物试验的结果报告可用 MIC（μg/ml）或对照 CLSI 标准用敏感（S）、中介（I）和耐药（R）报告。

有时对于稀释法的批量试验，需要报告 MIC_{50}，MIC_{90}。MIC_{50} 是指抑制 50% 试验菌株的最低药物浓度，MIC_{90} 是指抑制 90% 试验菌株的最低药物浓度，例如，被测大肠埃希菌 100 株，抗菌药物为头孢哌酮，在 8μg/ml 时可抑制 90 株大肠埃希菌生长，此时头孢哌酮对大肠埃希菌的 MIC_{90} 是 8μg/ml。

4. E-test 法 是一种结合稀释法和扩散法原理对抗菌药物药敏试验直接定量的试验。

E 试条是一条 5mm×50mm 的无孔试剂载体，一面固定有一系列预先制备的浓度呈连续指数增长稀释抗菌药物，另一面有读数和判别的刻度。抗菌药物的梯度可覆盖有 20 个 MIC 对倍稀释浓度的宽度范围，其斜率和浓度范围对判别有临床意义的 MIC 范围和折点具有较好的关联。

将 E 试条放在细菌接种过的琼脂平板上，经孵育过夜，围绕试条明显可见椭圆形抑菌圈，其边缘与试条交点的刻度即抗菌药物抑制细菌的最小抑菌浓度。

（1）培养基制作

1）需氧菌和兼性厌氧菌的培养使用 MH 琼脂；耐甲氧西林金黄色葡萄球菌（methicilin resistant *Staphylococcus aureus*，MRSA）的培养使用 MH 琼脂 +2% NaCl。

2）肺炎链球菌的培养使用 MH 琼脂 +5% 脱纤维羊血；厌氧菌的培养使用布氏杆菌血琼脂。

3）嗜血杆菌培养使用嗜血杆菌培养基（haemophilus test medium，HTM）。

4）淋病奈瑟菌的培养需要 GC 培养基 +1% 添加剂。

（2）细菌接种：对于常见需氧菌和兼性厌氧菌，使用厚度为 4mm 的 MH 琼脂平板，用 0.5 麦氏浓度的对数期菌液涂布，待琼脂平板完全干燥，用 E-test 加样器或镊子将试条放在已接种细菌的平板表面，试条全长与琼脂平板紧密接触，试条 MIC 刻度面朝上，浓度最大处靠平板边缘。

结果观察：读取椭圆环与 E-test 试条的交界点值，即为 MIC。

5. 联合药物敏感试验 棋盘稀释法是目前临床实验室常用的定量方法，利用肉汤稀释法原理，首先分别测定拟联合的抗菌药物对检测菌的 MIC。根据所得 MIC，确定药物稀释度（一般为 6 ~ 8 个稀释度），药物最高浓度为其 MIC 的 2 倍，依次对倍稀释。两种药物的稀释分别在方阵的纵列和横列进行，这样在每管（孔）中可得到不同浓度组合的两种药物混合液。接种菌量为 $5×10^5$ CFU/ml，37℃孵育 18 ~ 24 小时后观察结果。计算分部抑菌浓度（fractional inhibitory concentration，FIC）指数。

FIC 指数 =A 药联合时的 MIC/A 药单测时 MIC+B 药联合时的 MIC/B 药单测 MIC。判断标准：FIC 指数小于 0.5 为协同作用；0.5 ~ 1 为相加作用；1 ~ 2 为无关作用；大于 2 为拮抗作用。

实验应用：体外联合药敏试验的目的在于治疗混合性感染；预防或推迟细菌耐药性的发生；联合用药可以减少剂量以避免达到毒性剂量；对某些耐药细菌引起的严重感染，联合用药比单一用药时效果更好。

抗菌药物联合用药可出现 4 种结果：

（1）无关作用：两种药物联合作用的活性等于其单独活性。

（2）拮抗作用：两种药物联合作用显著低于单独抗菌活性。

（3）累加作用：两种药物联合作用时的活性等于两种单独抗菌活性之和。

（4）协同作用：两种药物联合作用显著大于其单独作用的总和。

【注意事项】

1. 无菌操作。

2. 在使用耐药菌时做好个人防护。

【思考题】

导致细菌耐药的原理有哪些？

第九章 真 菌 学

实验一 真菌培养方法

【实验目标】

1. 技能目标

（1）掌握真菌载片培养法的操作方法。

（2）掌握插片培养法的操作方法。

（3）掌握观察真菌形态的观察方法。

（4）掌握真菌染色方法。

2. 知识目标

（1）通过对不同真菌培养方法的比较，掌握真菌培养常用方法。

（2）掌握真菌培养的临床意义。

3. 素质目标 养成无菌操作习惯，加强生物安全意识。

【实验对象】

待检真菌。

【实验材料和器材】

1. 材料 固体培养基，无菌的载玻片，盖玻片，滤纸，透明胶，棉蓝染色液。

2. 器材 无菌吸管，接种环，培养皿，玻璃棒，小镊子。

【操作步骤】

1. 载片培养法 是实验室观察真菌形态的常用方法。

（1）在无菌条件下，用无菌吸管吸取加热熔化的培养真菌的固体培养基，快速地滴一滴于无菌的载玻片上，待其冷却凝固。

（2）用接种环蘸取少许孢子或者挑取一点菌丝段于凝固的培养基上，在上面放上无菌的盖玻片。

（3）将此片子放入干净的培养皿中，在培养皿底部放入潮湿的吸水滤纸，或者将培养皿底放入少量的水，中间用玻璃棒隆起，将做好的培养片子搭放在上面，合适温度下培养。

（4）将培养好的片子取出，用小镊子轻轻地取下上面的盖玻片，把盖玻片转放于另一干净的载玻片上，待自然干燥后，两边用透明胶固定，用棉蓝染色液染色。

这种方法适用于产生无性孢子的真菌的形态观察。

结果观察：染色玻片镜下进行真菌的形态观察，记录结果并加以分析。

注意事项：滴的培养基不能太多，接种物不能太多，防止污染。

2. 插片培养法 是实验室观察真菌形态的另一种基本方法。

（1）将菌丝块接种于固体平板的中间。假如是以孢子接种，则将孢子稀释液涂布于固体平板上。

（2）用小镊子夹起一块无菌的盖玻片，以 45° 角的角度斜插入培养基中，不要插入培养基太深，以便让菌丝爬上盖玻片。

（3）培养好以后，再用小镊子将盖玻片取出，自然干燥以后，将盖玻片转移到一干净的载玻片上，用同样的方法两边固定，染色观察。

结果观察：染色玻片镜下进行真菌的形态观察，记录结果并加以分析。

【注意事项】

1. 插片的角度要掌握好，不能太直或太平，否则将影响结果。

2. 当两面都有菌丝时，擦去背对中心的那面的菌丝，以避免干扰。

【思考题】

1. 除了载片培养法和插片培养法，还有哪些培养真菌的方法？

2. 如何进行真菌的人工培养？

实验二 真菌形态学观察

【实验目标】

1. 技能目标

(1)掌握单细胞、多细胞真菌菌落形态观察方法。

(2)掌握真菌沙氏培养基培养法。

(3)掌握菌丝和孢子结构及形态观察方法。

(4)掌握真菌相关染色方法。

2. 知识目标

(1)通过对不同菌丝和孢子结构及形态观察方法的比较，掌握各方法的培养特点和机制。

(2)掌握真菌形态学观察的临床意义。

3. 素质目标
培养学生对实验具备科学、严谨、实事求是的素质。

【实验对象】

待检真菌。

【实验材料和器材】

1. 材料 沙氏培养基，待检菌种，玻璃纸。

2. 器材 恒温培养箱，小镊子，接种环，试管，酒精灯，L型玻璃棒。

【操作步骤和结果观察】

(一)菌落形态

单细胞真菌的菌落呈现酵母型和类酵母型两类。二者在菌落形态上较为相似，形态简单，多呈圆形、柱形或椭圆形。但类酵母型真菌在沙氏培养基内可观察到假菌丝体，菌落由假菌丝连接形成。多细胞真菌菌落形态差异较大，与单细胞真菌不同，形态多呈丝状体，表现为絮状、粉末状或绒毛状，而且从培养皿观察可见菌落正反两面呈不同染色。此外，多细胞真菌除观察菌落形态外还需观察菌丝和孢子的结构及形态。

真菌菌落的形态特征及颜色有助于病原性真菌的鉴定。一般观察真菌的菌落特征可将真菌培养于沙氏培养基，经数日培养后肉眼可看到典型菌落，俗称大培养。

1. 操作步骤

(1)制备沙氏培养基，然后将培养基装入大试管中，使其成为斜面。

(2)将酵母型及类酵母型真菌以划线法接种于沙氏培养基上；丝状菌以接种钩钩取材料，点种在沙氏培养基上。

(3)置22℃～28℃恒温培养箱培养（深部真菌可培养于37℃环境下），1周后观察菌落生长情况。

2. 结果观察

（1）酵母型菌落（yeast type colony）：多数单细胞真菌的菌落为酵母型菌落，代表菌为新型隐球菌，其菌落较大，呈浅棕色至褐色，表面湿润光滑，边缘整齐。有荚膜真菌的菌落外观黏稠，无荚膜者不黏稠。

（2）类酵母型菌落（yeast like colony）：代表菌为白假丝酵母菌，菌落较大，呈白色奶油状，表面湿润光滑。陈旧培养物颜色变深，菌落逐渐变硬或皱褶。因有伸长的芽生孢子与母细胞连接所形成的假菌丝长入培养基内，故称类酵母型菌落。

（3）丝状型菌落（filamentous type colony）：多细胞真菌的菌落特征，又可分为 3 种。

1）棉絮状菌落，如絮状表皮癣菌的菌落。

2）绒毛状及粉末状菌落，如石膏样小孢子菌。

3）颗粒状菌落，如毛癣菌属真菌菌落。

丝状型菌落的共同特点是带有颜色，呈棉絮状、绒毛状、粉末状及颗粒状等，可看到伸向空间的菌丝及深入到培养基深部的营养菌丝。

3. 注意事项　观察时区分单细胞、多细胞真菌菌落。

（二）菌丝和孢子结构及形态

多细胞真菌菌丝形态在显微镜下表现多样，可呈相互缠绕的螺旋状、断梳样、鹿角样等。菌丝结构从菌丝体连接有无横隔分为有隔菌丝及无隔菌丝。医学相关致病真菌多为有隔菌丝，菌丝体分为含有单个或多个核的多个细胞，便于细胞流动。与有隔菌丝不同，无隔菌丝的菌丝体为一个多核单细胞，无细胞流动，因此减弱了致病性。

孢子据其繁殖状态分为无性孢子和有性孢子。无性孢子和病原性真菌相关，其中分生孢子最常见。根据细胞组成数量（单个或多个）、体积大小将其分为大分生孢子和小分生孢子。大分生孢子含多个细胞，形态多样，呈砖形、镰刀形、棒状及纺锤形等。小分生孢子仅含单个细胞，形态较小，呈梭形、卵形、梨形等。

观察真菌菌丝和孢子的常用方法包括粘片法、平板观察法、玻璃纸观察法。

1. 粘片法　为用透明胶粘贴菌丝或者孢子进行观察的方法。

（1）操作步骤：用剪刀剪取一小段透明胶，用小镊子夹住一个角，轻轻地粘一些菌丝或者孢子，并将其放入干净的载玻片上，在载玻片上滴一滴染色液，可以染色观察。

（2）结果观察：镜下观察菌丝和孢子。

（3）注意事项

1）粘贴时，切忌用力粘得太多。

2）粘上菌丝或者孢子的透明胶放在载玻片上，不要移动，要一次放好。

不要倒太多的培养基，直径 10cm 的平皿倒 10ml 的培养基即可。

2. 平板观察法　是在平板上直接观察真菌的方法。对菌丝生长得比较稀疏的真菌和观察基内菌丝，此法可直接真实地反映菌丝的形态特征。

（1）操作步骤：观察时将平板的上盖拿开，倒置于显微镜的载物台上。这种方法可以消除由于培养体变干或者放在菌丝表面的盖玻片等可能出现的影响。

（2）结果观察：平板上直接观察真菌。

（3）注意事项：平板不能倒得太厚，观察时要找一带分支的菌丝尖端，定时（5 分钟）观察。

3. 玻璃纸观察法　玻璃纸观察法是一种观察真菌生长特性的一种特殊方法。适用于研究菌丝生长的促进和阻碍作用。

（1）操作步骤

1）将无菌的玻璃纸放入平板中，用 L 型玻璃棒将玻璃纸表面铺平。

2）用小刀将玻璃纸和培养基一起切成从中心向外辐射的 2 ～ 4 个区域。将菌丝块接入平板中心，此时用小针头的注射器滴一滴抑制或促进生长的营养液（如不同浓度的 $CuSO_4$ 或者 2，4-二硝基苯）于玻璃纸下面的各个区域中。

3）培养一定时间待菌丝生长到滴加液部位时，切下玻璃纸和培养基小块于载玻片上，观察菌丝的生长情况。

（2）结果观察：观察菌丝的生长情况。

（3）注意事项

1）玻璃纸一定要铺平，不能使其中间有褶皱。

2）用小刀切块时，要使各个区域间分开，避免不同浓度的抑制剂或营养剂的相互干扰。

【思考题】

1. 试述单细胞真菌的形态与结构。

2. 试述多细胞真菌的形态与结构。

实验三 真菌代谢物生化鉴定

根据细菌代谢物的不同，我们可以采用不同的实验方法来鉴定真菌，常见的方法有尿素试验、色素形成试验、毛发穿孔试验、糖发酵试验、糖同化试验等。

【实验目标】

1. 技能目标

（1）掌握常见真菌代谢物生化鉴定方法。

（2）掌握常见真菌代谢物生化鉴定结果的分析。

（3）掌握实验结果的正确记录和表述方法。

2. 知识目标

（1）掌握常见真菌代谢物生化鉴定方法的实验原理。

（2）通过对实验结果的分析掌握不同真菌代谢物生化鉴定结果的变化特点及其机制。

（3）掌握真菌代谢物生化鉴定的临床意义。

3. 素质目标

（1）培养认真观察、客观记录实验结果的行为习惯。

（2）培养学生团结合作精神。

【实验对象】

表皮癣菌、白假丝酵母菌、新型隐球菌等真菌。

【实验材料和器材】

1. 材料 尿素培养基，马铃薯葡萄糖培养基，明胶培养基，葡萄糖、麦芽糖、蔗糖和乳糖的液体培养基。

2. 器材 恒温培养箱，接种环，酒精灯。

【实验步骤和结果观察】

1. 实验步骤

（1）尿素试验：主要适用于表皮癣菌，将红色毛癣菌和须癣毛癣菌接种于尿素培养基上，29℃环境下培养 3 ～ 7 日后观察尿素分解情况。

（2）色素形成试验：将红色毛癣菌和须癣毛癣菌接种于马铃薯葡萄糖培养基上，29℃环境下培养 3 ～ 7 日后观察是否有色素形成。

（3）糖发酵试验：将白假丝酵母菌，新型隐球菌接种于含葡萄糖、麦芽糖、蔗糖和乳糖的液体培养基中，并放入小导管，29℃环境下培养 24 ～ 48 小时后观察是否产气，确认是否发酵。

（4）明胶液化试验：一些真菌合成和分泌明胶酶，可分解明胶蛋白。将真菌放入具有明胶的培养基培养时，如果明胶不凝固，说明该菌具有明胶酶。该方法主要用于观察链丝菌、放线菌、诺卡菌等。

2. 结果观察　观察接种真菌培养基经过培养后结果变化及分析。

【注意事项】

观察实验结果后，含微生物的培养基需经高压蒸汽灭菌后方能丢弃或清洗。

【思考题】

1. 试述真菌生化鉴定实验的培养条件。

2. 简述尿素试验、色素形成试验、糖发酵试验、明胶液化试验的结果现象。

第十章 病毒学

实验一 病毒鉴定方法

病毒颗粒直接感染细胞后对病毒的增殖程度可通过感染性和感染性病毒颗粒的数量测定。滴定为在单位体积中测定感染性病毒颗粒的数量。

【实验目标】

1. 技能目标

（1）掌握各种测定病毒感染性颗粒数量的方法，即病毒滴定方法。

（2）掌握病毒直接感染细胞的方法，包括细胞培养和 CPE 观察方法。

2. 知识目标

（1）通过 CPE 评估病毒在细胞内的增殖情况。

（2）掌握病毒滴定测定方法。

3. 素质目标 培养生物安全意识。

【实验对象】

待检病毒。

【实验材料、器材和场所】

1. 材料 细胞系、PBS、杜尔贝科改良伊格尔培养基（DMEM）、抗病毒血清。

2. 器材 CO_2 培养箱、倒置显微镜、培养皿、移液器、96 孔平底培养板。

3. 场所 P2 实验室。

【实验步骤和结果观察】

（一）基本病毒滴定测定方法

此方法适用于所有可引起致细胞病变（cytopathic effect，CPE）的病毒。

1. 操作步骤

（1）用缓冲液 10 倍系列稀释病毒液。

（2）在提前一天准备好的长有单层细胞的孔里接种系列稀释的病毒液，每个稀释度至少 4 个孔，每孔 25μl。接种的孔数越多，最后计数出的滴度越精确。

（3）对照孔和感染病毒孔均加入 100μl 缓冲液。

（4）在 37℃、5% 的 CO_2 培养箱培养。

2. 结果观察

（1）每天观察并记录出现 CPE 的孔数，并每两天更换新鲜细胞培养液。

（2）当 CPE 不再发展时，用里德-明奇（Reed-Muench）法或卡伯（Karber）法公式计算病毒滴度。

1）Reed-Muench 法：此方法可估价 50% 细胞受感染的终点。半数组织培养物感染量（$TCID_{50}$）的剂量可运用公式，通过计算累积感染百分率得到。

Reed-Muench 公式计算 $TCID_{50}$

$$\lg(TCID_{50}) = \lg(A) + \frac{B - 50\%}{B - C}$$

式中，A 为 CPE 高于 50% 的病毒液稀释倍数；B 为 CPE 高于 50% 的实验组中产生 CPE 的孔数百分率（%）；C 为 CPE 低于 50% 的实验组中产生 CPE 的孔数百分率（%）。

2）Karber 法：此公式用于直接估计 $TCID_{50}$。

$$TCID_{50} = -\Delta - \delta(S - 0.5)$$

注：Δ = 100% 出现 CPE 稀释度的 lg 值。

δ = 稀释倍数的 lg 值。

S = 各稀释度阳性百分率之和（包括 100% 感染稀释度），要求最低稀释度的值为 1（100%），其他稀释度则小于 1。

（二）干扰滴定

风疹病毒可用 CPE 法和空斑试验法滴定，但并不是所有的病毒毒株均产生 CPE。某些病毒感染后不发生 CPE，但能阻止感染同一细胞的病毒产生 CPE。这种现象可用来建立干扰滴定法。如埃可病毒 11 型可产生 CPE，但在风疹病毒感染的 AGMK 细胞中不产生 CPE。因此，可根据细胞免受埃可病毒感染的情况判断风疹病毒的滴度。

1. 操作步骤

（1）用细胞培养液配制 $2 \times 10^5/\mu l$ 的绿猴肾细胞悬液。

（2）将细胞悬液加在无菌组织培养板上，每孔 100μl。

（3）每孔再加入 50μl 细胞培养液。

（4）保温 CO_2 培养箱 37℃ 孵育，至形成均匀的细胞层。

（5）将细胞培养板翻转轻拍在无菌纱布上以去掉培养液。

（6）用细胞培养液稀释风疹病毒，每稀释度接种 4 个孔，每孔 50μl。

（7）各孔再加 50μl 细胞培养液。

（8）设病毒对照孔、正常细胞对照孔和埃可病毒本底滴定。将 1000 $TCID_{50}$ 的病毒悬液 10 倍系列稀释后接种（图 10-1），以验证其滴度。

（9）37℃ 孵育 7 天。

（10）每孔加入 25μl 1000 $TCID_{50}$ 的埃可病毒。

（11）37℃ 孵育 3 天。

2. 结果观察

（1）确认出现 CPE 的细胞孔。阴性培养孔（未出现 CPE）即为风疹病毒感染。

（2）计数未感染的细胞孔数，利用 Karber 公式估算病毒含量。

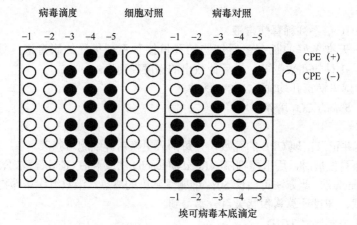

图 10-1　运用埃可病毒 II 型感染干扰滴定风疹病毒

（三）中和滴定

该试验利用病毒的特异抗血清能中和该种病毒的感染性（抑制细胞病变）来鉴定病毒。

1. 操作步骤

（1）将浓度 100 TCID$_{50}$/25μl 的病毒悬液 0.2ml 与等量缓冲液在无菌试管中混匀。在其他试管中分别与浓度 20 个单位 /25μl 的各种型特异抗血清 0.2ml 混合。能中和 100 TCID$_{50}$/25μl 病毒量的血清最高稀释度为 1 个单位，常用的数种血清见图 10-2。

（2）室温孵育病毒-抗血清混合液及病毒对照 60 分钟。

（3）将各种病毒-抗血清混合液种加入 96 孔平底培养板的 4 孔，每孔 25μl，然后加入 25μl 缓冲液。

（4）将前述浓度的病毒悬液做 1：10 系列稀释，每稀释度接种 4 孔，每孔 25μl，然后加入 100μl 缓冲液。

（5）血清对照：加 2 孔浓度为 20 个单位的抗血清，每孔 25μl，然后加入 100μl 缓冲液。

（6）细胞对照：即孔内只加细胞和缓冲液。

2. 结果观察

（1）每 2 天观察 1 次 CPE 情况，至第 8 天。

（2）检查细胞对照和血清对照，用基础滴定估计病毒含量。

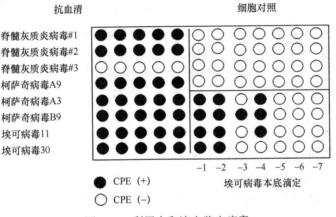

图 10-2　利用中和滴定鉴定病毒

【注意事项】

1. 病毒具有传染性，需要做好个人防护。

2. 无菌操作。

【思考题】

1. 病毒滴定的意义是什么？

2. 病毒滴定的原理是什么？

实验二　病毒感染性鉴定

病毒是严格细胞内寄生的微生物，需要宿主才能完成其复制周期。影响病毒感染的条件有化学因素和物理因素，可通过以下几项试验来鉴定。

【实验目标】

1. 技能目标　掌握不同种类病毒的感染能力的鉴定方法。

2. 知识目标　掌握参与病毒感染的病毒结构特点。

3. 素质目标　培养无菌操作和生物安全意识。

【实验对象】

流感病毒，脊髓灰质炎病毒。

【实验材料和器材】

1. 材料 乙醚、细胞、PBS、DMEM。

2. 器材 CO_2 培养箱、倒置显微镜、培养皿、移液器、试管、通风橱。

【操作步骤和观察指标】

（一）乙醚敏感性测定

此试验适用于鉴定包膜病毒。病毒的包膜含有脂类成分，可被有机溶剂破坏，从而灭活病毒。因乙醚具有挥发性和易燃性，需要在通风橱内进行操作。

1. 操作步骤

（1）将 1.5ml 乙醚加入 0.5ml 待测病毒悬液种，并用力摇匀。注意，需要使用玻璃试管，塑料试管不耐受乙醚。

（2）将试管竖立放置于20℃环境下 1 ～ 2 小时，并间歇性摇匀，或4℃竖立放置 18 ～ 24 小时。

（3）将混合液加入玻璃平皿中，使溶剂挥发。

（4）分别配制乙醚处理和未处理过的病毒 10 倍系列稀释液。

（5）分别滴定两组病毒悬液，对比其感染滴度。并设已知的对乙醚敏感病毒（如流感病毒）和不敏感病毒（如脊髓灰质炎病毒）对照。

2. 结果观察 观察有无 CPE。

（二）温度敏感性试验

此方法适用于鉴定单纯疱疹病毒或新分离的脊髓灰质炎病毒的感染性或毒力。单纯疱疹病毒Ⅰ型在40℃培养可引起 CPE，而在此温度下Ⅱ型则对细胞无影响。

1. 操作步骤

（1）用缓冲液 10 倍系列稀释病毒悬液（1×10^{-7} ～ 1×10^{-1}）。

（2）将各稀释液加入 4 个试管中，每孔加入 0.1ml。

（3）再加入 1.5ml 缓冲液。

（4）每稀释度分别取两管放置于37℃，两管放置于40℃（脊髓灰质炎病毒为42℃）孵育。

2. 结果观察 每 2 天检查是否有 CPE 情况，至 7 ～ 8 天。

【注意事项】

1. 病毒具有传染性，需要做好个人防护。

2. 无菌操作。

【思考题】

1. 病毒的基本结构是什么？

2. 病毒利用哪些结构吸附和侵入宿主？

3. 影响病毒感染性的因素有哪些？

第十一章　人体寄生虫学

实验一　线　　虫

一、似蚓蛔线虫(蛔虫)

蛔虫生活史只包含 1 个宿主，无中间宿主。成虫寄生在人体小肠内，随粪便排出的虫卵无直接致病性，需在土壤中发育为感染期虫卵。被人误吞后，在小肠孵出的幼虫，经一系列移行，数周后又在小肠中发育为成虫。成虫堆积在肠道中，喜钻孔、扭结，易造成肠梗阻、肠穿孔等严重并发症。

【实验目标】

1. 技能目标

(1)掌握粪便直接涂片法的操作。

(2)完成蛔虫虫卵的生物学绘图。

2. 知识目标

(1)掌握并区分蛔虫受精卵与未受精卵的形态学特点。

(2)掌握蛔虫的生活史及其致病机制。

3. 素质目标　养成良好的寄生虫玻片观察习惯，培养举一反三、融会贯通的科学思维。

【实验对象】

蛔虫。

【实验标本、材料和器材】

1. 标本　蛔虫虫卵示教玻片，蛔虫成虫大体标本，蛔虫致病的病理标本。

2. 材料　载玻片，盖玻片，竹签，生理盐水，一次性滴管。

3. 器材　普通光学显微镜。

【操作步骤和观察内容】

1. 形态学观察

(1)受精蛔虫虫卵(玻片标本)：呈宽椭圆形，大小为(45～75)μm×(35～50)μm。卵内含 1 个大而圆的卵细胞。卵壳厚，卵壳外常有一层凹凸不平的蛋白质膜。新鲜粪便中的虫卵多数被胆汁着色，而呈现出棕黄色。也有少部分虫卵因卵壳周围的蛋白质膜脱落，虫卵呈无色透明。

(2)未受精蛔虫虫卵(玻片标本)：呈长椭圆形或者不规则形状。大小为(88～94)μm×(39～44)μm。与受精蛔虫虫卵相比，卵壳和蛋白质膜均较薄。卵内充满大小不等的折光颗粒。

(3)感染期虫卵(玻片示教标本)：通常在新鲜排出的粪便中检测不到此类虫卵。受精蛔虫虫卵内的卵细胞在适宜的温度下 5～10 天内经分裂形成含幼虫的感染期虫卵。

(4)蛔虫成虫(浸制大体标本)：经甲醛固定后的蛔虫呈灰白色。虫体呈圆柱形,似蚯蚓,两头细。体表光滑且有纹，虫体两侧各有 1 条侧线。雌虫大，雄虫小。"品"字形排列的唇瓣位于虫体前端。

2. 病理示教标本

(1)蛔虫性肠梗阻：因成虫数量多，聚集在肠腔中，扭结成团，部分甚至完全阻塞肠道。

(2)蛔虫性肠穿孔：蛔虫自肠腔内穿出。

3. 实验室诊断——粪便直接涂片法

（1）取洁净载玻片 1 张，取 1 滴生理盐水于玻片中央，用竹签挑取火柴头大小的粪便，在生理盐水中涂抹均匀成薄膜状。

（2）通常在低倍镜下观察，若使用高倍镜，需加盖玻片。

【注意事项】

1. 粪便标本不能被水，尿液，消毒液等污染。

2. 因为未知的粪便样品可能是潜在的感染材料，粪便标本以及与粪便接触过的竹签、玻片等物品必须严格按照实验室生物安全管理规定处理。

3. 粪便涂片的厚薄应适当，以透过玻片能看清书本的字迹为准。使用显微镜切换镜头时注意不要让粪膜污染镜头。

【思考题】

1. 如何区分蛔虫受精卵与未受精卵？

2. 粪便检查未发现蛔虫虫卵是否能排除蛔虫感染？

二、毛首鞭形线虫（鞭虫）

人是鞭虫的自然宿主，无中间宿主。成虫寄生在人体盲肠内，随粪便排出的虫卵无直接致病性，需在土壤中及合适的温度下发育为感染期虫卵。被人误吞后，幼虫在小肠内孵出，最后行至盲肠内发育为成虫。通常鞭虫感染引起的症状较轻微，罕见重度感染。

【实验目标】

1. 技能目标

（1）掌握饱和盐水漂浮法的实验原理操作。

（2）完成鞭虫虫卵的生物学绘图。

2. 知识目标

（1）掌握鞭虫成虫及虫卵的形态学特征。

（2）掌握鞭虫的生活史及其致病机制。

3. 素质目标　养成良好的寄生虫玻片观察习惯，培养举一反三、融会贯通的科学思维。

【实验对象】

鞭虫。

【实验标本、材料和器材】

1. 标本　鞭虫虫卵示教玻片，鞭虫成虫大体标本，鞭虫致病的病理标本。

2. 材料　漂浮瓶，饱和盐水，载玻片，竹签，一次性滴管。

3. 器材　普通光学显微镜。

【操作步骤和观察内容】

1. 形态学观察

（1）鞭虫虫卵（玻片标本）：呈腰鼓或纺锤状，大小为（50～54）μm×（22～23）μm。卵壳厚，虫卵多数被胆汁着色，呈现出棕黄色。两端各有 1 个无色透明的塞状突起。当虫卵随粪便排出时，虫卵内含 1 个尚未分裂的卵细胞，此时虫卵无致病性。

（2）鞭虫成虫（浸制大体标本）：外形似马鞭，前 3/5 细而呈线状，后 2/5 粗且呈网状，像鞭子的柄。雌虫大，雄虫小。雄虫的后端盘绕在腹侧，而雌虫的后端笔直，钝圆。

（3）病理标本：病变的结肠壁上可见吸附着的鞭虫成虫。虫体细长的前端插入肠黏膜内，虫体后粗端悬挂在肠壁外。

2. 实验室诊断 饱和盐水漂浮法。

实验原理：饱和盐水的比重大，鞭虫虫卵等比重小的虫卵将会漂浮在液体表面。此法易浓集虫卵，检出率大大高于粪便直接涂片法。

（1）取粪便样品 1 份，用竹签挑取黄豆粒大小的粪便于漂浮瓶中，稍加搅拌均匀，挑去肉眼可见的粪便粗渣。

（2）用一次性滴管吸取饱和盐水置于漂浮瓶中，液面不宜太低，以略高于瓶口但不漏出为准。瓶口覆盖洁净的载玻片 1 张。

（3）静置 15 分钟后，将载玻片快速提起翻面，镜检。

【注意事项】

鞭虫虫卵较小，容易漏检，应多次反复检查，提高检出率。

【思考题】

鞭虫与蛔虫的生活史有何异同？

三、钩 虫

钩虫成虫寄生在人体小肠内，虫卵随粪便排出，在合适的条件下首先孵为杆状蚴，进一步发育为感染期的丝状蚴，通过侵入皮肤感染人体，最后到达小肠发育为成虫。十二指肠钩虫和美洲钩虫是寄生于人体的最主要的钩虫。

【实验目标】

1. 技能目标
（1）掌握十二指肠钩虫和美洲钩虫的形态学鉴别要点。
（2）完成钩虫虫卵的生物学绘图。

2. 知识目标
（1）掌握钩虫及其虫卵的形态学特征。
（2）掌握钩虫的生活史及其致病机制。

3. 素质目标 养成良好的寄生虫玻片观察习惯，培养举一反三、融会贯通的科学思维。

【实验对象】

钩虫。

【实验标本、材料和器材】

1. 标本 钩虫虫卵示教玻片，钩虫成虫大体标本，钩虫致病的病理标本。
2. 材料 漂浮瓶，饱和盐水，载玻片，竹签，一次性滴管。
3. 器材 普通光学显微镜。

【操作步骤和观察内容】

1. 形态学观察

（1）钩虫虫卵（玻片标本）：为看清虫卵结构，建议调暗显微镜光线。虫卵呈椭圆形，无胆汁着色，无色透明。大小为（57 ～ 76）μm×（36 ～ 40）μm，卵壳较薄，且与细胞间有明显的空隙。成虫在肠腔内排出的虫卵，卵内含一尚未分裂的卵细胞。而从粪便排出的虫卵，卵内通常含 4 ～ 8 个卵细胞。若粪便放置过久，卵内细胞还可进一步发育成桑葚状。需注意，由于形态相似，显微镜下无法区分十二指肠钩虫和美洲钩虫两种虫卵，故统称为钩虫卵。

（2）钩虫成虫（浸制大体标本，玻片示教标本）：认真观察标本，两种钩虫成虫的鉴别要点详见表11-1。

（3）病理示教标本：犬钩虫成虫寄生于犬小肠中。

表11-1　两种人体钩虫成虫的鉴别

鉴别要点	十二指肠钩虫	美洲钩虫
大小	大而厚	小而细
体态	头部弯曲方向与虫体相同，呈"C"形	头部弯曲方向与虫体相同，呈"S"形
口囊	2对钩齿	1对板齿
交合伞	略呈圆形	略呈扁圆形或扇形
背辐肋	远端分支，二分三歧	近端分支，二分二歧
交合刺	有两刺，末端分开	两根合并，末端呈倒钩状

2. 实验室诊断　饱和盐水漂浮法。

【注意事项】

1. 粪便标本以及与粪便接触过的漂浮瓶、竹签、玻片等必须严格按照实验室生物安全管理规定处理。

2. 取粪便的量太多或太少都会影响富集效果。

3. 翻转玻片必须迅速，否则玻片上的液体易滴落。

【思考题】

1. 如何从形态学上区分十二指肠钩虫和美洲钩虫？

2. 除饱和盐水漂浮法外，还有哪些检测钩虫的方法？

四、蠕形住肠线虫（蛲虫）

蛲虫成虫的生活史较为简单，只在人体内完成整个生活史过程。寄生于人体盲肠，结肠及阑尾等部位,在体内不会系统性的移行。雌虫在肛周口产卵,在合适的条件下快速发育成感染期虫卵，极易造成自体反复感染和异体感染。

【实验目标】

1. 技能目标　完成蛲虫虫卵的生物学绘图。

2. 知识目标

（1）掌握蛲虫成虫及虫卵的形态学特征。

（2）掌握蛲虫的生活史及其致病机制。

3. 素质目标　养成良好的寄生虫玻片观察习惯，培养举一反三、融会贯通的科学思维。

【实验对象】

蛲虫。

【实验标本、材料和器材】

1. 标本　蛲虫虫卵示教玻片，蛲虫成虫大体标本。

2. 材料　透明胶纸，载玻片，显微镜，生理盐水，棉签，离心管，吸管。

3. 器材 普通光学显微镜，离心机。

【操作步骤和观察内容】

1. 形态学观察

（1）蛲虫虫卵（玻片标本）：镜下蛲虫虫卵呈无色透明状，结构特征极为明显，为不对称椭圆形，一侧扁平，另一侧凸起，大小为（50～60）μm×（20～30）μm，卵内含一蝌蚪期胚胎。

（2）蛲虫成虫（浸制标本）：肉眼下虫体呈现乳白色，形似白色线头。雌虫大，虫体中部较宽，尾部尖细。

（3）蛲虫成虫（染色示教玻片）：虫体头端被翼状表皮包围，称为头翼，食道具有咽管球结构，是蛲虫独有的特征，子宫内充满虫卵。

2. 实验室诊断

（1）透明胶纸法：实验原理为蛲虫由于不在肠道内产卵，用粪便直接涂片法难以查获。故需直接收集虫卵或虫体。

1）在干净的载玻片上先粘贴好透明胶纸，并于载玻片的一端注明受检者信息。

2）清晨排便或洗澡前，将胶纸撕下，胶面紧贴在肛周皮肤，然后将胶面平铺于载玻片上，镜下检查。此法多次操作检出率极高。

（2）棉签拭子法

1）取用生理盐水充分湿润后的棉签，挤压去除多余水分，在肛周及会阴部皮肤擦拭。

2）取出棉签，离心沉降，弃除上清，取沉降物镜检。

【思考题】

粪便直接涂片法为什么不能用于蛲虫病的检查？

五、丝　虫

班氏丝虫和马来丝虫是我国感染人体的两种丝虫，寄生在淋巴系统内。雌虫交配后产生微丝蚴，微丝蚴在人体内不繁殖，也不生长发育，而是周期性出现在末梢外周血液内，当中间宿主（蚊）叮咬感染者时，微丝蚴将在蚊体内发育成感染期的丝状蚴，再经蚊的叮咬使人感染。

【实验目标】

1. 技能目标 掌握微丝蚴形态学观察方法和实验室诊断方法。

2. 知识目标

（1）掌握并区分班氏丝虫和马来丝虫微丝蚴的形态学特点。

（2）掌握两种丝虫的生活史及其致病机制。

3. 素质目标 养成良好的寄生虫玻片观察习惯，培养举一反三、融会贯通的科学思维。

【实验对象】

班氏丝虫，马来丝虫。

【实验标本和器材】

1. 标本 班氏微丝蚴和马来微丝蚴示教玻片。

2. 器材 普通光学显微镜。

【操作步骤和观察内容】

1. 形态学观察（示教玻片标本） 低倍镜下观察微丝蚴形态，高倍镜下进一步观察头间隙、体核、尾核等细微结构，进而对班氏微丝蚴和马来微丝蚴进行区分（表11-2）。

表 11-2　两种常见微丝蚴的形态学鉴别要点

鉴别特征	班氏微丝蚴	马来微丝蚴
长度	$250 \sim 300\mu m$	$175 \sim 230\mu m$
体态	柔和，弯曲较大	硬直，有大小弯
头间隙	长宽相等	长约为 2 倍宽
体核	分布离散，清晰可数	紧密排列，模糊不清
尾尖	无尾核	2 个尾核前后排列
鞘膜	着色较淡	染色清晰

2. 实验室诊断

（1）新鲜血滴法：直接取新鲜末梢血液加盖玻片镜检，由于微丝蚴在血液中存在周期性规律，采血时间点的把控就显得尤为重要。

（2）薄厚血膜涂片法：取末梢血制成薄厚血膜，染色后镜检效果更佳，同样需要注意采血时间必须符合不同微丝蚴的周期性。

（3）浓集法：当微丝蚴密度较低时，常规的血涂片法难以查获，此时可取静脉血 1 ～ 5ml，加入蒸馏水溶血后，离心取沉降物，染色镜检。另外，微丝蚴还可见于体液和尿液中，也可取这些液体做离心沉降，镜检。

【思考题】

丝虫与其他线虫相比，有什么主要异同点？

六、旋毛形线虫

旋毛形线虫（旋毛虫）成虫及其幼虫寄生在同一宿主体内的不同部位。成虫主要寄生在小肠内，幼虫则在骨骼肌细胞内。人因误食含幼虫囊包的猪肉而感染，幼虫逸出后，最后在小肠内发育为成虫。幼虫可广泛移行，但只在骨骼肌细胞内发育成囊包。

【实验目标】

1. 技能目标　掌握幼虫囊包形态学观察方法和实验室诊断方法。

2. 知识目标

（1）掌握幼虫囊包形态学特点。

（2）掌握旋毛虫的生活史及其致病机制。

（3）掌握活组织检查幼虫囊包的实验原理。

3. 素质目标　养成良好的寄生虫玻片观察习惯，培养举一反三、融会贯通的科学思维。

【实验对象】

旋毛虫。

【实验标本和器材】

1. 标本　肌肉幼虫（染色玻片示教标本）、成虫（示教标本）。

2. 器材　光学显微镜。

【操作步骤和观察内容】

1. 形态学观察　幼虫囊包（染色示教玻片）：在肌肉组织内，囊包呈梭形，含 1 ～ 2 条盘卷数圈的幼虫。含幼虫的囊包沿着肌肉纤维纵向排列。

2. 实验室诊断

（1）组织活检：取至少 1g 肌肉组织，经胰蛋白酶消化后，滴加 1 滴生理盐水。

（2）用另一张玻片均匀挤压肌肉组织，染色镜检，需注意此过程中，部分幼虫会被酶消化。

【思考题】

如无法进行组织活检，旋毛虫感染还有哪些诊断方法？

七、粪类圆线虫

粪类圆线虫生活史复杂，可在土壤中完成自生世代，若外界环境不适宜时，由虫卵孵出的杆状蚴，发育为感染期的丝状蚴，经皮肤接触后感染人体，最终到达小肠发育为成虫。雌虫在肠黏膜内产卵，虫卵可快速孵出杆状蚴，随粪便排出体外。由于杆状蚴可快速发育成丝状蚴，感染者还易发生自体内感染和自体外感染。

【实验目标】

1. 技能目标

（1）掌握粪类圆线虫虫卵形态学观察方法和实验室诊断方法。

（2）完成粪类圆线虫虫卵的生物学绘图。

2. 知识目标

（1）掌握粪类圆线虫虫卵及幼虫的形态学特征。

（2）掌握粪类圆线虫的生活史及其致病机制。

3. 素质目标 养成良好的寄生虫玻片观察习惯，培养举一反三、融会贯通的科学思维。

【实验对象】

粪类圆线虫。

【实验标本和器材】

1. 标本 粪类圆线虫虫卵示教玻片，粪类圆线虫成虫浸制标本。

2. 器材 普通光学显微镜。

【操作步骤和观察内容】

1. 形态学观察

（1）粪类圆线虫虫卵（染色示教玻片）：虫卵为椭圆形，大小为（50～70）μm×（30～40）μm，形似钩虫卵（略小），卵壳薄而透明，由于虫卵发育快，只有少部分虫卵可见胚蚴。

（2）粪类圆线虫成虫（浸制大体标本）：雌虫细长，虫体透明，长约 2.5mm，圆柱形的食道约占虫体的 1/3，其余生殖及排泄物器官约占虫体 2/3，尾尖细。

2. 实验室诊断 从新鲜粪便或尿液，脑脊液等标本中检查到杆状蚴或丝状蚴是粪类圆线虫病的确诊依据。

检查方法：

（1）粪便湿涂片法：此法检出率较低。

（2）浓集法：检出率较高。

（3）粪便培养法：当前述两种方法未检出时，可采取本法。

【思考题】

与其他线虫相比，粪类圆线虫的生活史有什么特殊之处？

实验二 吸 虫

一、华支睾吸虫（肝吸虫）

肝吸虫寄生在人的肝胆管内，随粪便排出的含毛蚴虫卵在水体中被第一中间宿主（豆螺，沼螺）吞食，毛蚴孵出，在螺体内经胞蚴、雷蚴、尾蚴等发育周期，从螺体逸出的尾蚴侵入第二中间宿主（淡水鱼，虾），在肌肉等组织内发育成感染期的囊蚴，人因误食含囊蚴的生鱼虾而感染。另外，其他哺乳动物如猫，犬是肝吸虫的主要保虫宿主。

【实验目标】

1. 技能目标

（1）掌握肝吸虫成虫及虫卵形态学观察方法和实验室诊断方法。

（2）区分肝吸虫不同中间宿主的形态。

（3）完成肝吸虫虫卵的生物学绘图。

2. 知识目标

（1）掌握肝吸虫成虫及虫卵的形态学特征。

（2）掌握肝吸虫的生活史及其致病机制。

3. 素质目标 养成良好的寄生虫玻片观察习惯，培养举一反三、融会贯通的科学思维。

【实验对象】

肝吸虫。

【实验标本和器材】

1. 标本 肝吸虫虫卵玻片，肝吸虫成虫示教玻片，肝吸虫成虫浸制大体标本，中间宿主大体标本，囊蚴示教标本。

2. 器材 普通光学显微镜。

【操作步骤和观察内容】

1. 形态学观察

（1）肝吸虫虫卵（玻片标本）：镜下呈黄棕色，呈芝麻状，是目前已知寄生人体最小的蠕虫卵。大小约 $29\mu m \times 17\mu m$。虫卵顶部有一卵盖，另一端有疣状突起，卵盖周围的卵壳增厚形成肩峰，随粪便排出的虫卵内含毛蚴。

（2）肝吸虫成虫（染色示教玻片标本）：解剖镜下观察，虫体平坦，透明，呈片状。含口、腹吸盘，口吸盘略大。腹吸盘位于虫体前 1/5 处，雌雄同体，含 1 对分枝状排列的睾丸和分叶状的卵巢 1 个，受精囊位于二者之间。劳氏管位于受精囊旁。

（3）肝吸虫成虫（浸制标本）：肉眼观察，虫体透明呈片状，前端尖细，后端钝圆。

（4）囊蚴（示教玻片标本）：肝吸虫囊蚴呈椭圆形，两层囊壁，囊壁较薄，内含由黑色颗粒组成的排泄囊。

（5）第一中间宿主：豆螺，涵螺，沼螺等淡水螺类。

（6）第二中间宿主：草鱼、青鱼等常见淡水鱼，虾。

2. 实验室诊断

（1）粪便直接涂片法：粪便量少，虫卵小，容易漏检。

（2）改良加藤法：可用于虫卵的定性和定量检查。

（3）集卵法：包括漂浮集卵法和沉降集卵法，检出率较高。

（4）引流胆汁法：收集胆汁，离心沉降，取沉降物镜检。

【思考题】

分析粪便直接涂片法检出肝吸虫虫卵率不高的原因。

二、布氏姜片吸虫（姜片虫）

姜片虫寄生在人的小肠内，随粪便排出的虫卵在水体中孵出毛蚴，侵入第一中间宿主扁卷螺。在螺体内分别经胞蚴、雷蚴、尾蚴等发育周期，从螺体逸出的尾蚴吸附在浮萍、茭白、荸荠等常见水生植物媒介上形成感染期的囊蚴，人因误食含囊蚴的水生植物而感染。猪是姜片虫的保虫宿主。

【实验目标】

1. 技能目标
（1）掌握姜片虫成虫及虫卵形态学观察方法和实验室诊断方法。
（2）区分姜片虫中间宿主以及重要的植物媒介的形态。
（3）完成姜片虫虫卵的生物学绘图。

2. 知识目标
（1）掌握姜片虫成虫及虫卵的形态学特征。
（2）掌握姜片虫的生活史及其致病机制。

3. 素质目标
养成良好的寄生虫玻片观察习惯，培养举一反三、融会贯通的科学思维。

【实验对象】

姜片虫。

【实验标本和器材】

1. 标本 姜片虫虫卵玻片，姜片虫成虫示教玻片，姜片虫成虫浸制标本，中间宿主标本，水生植物媒介。

2. 器材 普通光学显微镜。

【操作步骤和观察内容】

1. 形态学观察

（1）姜片虫虫卵（玻片标本）：镜下呈淡黄色，呈长椭圆形状，是目前已知寄生人体最大的蠕虫卵。大小为（130～140）μm×（80～85）μm。卵壳薄而均匀，卵盖不明显，卵内含1个卵细胞以及20～40个卵黄细胞。

（2）姜片虫成虫（染色示教玻片标本）：解剖镜下观察，虫体肥厚。含口、腹吸盘，口、腹吸盘相距近。雌雄同体，含2个高度分枝呈珊瑚状的睾丸和佛手分叶状的卵巢1个，无受精囊，有劳氏管。

（3）姜片虫成虫（浸制标本）：肉眼观察，虫体较大，肥厚，固定后呈灰白色，背腹扁平，口、腹吸盘位置接近。

（4）第一中间宿主：扁卷螺扁平盘曲，颜色为棕黄色，体积小，常浮于水面。

（5）水生植物媒介：荸荠，茭白等。

2. 病原学检查

（1）粪便直接涂片法：虫卵大，形态特征典型，容易识别。检出率较高。

（2）改良加藤法：可用于虫卵的定性和定量检查。

（3）集卵法：包括离心沉降法和水洗自然沉降法，检出率较高。

【思考题】

姜片虫生活史和肝吸虫有何区别？

三、肺 吸 虫

肺吸虫寄生在人的肺内，随粪便或者痰液排出的虫卵在水体中孵出毛蚴，侵入第一中间宿主川卷螺等淡水螺。在螺体内分别经胞蚴、雷蚴、尾蚴等发育周期，从螺体逸出的尾蚴主动侵入第二中间宿主溪蟹或蝲蛄体内，发育成感染期的囊蚴，人因误食含囊蚴的溪蟹及蝲蛄而感染。囊蚴进入人体内，形成童虫，需经长时间的器官及组织移行最终到达肺内定居。

【实验目标】

1. 技能目标

（1）掌握肺吸虫成虫及虫卵形态学观察方法和实验室诊断方法。

（2）区分肺吸虫不同中间宿主的形态。

（3）完成肺吸虫虫卵的生物学绘图。

2. 知识目标

（1）掌握肺吸虫成虫及虫卵的形态学特征。

（2）掌握肺吸虫的生活史及其致病机制。

3. 素质目标　养成良好的寄生虫玻片观察习惯，培养举一反三、融会贯通的科学思维。

【实验对象】

肺吸虫。

【实验标本和器材】

1. 标本　肺吸虫虫卵玻片，肺吸虫成虫示教玻片，肺吸虫成虫浸制大体标本，中间宿主大体标本。

2. 器材　普通光学显微镜。

【操作步骤和观察内容】

1. 形态学观察

（1）肺吸虫虫卵（玻片标本）：镜下呈金黄色，呈椭圆形状，前宽后窄，形似姜片虫虫卵，大小为（80～118）μm×（48～60）μm。卵壳厚薄不均匀，卵盖明显，卵内含 1 个位于中央的卵细胞以及 10 个左右的卵黄细胞。

（2）肺吸虫成虫（染色示教玻片标本）：解剖镜下观察，虫体肥厚，腹面扁平。含口、腹吸盘，口、腹吸盘大小相当。肠管沿虫体两侧波浪弯曲至虫体后部，雌雄同体，含 2 个指状分支的睾丸，卵巢分 6 叶，与子宫并列于腹吸盘之后。

（3）肺吸虫成虫（浸制标本）：肉眼观察，虫体外形椭圆，灰白色，背部轻微隆起，腹部扁平。

（4）第一中间宿主：川卷螺，颜色为棕黑色，呈长圆锥形。

（5）第二中间宿主：溪蟹、蝲蛄等水生甲壳类动物，蝲蛄俗称"东北小龙虾"。

2. 病原学检查

（1）痰液标本检查法：可取患者痰标本作直接涂片，也可收集 24 小时内的痰液，用 10% 的 NaOH 溶液消化，离心后取沉降物镜检，若找到虫卵即可确诊。

（2）粪便直接涂片法：虫卵不易查获，易漏诊。

【思考题】

1. 肺吸虫虫卵和姜片虫虫卵如何区分？

2. 为什么诊断肺吸虫病可通过粪便查虫卵？

四、日本血吸虫

日本血吸虫寄生在人的肝门静脉系统。在静脉末梢产下的虫卵可随血液沉积于肝引起组织病变，坏死组织在向肠腔溃破的同时，也伴随虫卵的掉落。成熟的虫卵在人体内不能孵化，随粪便排出体外后需在一定的水体条件下才能孵出毛蚴，进而侵入其唯一的中间宿主——湖北钉螺。在螺体内分别经母胞蚴、子胞蚴、尾蚴等发育周期，从螺体逸出的尾蚴通过侵入破损的皮肤进入人体，童虫在体内通过一系列移行最终发育为成虫。经雌雄合抱后，移行至肠系膜静脉，寄居交配产卵。

【实验目标】

1. 技能目标

（1）掌握日本血吸虫成虫及虫卵形态学观察方法和实验室诊断方法。

（2）掌握钉螺的形态学特征。

（3）完成日本血吸虫虫卵的生物学绘图。

2. 知识目标

（1）掌握日本血吸虫成虫及虫卵的形态学特征。

（2）掌握日本血吸虫的生活史及其致病机制。

（3）掌握日本血吸虫的实验室诊断方法。

3. 素质目标　养成良好的寄生虫玻片观察习惯，培养举一反三、融会贯通的科学思维。

【实验对象】

日本血吸虫。

【实验标本和器材】

1. 标本　日本血吸虫虫卵玻片，日本血吸虫成虫、尾蚴示教玻片，日本血吸虫成虫浸制标本，钉螺标本。

2. 器材　普通光学显微镜。

【操作步骤和观察内容】

1. 形态学观察

（1）日本血吸虫虫卵（玻片标本）：镜下呈淡黄色，呈椭圆形状，大小为（80～118）μm×（48～60）μm。卵壳厚薄均匀，无卵盖，卵盖一侧有 1 个侧棘，侧棘可被粪渣或宿主组织残留物所掩盖。虫卵内含 1 个已经发育成熟的毛蚴。

（2）日本血吸虫成虫（浸制标本）：肉眼观察，虫体呈圆柱形似线虫，雌雄异体，雌虫细长，雄虫粗短。雄虫两侧向腹面卷曲，形成抱雌沟。

（3）尾蚴（染色示教玻片标本）：分为头、尾部，尾部分叉，注意与单尾型尾蚴的区别。

（4）中间宿主（湖北钉螺）：按照其生长分布，分为肋壳钉螺和光壳钉螺，螺体小，壳口呈卵圆形。外缘背侧有一唇脊。作为日本血吸虫的唯一中间宿主，灭螺是切断血吸虫病传播的关键。

2. 病原学检查

（1）粪便直接涂片法：虫卵不易查获，易漏诊。

（2）毛蚴孵化法：此法利用虫卵中的毛蚴在适宜的水体环境下可破壳而出的原理。收集大量粪便标本水洗自然沉降或用尼龙袋集卵法浓集后，再行孵育，此法检出虫卵的概率较大。

【思考题】

1. 日本血吸虫与其他吸虫相比，有哪些特点？

2. 日本血吸虫的致病机制有哪些？

实验三　绦　　虫

一、链状带绦虫与肥胖带绦虫

链状带绦虫（猪带绦虫）和肥胖带绦虫（牛带绦虫）均寄生在人体小肠内，孕节从链体上脱落，随粪便排出体外的同时，可使虫卵散出。当中间宿主吞食孕节和虫卵后，体内尤其是运动较多的肌肉中可见囊尾蚴的寄生。当人误食未煮熟的含囊尾蚴的猪肉、牛肉时，可引起带绦虫病。而当误食虫卵时，可引起囊尾蚴病。猪带绦虫的中间宿主为猪及人（囊尾蚴患者），牛带绦虫的中间宿主为牛。

【实验目标】

1. 技能目标

（1）掌握带绦虫成虫及虫卵形态学观察方法和实验室诊断方法。

（2）完成带绦虫虫卵的生物学绘图。

2. 知识目标

（1）掌握两种带绦虫成虫及其虫卵的形态学鉴别要点。

（2）掌握囊尾蚴病的发病机制。

3. 素质目标　养成良好的寄生虫玻片观察习惯，培养举一反三、融会贯通的科学思维。

【实验对象】

猪带绦虫和牛带绦虫。

【实验标本和器材】

1. 标本　带绦虫虫卵玻片标本，囊尾蚴及米猪肉浸制标本，带绦虫成虫节片玻片标本。

2. 器材　普通光学显微镜。

【操作步骤和观察内容】

1. 形态学观察

（1）带绦虫虫卵（玻片标本）：镜下呈棕黄色，呈圆球形，卵壳薄，极易脱落，所以视野下多为不完整的带绦虫虫卵，胚膜呈棕黄色，较厚，且呈放射状排列。虫卵内含 1 个发育完全的胚胎。有 3 对小钩，呈球形，称六钩蚴。

（2）囊尾蚴（浸制标本）：为白色半透明的囊状物，黄豆大小，囊内充满透明液体。头节向内翻卷收缩，呈米粒大小的白点。

（3）米猪肉（浸制标本）：为成熟囊尾蚴寄生于猪肌肉中，肉眼观察下，猪肉肌纤维间含多个黄豆大小、乳白色的囊状物。

（4）头节，成节，孕节（玻片示教标本）：参考表 11-3 比较两种带绦虫的差异。

表 11-3　猪带绦虫与牛带绦虫成虫形态学鉴别

结构	猪带绦虫	牛带绦虫
头节	近似球形	方形
	4 个吸盘 1 个顶突，20 ～ 50 小钩	4 个吸盘，无顶突，无小钩
成节	成节近方形，含雌雄生殖器官各 1 套	成节近方形，含雌雄生殖器官各 1 套
	卵巢分左右两叶及中间小叶	卵巢分左右两叶
孕节	长方形，子宫内充满虫卵，子宫向两侧形成侧支	长方形，子宫内充满虫卵，子宫向两侧形成侧支
	子宫干每侧有 7 ～ 13 支，呈不规则树枝状	子宫干每侧有 15 ～ 30 支，排列整齐规则

2. 病原学检查　粪便检查：可查获虫卵或孕节。需注意根据虫卵无法区分猪带绦虫及牛带绦虫，可将粪便中的孕节水洗后置于两载玻片上压片固定，根据子宫分支情况进行虫种区分。

【思考题】

1. 为什么猪囊尾蚴比成虫致病的危害更大？

2. 如何区分猪带绦虫及牛带绦虫？

二、细粒棘球绦虫

细粒棘球绦虫成虫寄生在犬、狼等犬科动物的小肠内，成熟的孕节以及虫卵随粪便排出，被牛羊等中间宿主通过摄食进入体内，六钩蚴孵出，最后发育为棘球蚴。人因误食虫卵而最终引起棘球蚴病，又称包虫病。

【实验目标】

1. 技能目标　掌握细粒棘球绦虫成虫及虫卵形态学观察方法。

2. 知识目标

（1）掌握棘球蚴砂的形态及结构。

（2）掌握细粒棘球绦虫生活史及其致病机制。

3. 素质目标　养成良好的寄生虫玻片观察习惯，培养举一反三、融会贯通的科学思维。

【实验对象】

细粒棘球绦虫。

【实验标本和器材】

1. 标本　细粒棘球绦虫虫卵玻片标本，细粒棘球绦虫成虫示教玻片标本，棘球蚴砂示教玻片标本。

2. 器材　普通光学显微镜。

【操作步骤和观察内容】

（1）细粒棘球绦虫虫卵（玻片标本）：镜下呈棕色，呈卵圆形，虫卵内含一发育完全的胚胎。有 3 对小钩，与带绦虫虫卵极相似，无法区分。

（2）细粒棘球绦虫成虫（染色示教玻片标本）：成虫是绦虫中较小的虫种之一，梨形头节具顶突和 4 个吸盘。顶突上具有两圈小沟。链体较短，通常只含幼节、成节、孕节各 1 节。

（3）棘球蚴砂（染色示教玻片标本）：游离于棘球蚴囊液中的原头节，育囊、子囊等统称为棘球蚴砂。原头蚴与成虫头节相似，都可见顶突、吸盘和小钩。但其体积较小，无顶突腺。

【思考题】

棘球蚴砂包含哪些成分？

三、短膜壳绦虫

短膜壳绦虫成虫寄生在鼠或人的小肠内，人因误食含虫卵或孕节的食物感染。在人体小肠腔内经六钩蚴、似囊尾蚴、成虫等三个发展阶段。此为无中间宿主的直接感染和发育过程。另外，人还可因吞食含似囊尾蚴的中间宿主如犬蚤、猫蚤等引起感染。

【实验目标】

1. 技能目标

（1）掌握短膜壳绦虫成虫及虫卵形态学观察方法和病原体检查方法。

（2）完成短膜壳绦虫虫卵的生物学绘图。

2. 知识目标

（1）掌握短膜壳绦虫虫卵的形态学特征。

（2）掌握短膜壳绦虫的生活史及其致病机制。

3. 素质目标　养成良好的寄生虫玻片观察习惯，培养举一反三、融会贯通的科学思维。

【实验对象】

短膜壳绦虫。

【实验标本和器材】

1. 标本　短膜壳绦虫虫卵玻片。

2. 器材　普通光学显微镜。

【操作步骤和观察内容】

1. 形态学观察　短膜壳绦虫虫卵（玻片标本）：镜下无色透明，大致呈球形或卵形。外层卵壳薄，内为胚膜，两层膜之间的空间包含卵黄颗粒和 4～8 根丝状物，胚膜内含一六钩蚴。

2. 病原学检查

（1）粪便饱和盐水漂浮法：虫卵易查获，检出率高。

（2）夹片法或染色法鉴定虫种孕节。

【思考题】

短膜壳绦虫与其他绦虫相比有哪些显著的不同点？

四、曼氏迭宫绦虫

曼氏迭宫绦虫成虫主要寄生在猫和犬的小肠内，随粪便排出的虫卵在水体中孵出钩球蚴，被第一中间宿主剑水蚤吞食，在其体内发育成原尾蚴，剑水蚤被蝌蚪吞食，蝌蚪发育成蛙的同时，原尾蚴发育成裂头蚴。人误食或接触含裂头蚴的青蛙肉或蛇肉，是最常见的曼氏迭宫绦虫感染方式。

【实验目标】

1. 技能目标

（1）掌握曼氏迭宫绦虫成虫及虫卵形态学观察方法和实验室诊断方法。

（2）完成曼氏迭宫绦虫的生物学绘图。

2. 知识目标

（1）掌握曼氏迭宫绦虫及虫卵的形态学特征。

（2）掌握曼氏裂头蚴的形态学特征。

（3）掌握曼氏迭宫绦虫的生活史及其致病机制。

3. 素质目标　养成良好的寄生虫玻片观察习惯，培养举一反三、融会贯通的科学思维。

【实验对象】

曼氏迭宫绦虫。

【实验标本和器材】

1. 标本　曼氏迭宫绦虫虫卵玻片标本，曼氏迭宫绦虫成虫浸制标本，裂头蚴示教标本。

2. 器材　普通光学显微镜。

【操作步骤和观察内容】

（1）曼氏迭宫绦虫虫卵（玻片标本）：镜下呈金黄色或褐色，呈椭圆形状，卵壳较薄，一端有卵盖，内有 1 个卵细胞和多个卵黄细胞。

（2）曼氏迭宫绦虫成虫（浸制标本）：头节细小，背腹扁平，有一条纵行的吸槽。但长度与牛肉绦虫相距甚远。

（3）裂头蚴（染色示教玻片标本）：细小呈指状，头端中央有纵行凹陷吸槽。

【思考题】

裂头蚴病有哪些诊断方法？

实验四　阿米巴原虫

一、溶组织内阿米巴

【实验目标】

1. 技能目标　熟悉肠道原虫的粪便生理盐水涂片法及原虫包囊的碘液染色法。

2. 知识目标

（1）掌握溶组织内阿米巴各期的形态特征，并与结肠内阿米巴相鉴别。

（2）熟悉溶组织内阿米巴的致病情况。

3. 素质目标

（1）培养学生严谨的医学思维，通过正确高效的实验室检验技术为临床诊断提供可靠的依据。

（2）加强饮食卫生管理和肉类食品卫生检疫。

【实验对象】

溶组织内阿米巴。

【实验标本和器材】

1. 标本　滋养体（活标本）、滋养体（铁苏木素染色玻片示教标本）、包囊（铁苏木素染色标本）、感染期虫卵（玻片示教标本）。

2. 器材　光学显微镜、棉拭子、玻片、长滴管、生理盐水、污物缸、消毒液等。

【实验步骤和观察内容】

1. 形态学观察　溶组织内阿米巴生活史主要有滋养体和包囊两个时期。包囊→滋养体→包囊是溶组织内阿米巴的基本生活史过程。随宿主粪便排出的四核包囊为感染阶段，经口感染。在肠腔内的小滋养体行二分裂增殖，在不适条件下能形成包囊，在一定条件下可侵入宿主组织形成大滋养体，并引起病变。

（1）滋养体（活标本）：用蛇阿米巴滋养体作为代用品。吸取培养管底部培养液1滴，滴于载玻片中央，加盖玻片，置显微镜下观察滋养体的活动情况（可在低倍镜下寻找到活动的目标后再转高倍镜详细观察）。

（2）滋养体（铁苏木素染色玻片示教标本）：虫体包括较透明的外质和颗粒状的内质。组织型滋养体的内质中往往可见到被吞噬的红细胞（染成深蓝黑色），胞核1个，圆形，泡状；核周染粒大小均匀，排列整齐；核仁细小，位于中央；核仁与核膜之间有网状核丝相连。

（3）包囊（铁苏木素染色标本）：呈圆球形，直径10～20μm，囊壁不着色，但可见包囊与周围粪渣间有空隙。核1～4个，核仁细小，多位于中央。一、二核包囊内可见空泡状糖原泡及两端钝圆的拟染色体。

（4）感染期虫卵（玻片示教标本）：受精卵排出体外，在外界经过一定时间可发育为感染期虫卵，卵内含幼虫1条。新鲜粪便中不能见到此类虫卵。

（5）肠壁溃疡及其切片标本（照片）：示烧瓶样溃疡，并可见阿米巴大滋养体。

（6）阿米巴肝脓肿标本（照片）：示肝有一巨大的脓肿腔，其中的组织已被溶解。

2. 实验步骤

（1）直接涂片法

1）基本原理：将材料涂成薄片，借助显微镜观察病原体。

2）材料准备：棉拭子、载玻片、盖玻片、长滴管、生理盐水、污物缸、消毒液。

3）操作方法：对疑为皮肤阿米巴病患者，用棉签刮取皮肤溃疡处组织作生理盐片涂片，查溶组织内阿米巴组织型滋养体。观察完毕后，将玻片放于消毒缸中。

4）注意事项：①快送快检，一般在30分钟内完成，涂片宜较薄；②冬季注意粪便的保温；③取脓血部分进行检查；④注意与其他阿米巴滋养体鉴别。

（2）碘液染色法：加1滴碘液于载玻片上，挑取少量粪便涂成薄粪膜，加盖片镜检。染色后包囊呈黄色或浅棕色，糖原泡为棕红色，囊壁、核仁和拟染色体不着色。注意碘液的量不宜太多，否则着色过深，结构不易看清。还需注意与非致病阿米巴包囊及人芽囊原虫相鉴别。

（3）汞醛磺离心沉降法：取粪便1g，加适量（约10ml）汞醛碘液，充分混匀，用两层脱脂纱布过滤，再加入乙醚4ml，振摇2分钟，离心（2000r/min）1～2分钟，即分成乙醚、粪渣、汞醛碘及沉降物4层，弃去上面3层，取沉渣镜检查阿米巴包囊。

3. 组织活检

（1）乙状结肠镜检或纤维结肠镜检加组织活检或刮拭物涂片。

（2）肝脓肿穿刺及脓液镜检查阿米巴大滋养体。

病原学检查以用乙状结肠镜、直肠镜在粪、痰、脓液中或取肠黏膜溃疡边缘活组织或刮取物中查到大滋养体，或在成形粪便中查到包囊为确诊依据。

二、结肠内阿米巴

【实验目标】

1. 技能目标　观察结肠内阿米巴各期的形态特征方法。

2. 知识目标

（1）掌握结肠内阿米巴各期的形态特征。

（2）熟悉结肠内阿米巴的致病情况。

3. 素质目标 培养学生严谨的医学思维，通过正确高效的实验室检验技术为临床诊断提供可靠的依据。

【实验对象】

结肠内阿米巴。

【实验标本和器材】

1. 标本 滋养体（铁苏木素染色玻片示教标本）、包囊（铁苏木素染色标本）。

2. 器材 光学显微镜。

【实验步骤和观察内容】

形态观察内容：在人体消化道非致病阿米巴中，以结肠内阿米巴最为常见。其虫体（包囊和滋养体）与溶组织内阿米巴的形态结构相似。

（1）滋养体（铁苏木素染色玻片示教标本）：胞质内外质分界不明显，胞核的核周染粒粗细不均匀，排列不整齐，核仁较大，常偏于一侧。注意与溶组织内阿米巴滋养体比较观察。

（2）包囊（铁苏木素染色标本）：呈圆球形，直径 20～35μm 或更大，核 1～8 个，常见 8 个，核仁粗大，常偏于一侧。拟染色体常不清晰，呈碎片状或草束状，两端尖细不整。

三、蓝氏贾第鞭毛虫

【实验目标】

1. 技能目标

（1）观察蓝氏贾第鞭毛虫的形态特征方法。

（2）掌握蓝氏贾第鞭毛虫的多种检查方法。

2. 知识目标

（1）掌握蓝氏贾第鞭毛虫包囊的形态特征。

（2）熟悉蓝氏贾第鞭毛虫滋养体的形态特征。

3. 素质目标 培养学生严谨的医学思维，通过正确高效的实验室检验技术为临床诊断提供可靠的依据。

【实验对象】

蓝氏贾第鞭毛虫。

【实验标本和器材】

1. 标本 滋养体（铁苏木素染色玻片示教标本）、包囊（染色玻片标本照片）。

2. 器材 光学显微镜。

【实验步骤和观察内容】

1. 形态观察 蓝氏贾第鞭毛虫生活史有滋养体和包囊两个时期。滋养体寄生于十二指肠及胆囊内，以纵二分裂法繁殖；滋养体落入肠腔，随肠内容物下行至回肠下段及结肠时，形成包囊，随粪便排出；人们吞食四核包囊污染的水或食物而感染。

（1）滋养体（染色玻片标本）：呈倒梨形，大小为（9～21）μm×（5～15）μm×（2～4）μm，

胞核 2 个，呈泡状，内有 1 个较大的核仁（如 1 对鸡眼），鞭毛 4 对，轴柱 1 对及两个半月形的中体。

（2）包囊（染色玻片标本照片）：呈椭圆形，大小为（8～14）μm×（7～10）μm，核 4 个，成对地分布在虫体的前半；内可见轴柱及鞭毛。

2. 实验步骤

（1）粪便生理盐水直接涂片法：水样稀便中查滋养体；成形粪便碘染色查包囊。

（2）粪便硫酸锌浮聚法

1）基本原理：包囊的比重小于硫酸锌溶液的比重，经离心后集中于液体表面。此法主要用于蓝氏贾第鞭毛虫包囊的检查。

2）材料准备：离心管、普通离心机、33% 硫酸锌、载玻片。

3）操作方法：取粪便 10g，加清水 10ml 充分搅匀，经纱布过滤转入离心管内，2000～2500r/min 离心 1 分钟，倾去上清，再加清水混匀，离心，如此重复 3 次。弃尽上清液，加 33% 硫酸锌溶液 1～2ml，调匀后再加此液至距管口 0.5cm 处。以 2000r/min 离心 1 分钟，垂直放置离心管。用金属圈粘取表面液膜 2～3 次，置载玻片上加碘液镜检。

4）注意事项：快送快检，一般在 30 分钟内完成，涂片宜较薄；冬季注意粪便的保温；取脓血部分进行检查；注意与其他阿米巴滋养体鉴别。

（3）十二指肠引流液检查法：多次粪检阴性而又疑为本病者可采用此法。可用直接涂片或离心后取沉渣检查。缺点是患者不易接受。

（4）十二指肠胶囊拖线法：让受检者吞下装有尼龙线的胶囊，线的游离端留于口外，胶囊溶解后，尼龙线松开伸展，3～4 小时后到达十二指肠和空肠，滋养体黏附于尼龙线上，然后慢慢拉出尼龙线，刮取附着物加生理盐水涂片镜检。

病原学检查以在粪便或十二指肠液中查获包囊或滋养体为确诊依据。

四、阴道毛滴虫

【实验目标】

1. 技能目标

（1）观察阴道毛滴虫的形态特征方法。

（2）掌握阴道毛滴虫的多种检查方法。

2. 知识目标　掌握阴道毛滴虫的形态特征。

3. 素质目标　培养学生严谨的医学思维，通过正确高效的实验室检验技术为临床诊断提供可靠的依据。

【实验对象】

阴道毛滴虫。

【实验标本和器材】

1. 标本　滋养体（染色玻片标本）。

2. 器材　光学显微镜。

【实验步骤和观察内容】

1. 形态观察　阴道毛滴虫生活史简单，仅有滋养体一个阶段，以纵二分裂法繁殖，通过直接或间接接触方式传播。

滋养体（染色玻片标本）：呈梨形，比白细胞稍大，前端有鞭毛 4 根，一侧有波动膜，其长度不超过虫体的一半，膜的外缘为后鞭毛；胞核 1 个，呈椭圆形；虫体中央有轴柱穿过并向后端伸出。

2. 实验步骤

（1）生理盐水直接涂片法：于阴道后穹隆及壁部取分泌物，在载玻片上于生理盐水中制成混悬液，覆以盖玻片镜检。冬季检查应注意保温。

（2）滴虫培养法：取阴道分泌物置培养基中，于37℃孵育48小时后镜检。

（3）尿液检查：收集2～3ml初始尿液于消毒盛器内，离心沉降，取沉降物镜检或培养。

（4）前列腺分泌物检查：以前列腺按摩法获取前列腺分泌物镜检或培养。

病原学检查以在阴道分泌物中查到滴虫（滋养体）为确诊依据。

五、杜氏利什曼原虫（黑热病原虫）

【实验目标】

1. 技能目标

（1）观察杜氏利什曼原虫的形态特征方法。

（2）掌握杜氏利什曼原虫的多种检查方法。

2. 知识目标

（1）掌握无鞭毛体的形态特征。

（2）熟悉前鞭毛体的形态特点。

（3）了解白蛉的形态特点。

3. 素质目标　培养学生严谨的医学思维，通过正确高效的实验室检验技术为临床诊断提供可靠的依据。

【实验对象】

杜氏利什曼原虫。

【实验标本和器材】

1. 标本　无鞭毛体（染色玻片示教标本）、前鞭毛体（染色玻片示教标本）、白蛉（示教照片）。

2. 器材　光学显微镜。

【实验步骤和观察内容】

1. 形态观察　杜氏利什曼原虫主要寄生在人体单核巨噬细胞内，通过媒介昆虫白蛉的叮刺而传播，在人体内的发育阶段为无鞭毛体，在白蛉体内为前鞭毛体。

（1）无鞭毛体（染色玻片示教标本）：又称利杜体。取肝或脾穿刺物涂片经吉姆萨染色的玻片标本。先于低倍镜下找到涂片染色效果较好的部位，再换油镜观察。虫体寄生于巨噬细胞内，一个细胞内一般可见20～100个不等。呈圆形或椭圆形，大小为（2.9～5.7）μm×（1.8～4.0）μm；内有1个较大的球形核，呈红色或紫红色；杆状动基体位于核旁，着色较深。有时可见紧靠动基体旁有一点状基体，由此发出1条根丝体。感染较多时，可见到游离于细胞外的利杜体，必须与血中的血小板区别。在罕见的情况下，巨噬细胞内可有荚膜组织胞浆菌寄生，其形态与杜氏利什曼原虫相似，但只有一核而无动基体，应注意鉴别。

（2）前鞭毛体（染色玻片示教标本）：又称鞭毛体。油镜下观察，寄生于白蛉消化道内。虫体呈梭形，核位于中部，动基体在前端较宽部位；基体在动基体之前，由此发出1根鞭毛游离于虫体外，常聚集成簇，排列呈菊花状。

（3）白蛉（示教照片）：体长1.5～5mm，呈灰黄色，全身密被细毛；头部呈球形，复眼大而黑，触角细长，口器为刺吸式，喙约与头等长；胸背隆起呈驼背状；翅狭长，末端尖，上有许多长毛。足细长，多毛。

2. 实验操作

（1）骨髓、淋巴结穿刺和皮肤活组织涂片检查杜氏利什曼原虫（方法介绍）。

（2）利杜体在巨噬细胞丰富的肝、脾、骨髓及淋巴结中可以查见。临床上常采用安全、检出率高的骨髓穿刺法进行检查。

病原学检查以在患者组织中查见无鞭毛体为确诊依据。

六、疟　原　虫

寄生人体的疟原虫有四种，即间日疟原虫、恶性疟原虫、三日疟原虫、卵形疟原虫，我国主要是前两者。疟原虫生活史需经人体（裂体增殖）和蚊体（配子生殖及孢子增殖）内发育、繁殖；蚊体内子孢子经皮肤进入人体后，先经肝细胞（红外期）的发育、繁殖，再侵入红细胞内（红内期）发育、繁殖，当红内期虫体形成配子体后即可感染。

【实验目标】

1. 技能目标

（1）掌握疟原虫在人体的发育过程。

（2）掌握间日疟原虫和恶性疟原虫红内期各阶段及配子体的形态特征。

（3）掌握薄血膜的制作及吉姆萨染色的方法。

2. 知识目标

（1）熟悉疟原虫蚊体内的发育过程。

（2）熟悉厚血膜的制作及厚涂片中疟原虫的形态特点。

（3）了解三日疟原虫和卵形疟原虫的形态特点。

3. 素质目标

（1）提高学生的疟疾防控意识和提高防控能力。

（2）培养学生严谨的医学思维，通过正确高效的实验室检验技术为临床诊断提供可靠的依据。

【实验对象】

疟原虫。

【实验标本和器材】

1. 标本　薄血片标本、厚血片标本、间日疟原虫、恶性疟原虫环状体与配子体。

2. 器材　光学显微镜、采血针、载玻片等。

【实验步骤和观察内容】

（一）形态观察内容

1. 间日疟原虫红内期与配子体

（1）薄血片标本（油镜下观察）

1）环状体（染色玻片标本）：体积较小，约为红细胞直径的1/3。胞质呈环状，淡蓝色，中间为1个空泡。红色胞核1个，较小，位于一侧。红细胞内通常只寄生1个原虫。

2）大滋养体（染色玻片标本）：由小滋养体发育而成。虫体体积变大，形状多不规则，有伪足伸出，空泡明显。胞核1个，较大。疟色素呈棕黄色，细小杆状，分散在胞质内。

3）未成熟裂殖体（染色玻片标本）：体积较大，形状不规则或规则。胞质渐成圆形，空泡消失。核开始分裂2～4个。疟色素开始集中。

4）成熟裂殖体（染色玻片标本）：体积较大，形状为不规则的圆形或椭圆形。胞质分裂后包裹住已分裂的胞核，形成裂殖子。裂殖子12～24个，通常16个，排列不规则。疟色素集中成堆。

5）雌配子体（染色玻片标本）：体积较大，形状为圆形或椭圆形。胞质蓝色；核深红色，致密，偏于一侧；疟色素分散在胞质中。

6）雄配子体（染色玻片标本）：略大于正常红细胞，呈圆形。胞质蓝而略带红色；核淡红色，疏松，位于虫体中央；疟色素分散在胞质中。

（2）厚血片标本

1）环状体（染色玻片标本）：体积较小，形状大多为惊叹号"！"状、问号"？"状、飞鸟状或间断的环状，有时可见完整环状。空泡有或无，核1个。

2）大滋养体（染色玻片标本）：体积较大，形状多不规则，胞质断裂成块，核较大，1个。疟色素颗粒较明显。

3）未成熟裂殖体（染色玻片标本）：体积较大，形状不规则或较规则，核2个以上，疟色素颗粒较多。

4）成熟裂殖体（染色玻片标本）：体积较大，为不规则的圆形或椭圆形，核12个以上。疟色素集中成块。

5）配子体（染色玻片标本）：体积较大，圆形或椭圆形。细胞质有时断裂成块或腐蚀（有不着色的缺损处）。核1个，致密或疏松。疟色素颗粒较多，分布均匀。

2. 恶性疟原虫环状体与配子体（薄血片标本，油镜下观察）

（1）环状体（染色玻片标本）：纤细，直径约为红细胞的1/5，有1～2个核（核的早期分裂），有时寄生于红细胞的边缘，核突出于红细胞外缘，胞质只有两条弧形的线，如飞鸟状。

（2）雌配子体（染色玻片标本）：呈新月形或香蕉状。胞质蓝色，两极浓染；核深红色，致密，位于中央。疟色素呈黑褐色，在核周较多。有时受疟原虫寄生的红细胞外缘看不清。

（3）雄配子体（染色玻片标本）：呈腊肠形。胞质蓝而略带红色；核淡红色，疏松，位于中央。疟色素呈黑褐色，在核周较多。受疟原虫寄生的红细胞外缘看不清。

（二）实验步骤

1. 薄血膜染色法　此法的优点是疟原虫形态典型，容易鉴定虫种；缺点是原虫数量较少，检查费时，容易漏检。

（1）基本原理：疟原虫寄生于红细胞内，采血制成薄血片后染色，镜检可查见原虫。

（2）材料准备：消毒乙醇，采血针，载玻片，甲醇，吉姆萨染液，显微镜，镜油等。

（3）操作方法

1）耳垂或手指皮肤消毒，采血1滴。

2）推片：用左手拇指和示指握住玻片两端，右手取一干净推片握住两边，用推片的一端取耳垂或手指血，迅速按在玻片中段面上使推片和玻片呈30°角往前轻轻推去（推片角度与血膜的厚薄有关），血膜要求玻片两边留有余地，尾部末端要呈舌形。

3）血片干燥，甲醇固定。

4）吉姆萨染色：将吉姆萨原液用pH 6.8～7.2的缓冲液作15～20倍稀释。在血膜上滴加稀释液。

5）吉姆萨染液染色20～30分钟（37℃条件下仅需15分钟）。

6）用自来水轻轻冲洗，干燥后镜检。

2. 厚血膜染色法

（1）基本原理：此法取血量多于薄血膜染色法，而血膜面积较小，能达到浓集疟原虫的目的，故可提高检出率。但因此法中红细胞被溶解，疟原虫虫体皱缩，虫种鉴定较困难。

（2）材料准备：75%乙醇，采血针，载玻片，甲醇，吉姆萨染液，显微镜，镜油等。

（3）操作方法

1）耳垂皮肤消毒，采血2滴。

2）用推片的一角将血滴涂成直径约 1cm 大小的圆形血膜。

3）待厚血膜完全干燥后，滴加蒸馏水于厚血膜上，使红细胞溶解。

4）倾去含血红蛋白的液体，血膜呈灰白色，待干后染色。染色步骤同薄血膜。

病原学检查以在血液中查见疟原虫为诊断依据。

七、弓 形 虫

【实验目标】

1. 技能目标　掌握弓形虫滋养体形态和检查方法。

2. 知识目标

（1）熟悉弓形虫生活史和致病性。

（2）了解弓形虫病预防和治疗方法。

3. 素质目标　培养学生严谨的医学思维，通过正确高效的实验室检验技术为临床诊断提供可靠的依据。

【实验对象】

弓形虫。

【实验标本和器材】

1. 标本　滋养体（染色玻片示教标本）、假包囊（示教照片）、包囊（示教照片）、瑞氏或吉姆萨染色。

2. 器材　光学显微镜、采血针，载玻片，吉姆萨染液等。

【实验步骤和观察内容】

1. 形态观察内容　弓形虫生活史包括有性生殖和无性生殖阶段；有性生殖仅见于猫科动物小肠上皮细胞内，故猫科动物为本虫的终宿主；无性生殖在人及其他多种动物的有核细胞内进行，故中间宿主广泛。弓形虫可经胎盘传播，引起死胎、流产、畸胎及精神发育障碍。

（1）滋养体（染色玻片示教标本）：油镜下观察，呈香蕉形或半月形，一端较尖，另一端钝圆；长 4～7μm，吉姆萨染色可见一红色的核，位于虫体中央，核仁较大，细胞质呈淡蓝色。

（2）假包囊（示教照片）：为宿主细胞膜包围形成的速殖子虫团，没有真正的囊壁。

（3）包囊（示教照片）：呈圆形或椭圆形，直径 5～100μm，外有一层囊壁，内含数个或数百个缓殖子，虫体形态与速殖子相似。

2. 实验步骤

（1）患者体液直接涂片法：将体液离心沉降，取沉降物涂片，做瑞氏或吉姆萨染色。

（2）虫体分离法：取患者体液或病理材料做成悬液接种小鼠，1 周后如为阴性应取小鼠内脏及脑组织盲传小鼠 1～2 代。

（3）染色实验（方法介绍）：为弓形虫特有的、经典的血清学方法。

病原学检查以在各组织、细胞和体流中查见滋养体为确诊依据。

【思考题】

1. 溶组织内阿米巴的生活史是什么？

2. 粪便中可查到几种阿米巴包囊？

3. 阴道毛滴虫的致病机制是什么？

4. 阴道毛滴虫寄生于何处？

5. 诊断黑热病有哪些检查方法？

6. 间日疟原虫生活史包括哪些阶段？疟原虫的繁殖方式有几种？人是疟原虫的什么宿主？按蚊是什么宿主？

7. 间日疟原虫大滋养体和配子体形态的相似及不同点是什么？

8. 如何以疟原虫生活史知识来解释疟疾的潜伏期、周期性寒热发作、复发和再燃？

9. 恶性疟原虫的病原检查应注意什么？

10. 如何通过血涂片检查鉴别患者为间日疟还是恶性疟患者？

实验五　蚊

蚊是一类最重要的医学昆虫。蚊的种类很多，与疾病有关的常见蚊类有按蚊、库蚊和伊蚊三属。生活史分卵、幼虫、蛹和成虫四个阶段。

【实验目标】

1. 技能目标　掌握蚊成虫和幼虫的检查方法。

2. 知识目标

（1）掌握蚊成虫和幼虫的形态特征。

（2）了解蚊生活史各期的形态。

3. 素质目标　培养学生认真观察、客观记录实验结果的行为习惯。

【实验对象】

蚊（成虫）针插标本；蚊口器（喙）玻片标本；蚊卵玻片标本；蚊幼虫（孑孓）玻片标本。

【实验器材】

普通光学显微镜，放大镜。

【操作步骤和结果观察】

1. 用放大镜观察蚊（成虫）针插标本　分头、胸、腹三部分。鉴别要点为喙长、翅脉上及翅后缘都有鳞片。

（1）头部：呈半球形，有复眼和触角各1对，喙1支。雄蚊的触角有长而密的轮毛；雌蚊触角上，除轮毛外，还有短毛。

（2）胸部：①分前胸、中胸和后胸，每胸节有足1对，中胸有翅1对，后胸有平衡棒1对。②蚊翅窄长，膜质。翅脉上覆盖鳞片，翅鳞可形成麻点、斑点或条纹。③蚊足细长。分别称前足、中足和后足。足上常有鳞片形成的黑白斑点和纹环，为蚊种分类特征之一。

（3）腹部：分11节，其中2～8节明显可见。在腹部背面，有的蚊种具有由淡色鳞片组成的淡色横带、纵条或斑块。雌蚊腹部末端有尾须1对，雄蚊有钳状抱器，是鉴别蚊种的重要依据。

2. 用放大镜观察蚊口器（喙）玻片标本

（1）刺吸式口器。由上内唇（上唇咽）、舌各1个，上、下颚各1对（共6根针状结构）组成。

（2）喙的两旁有触须（下颚须）1对，是刺吸时的感觉器官。

（3）根据触须与喙的长短比例，可鉴别蚊种。①按蚊雌、雄蚊的触须与喙等长，但雄蚊触须的末两节膨大而向外弯曲；②库蚊、伊蚊雌蚊的触须比喙短，雄蚊的触须则较喙长或等长。

3. 用放大镜观察蚊卵玻片标本　蚊卵小（＜1mm），三属蚊卵在水中的状态、颜色和排列各不相同，是鉴别蚊种的重要依据。

（1）按蚊卵：体形呈小艇状，两侧中部有浮囊，分散在水面。

（2）库蚊卵：呈棕黄色，圆锥形，一端较粗，集结成筏，浮在水面。

（3）伊蚊卵：呈黑色，纺锤形，分散沉于水底。

4. 用放大镜观察蚊幼虫（孑孓）玻片标本

（1）头部：头部有触角、复眼、单眼各1对，口器为咀嚼式，两侧有细毛密集的口刷。

（2）胸部略呈方形，不分节。

（3）腹部细长，可见分9节。在第8节背面有气孔器与气门或细长的呼吸管。

【注意事项】

蚊虫细小，正确使用放大镜才能看清楚。

【思考题】

三属蚊各传播哪些重要疾病？

实验六　蝇

蝇种类繁多，许多种类经常出没于人畜居住处，与人的关系极为密切，是许多疾病的传播媒介。生活史属全变态，分卵、幼虫、蛹和成虫四个阶段。

【实验目标】

1. 技能目标　掌握蝇蛆的检查方法。

2. 知识目标

（1）熟悉蝇生活史各期的一般形态；重要蝇类的蝇蛆形态特征。

（2）了解蝇口器的结构。

3. 素质目标　培养学生认真观察、客观记录实验结果的行为习惯。

【实验对象】

蝇（成虫）针插标本；蝇口器玻片标本；蝇卵液浸标本；蝇幼虫液浸标本；幼虫玻片标本；蛹浸制标本。

【实验器材】

普通光学显微镜，放大镜。

【操作步骤和结果观察】

1. 用放大镜或解剖镜观察蝇（成虫）针插标本　分头、胸、腹三部分，全身密生鬃毛。

（1）头部：半球形，有复眼和触角各1对，喙1支。①复眼大，两眼间距离多以雄蝇较窄，雌蝇较宽。头顶有3个排成三角形的单眼。②颜面中央有1对触角。

（2）胸部：①前胸和后胸退化，中胸特别发达。中胸背板和侧板上的鬃毛、斑纹等特征是分类的根据。②前翅1对，后翅退化为平衡棒。③足3对，较短，末端有爪、爪垫、爪间突，其中爪垫发达。爪垫和足上密布鬃毛，均可携带多种病原体。

（3）腹部：由10节组成，后5节演化为外生殖器（产卵时伸出）。雄蝇外生殖器是蝇种鉴定的重要依据。

2. 用放大镜观察蝇口器（喙）玻片标本

（1）舐吸式口器：非吸血蝇类。由基喙、中喙和1对唇瓣组成，基喙上有1对触须。口器可伸缩折叠，以唇瓣直接舐吸食物。

（2）刺吸式口器：吸血蝇类。

3. 用低倍镜观察蝇卵液浸标本　呈椭圆形或香蕉状，长约1mm，乳白色。常聚集成卵块。

（1）用解剖镜观察蝇幼虫标本：俗称蛆。呈圆柱形，前尖后钝，无足无眼，乳白色。

（2）用解剖镜观察蝇三龄幼虫玻片标本：幼虫腹部第 8 节后侧有后气门 1 对，由气门环、气门裂和钮孔组成，是主要的呼吸孔道。后气门形状是幼虫分类的重要依据。

（3）用放大镜观察蝇幼虫（蛹）浸制标本：呈椭圆形，棕褐色或黑色，蛹壳即幼虫的外皮，故有分节的痕迹。

【注意事项】

后气门形状是幼虫分类的重要依据。

【思考题】

蝇传播哪些重要疾病？

实验七　虱

虱是鸟类和哺乳类动物的体外永久性寄生虫。寄生于人体的有人虱和耻阴虱。人虱又分人体虱和人头虱两个亚种。虱的生活史包括卵、若虫和成虫三个阶段。

【实验目标】

1. 技能目标　掌握人虱和耻阴虱的检查方法。

2. 知识目标

（1）掌握人虱和耻阴虱的形态与鉴别要点。

（2）熟悉虱卵的形态特点。

3. 素质目标　培养学生认真观察、客观记录实验结果的行为习惯。

【实验对象】

虱（成虫）玻片标本；虱卵玻片标本。

【实验器材】

普通光学显微镜，放大镜。

【操作步骤和结果观察】

1. 用放大镜或低倍镜观察虱（成虫）玻片标本

（1）人虱：呈灰白色，体狭长，雌虫可达 4.4mm，雄虫稍小。①头部：略呈菱形，具刺吸式口器。②胸部：3 节融合，无翅。足末端有攫握器。③腹部分节，雄虱末端呈钝圆形，近似"V"字形，有交合刺伸出。雌虱末端分两叶，呈"W"形。

（2）耻阴虱：呈灰白色，体形宽短似蟹。雌虱体长为 1.5 ～ 2.0mm，雄性稍小。

2. 用低倍镜观察虱卵玻片标本　俗称矶子，呈白色，稍透明，椭圆形，一端有小盖，常黏附于毛发或衣服纤维上。

【注意事项】

人头虱和人体虱形态区别甚微。仅在于人头虱体形略小、体色稍深、触角较粗短。

【思考题】

虱传播哪些重要疾病？

实验八 蚤

蚤是哺乳动物和鸟类的体外寄生虫。种类虽多,仅少数与传播人畜共患病有关。生活史分为卵、幼虫、蛹和成虫 4 个时期。

【实验目标】

1. 技能目标 掌握蚤的检查方法。

2. 知识目标 掌握蚤的形态与鉴别要点。

3. 素质目标 培养学生认真观察、客观记录实验结果的行为习惯。

【实验对象】

蚤(成虫)玻片标本。

【实验器材】

普通光学显微镜。

【操作步骤和结果观察】

用低倍镜观察蚤(成虫)玻片标本:体小而侧扁,全身有鬃刺,均向后方生长,能在宿主毛羽间迅速穿行。

(1)头部:略呈三角形,口器为刺吸式,位于头部前端腹面。

(2)胸部:无翅,足长,基节特别发达,善于跳跃。

(3)腹部:雌蚤腹部钝圆,雄蚤腹部末端较尖。

【注意事项】

雄蚤外生殖器复杂,形状也因种而异,故其与雌蚤受精囊一起被作为分类的依据。

【思考题】

蚤传播哪些重要疾病?

实验九 蜱

蜱成虫在躯体背面有壳质化较强的盾板,通称为硬蜱,属硬蜱科;无盾板者,通称为软蜱,属软蜱科。蜱是许多脊椎动物体表的暂时性寄生虫,且为一些人畜共患病的传播媒介和贮存宿主。生活史有卵、幼虫、若虫及成虫四个阶段。

【实验目标】

1. 技能目标 掌握蜱的检查方法。

2. 知识目标

(1)掌握蜱的一般特征,识别硬蜱与软蜱成虫。

(2)熟悉蜱的医学意义及传病特点。

3. 素质目标 培养学生认真观察、客观记录实验结果的行为习惯。

【实验对象】

硬蜱(成虫)玻片标本;软蜱(成虫)玻片标本。

【实验器材】

解剖镜。

【操作步骤和结果观察】

1. 用解剖镜观察硬蜱（成虫）玻片标本　硬蜱生活在森林、牧场、洞穴或畜棚圈中。幼虫及若虫吸啮齿类或鸟类血液，成虫吸大动物或人类血液。

（1）颚体：也称假头，位于躯体前端，呈六角形、矩形或方形，是一个界线分明的骨化区。螯肢1对，从颚基背面中央伸出，是重要的刺割器。口下板1块，居螯肢腹面，有成行纵列倒齿；为吸血时重要的穿刺与附着器官。须肢1对，位于螯肢两侧，起固定和支持作用。

（2）躯体：呈袋状，大多为褐色，两侧对称。雄蜱背面的盾板几乎覆盖着整个背面，雌蜱的盾板仅覆盖部分背面。

2. 用解剖镜观察软蜱（成虫）玻片标本　生活史与硬蜱相同，其宿主范围很广，包括哺乳类、鸟类和爬行类等。生活在洞穴和宿主窝巢内，耐饥力强。

（1）颚体：在躯体腹面，从背面看不见。

（2）躯体：呈土黄色，椭圆形。躯体背面无盾板，体表多呈颗粒状小疣，或具皱纹、盘状凹陷。

【注意事项】

在吸血时，病原体可随基节腺液的分泌污染宿主伤口而造成感染。

【思考题】

蜱传播哪些重要疾病？

实验十　螨

螨属于蛛形纲中的一类小型节肢动物，基本结构与蜱相似。

【实验目标】

1. 技能目标　掌握蠕形螨的检查方法。

2. 知识目标

（1）掌握蠕形螨的形态特征。

（2）熟悉疥螨的主要形态特征。

3. 素质目标　培养学生认真观察、客观记录实验结果的行为习惯。

【实验对象】

疥螨（成虫）玻片标本，疥螨（虫卵）玻片标本；蠕形螨（成虫）玻片标本。

【实验器材】

透明胶纸，刮片，70%甘油，载玻片，盖玻片，普通光学显微镜。

【操作步骤和结果观察】

（一）疥螨

疥螨为一种永久性寄生螨。寄生于人和哺乳动物的皮肤表皮层内，引起疥疮。寄生于人体的疥螨称人疥螨。生活史分为卵、幼虫、前若虫、后若虫和成虫五个时期。

1. 用低倍镜观察疥螨（成虫）玻片标本　虫体细小，形如龟，呈乳白或淡黄色。

（1）颚体：短小，位于前端。螯肢如钳状，尖端有小齿，适于啮食宿主皮肤的角质层组织。

（2）躯体：背面有波状横纹和成列的鳞片状皮棘，后半部有几对杆状刚毛和长鬃；腹面光滑，足4对。足短粗，呈圆锥形。前2对在躯体前方，末端有带柄的爪垫，称吸垫，为感觉灵敏部分；后2对足的末端雌雄不同，雌虫均为长刚毛，而雄虫的第4对足末端具吸垫。

2. 用低倍镜观察疥螨（虫卵）玻片标本　呈圆形或椭圆形，淡黄色，壳薄。

（二）蠕形螨

蠕形螨为一类永久性寄生螨，寄生于人和哺乳动物的毛囊和皮脂腺内。寄生于人体的有毛囊蠕形螨和皮脂蠕形螨这两种。生活史分卵、幼虫、前若虫、若虫和成虫五个时期。

1. 用低倍镜观察蠕形螨（成虫）玻片标本　虫体细长，蠕虫状，呈乳白色，半透明。成虫长0.1～0.4mm。虫体分颚体、足体和末体三部分。

（1）颚体：宽短呈梯形，螯肢1对，针状。

（2）躯体：分足体和末体两部分。足体腹面有足4对，粗短呈套筒状。末体细长，体表有明显的环状横纹，末端钝圆。毛囊蠕形螨较长，末端较钝圆；皮脂蠕形螨较粗短，末端略尖，呈锥状。

2. 蠕形螨自检

（1）透明胶纸法：于睡前洗脸后将2cm×2.5cm透明胶纸粘于皮损患处或鼻尖、鼻翼、鼻唇沟处，次晨取下镜检。

（2）挤压刮拭涂片法：检查者用左手拇指和示指挤压被检查者鼻翼两侧皮肤（也可挤面部其他部位），然后用刮片加压刮取毛囊及皮脂腺分泌物，将挤出物置于载玻片上，加一滴70%甘油水溶液后，盖上盖玻片，镜检。

【注意事项】

1. 有皮肤划痕症的人不适宜做此项检查；皮肤状况正常的人无须做。

2. 检查前需保持皮肤良好的卫生状况，不吃对皮肤刺激性大的食物。

【思考题】

毛囊蠕形螨与皮脂蠕形螨的形态特征及生活习性有何主要不同？

第十二章　免　疫　学

实验一　多克隆抗体制备

抗原和抗体是免疫反应的基本条件，抗原与抗体的相互作用是免疫学检测的基础。在免疫学检测中，抗体可用于疾病的预防、诊断、治疗和研究，其重要作用不言而喻。制备合格的抗体的前提是制备合格的免疫原（immunogen）。免疫原又称完全抗原，是指能刺激机体免疫系统产生特异免疫应答，诱导机体免疫系统用产生特异性抗体或致敏淋巴细胞的物质，即我们通常所说的抗原。免疫原需要同时具备免疫原性和抗原性，仅具备抗原性的物质称为半抗原，半抗原不具有免疫原性，必须与大分子物质（如蛋白质）连接后才具有免疫原性。

将抗原注入机体，由于机体有多种 B 细胞克隆，抗原具有多种抗原决定簇，每一个决定簇可刺激相应的 B 细胞产生针对该决定簇的特异抗体。通过这个方法获得的抗体为混合抗体，称之为多克隆抗体（polyclonal antibody）。

一般情况下，免疫原需要从复杂的混合液中提取出来，纯化后的免疫原才可以用于制备抗体。目前抗原根据其性质一般可分为颗粒性抗原和可溶性抗原。常见的颗粒性抗原有细胞、细菌、寄生虫、病毒、立克次体、支原体、螺旋体、真菌等。常见的可溶性抗原有蛋白质、糖蛋白、脂蛋白、核酸等。不同抗原的免疫原性不同，这取决于抗原的立体结构、活性基团、分子量等。注射抗原的免疫剂量在一定范围内与抗体的效价成正比，但是剂量过高会产生免疫耐受，剂量过低又不能形成足够的免疫刺激。

本节通过溶血素的制备和兔抗人 IgG 免疫球蛋白的制备简单介绍利用颗粒性抗原和可溶性抗原制备抗体的过程。

【实验目标】

1. 技能目标

（1）掌握血清、血液细胞的分离方法。

（2）掌握家兔捉拿、注射的规范操作。

（3）掌握实验结果的正确记录和表述方法。

2. 知识目标

（1）掌握常用的颗粒性抗原制备抗体的原理和方法。

（2）掌握常用的可溶性抗原制备抗体的原理和方法。

3. 素质目标

（1）养成实验前预习实验内容的习惯，实验前了解注意事项和实验步骤，以便更好地完成实验。

（2）养成细致、细心、认真的实验习惯，及防止误差的习惯。

（3）培养实验中谨慎仔细的态度，对于每个细节都必须高度重视，精益求精。

【实验对象】

健康成年雄性家兔，体重 2 ～ 3kg。

【实验试剂和器材】

1. 试剂　阿氏（Alsever）液、生理盐水、碘酒、75% 乙醇，纯化人 IgG（10mg/ml）、羊毛脂、液体石蜡、卡介苗（bacillus calmette-guérin，BCG）（75mg/ml）。

2. 器材　无菌注射器（2ml、50ml）、量筒、玻棒、玻片、无菌毛细滴管、无菌试管、离心管、三角烧瓶（200ml）、动物固定架，无菌研钵、剪刀、镊子、手术器械一套、塑料放血管等，高压灭菌锅、高速离心机。

【操作步骤和结果观察】

（一）溶血素的制备

颗粒性抗原一般指细胞、细菌和寄生虫等抗原，可溶性抗原与颗粒载体连接后也可形成颗粒性抗原。颗粒性抗原的免疫方法一般采用静脉内免疫法。根据制定的免疫方案来免疫动物，刺激机体产生特异抗体，经过一定时间后，抗体会释放到血液中，待抗体的效价达到一定值后，采血、分离血清，可获取相应的抗体（图 12-1）。

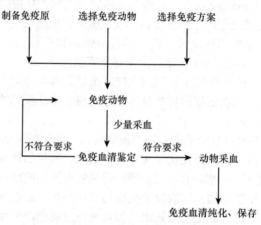

图 12-1　免疫血清制备流程

1. 操作步骤

（1）无菌绵羊红细胞（sheep red blood cell，SRBC）可用阿氏液保存，使用前于离心管中加无菌生理盐水洗涤，2000r/min 离心 5 分钟，弃去上清液和白细胞层，重复上述洗涤步骤 2 次。最后一次离心 10 分钟，用生理盐水配成 20% SRBC 悬液。

（2）取实验家兔 2～3 只，乙醇消毒后耳静脉采血，获取血清，与 SRBC 作凝集试验，检测家兔体内是否含有溶血素，无或仅有少量溶血素的动物即可使用。

（3）免疫方案如表 12-1 所示。

表 12-1　免疫方案

日期	剂量（ml）	途径
第 1 天	0.5	皮内
第 3 天	1.0	皮内
第 5 天	1.5	皮内
第 7 天	2.0	皮内
第 9 天	2.5	皮内
第 12 天	1.0	静脉
第 15 天	2.0	静脉

（4）末次注入后 7 天，耳静脉采血 1ml，滴定血液单位达 1∶2000 以上可颈动脉放血。若效价不够，可视情况追加免疫 1～2 次。

（5）试血无问题后心脏采血，4℃冰箱过夜，用无菌移液器 tip 头或玻璃吸管划破血块，吸取淡黄色澄清的血清。如果血清中含有血块等杂质，可 2500r/min 离心 10 分钟，收集上清液，鉴定效价，分装贮于 –20℃ 中备用。

2. 结果观察及记录 溶血素的效价应高于 1∶2000。

3. 注意事项

（1）抗体制备全过程应注意无菌操作。

（2）根据抗原的特性合理设计免疫方案，并根据具体情况加以调整。

（3）再次注射免疫原时，要防止过敏反应发生。

（4）家兔性情温顺，但容易受噪声影响，安静的环境有利于实验进行。

（二）兔抗人 IgG 免疫球蛋白的制备

优质免疫血清的产生，一方面取决于抗原的免疫原性和纯度，另一方面也取决于动物的免疫能力及合理的免疫方案，如免疫途径、抗原用量、注射次数、时间间隔、有无佐剂等因素。优质的抗原是制备特异性强、效价高的抗体的先决条件。

可溶性抗原一般需要添加佐剂，以增强抗原的免疫原性，刺激免疫动物机体产生较强的免疫应答。可溶性抗原，如蛋白质、糖蛋白、脂蛋白、细菌毒素、酶、补体、核酸等，如果不添加佐剂，则免疫动物需要的抗原量要增加 10 ～ 20 倍。常用的佐剂为弗氏不完全佐剂（Freund's incomplete adjuvant，FIA）和弗氏完全佐剂（Freund's complete adjuvant，FCA）。FIA 是液体石蜡和羊毛脂混合而成，一般比例为（1 ～ 5）∶1；FIA 中加入活的卡介苗（终浓度为 2 ～ 20mg/ml）即为 FCA。本实验以可溶性的纯化的人 IgG 作为免疫原，以家兔为免疫动物，制备兔抗人 IgG 免疫血清。

1. 操作步骤

（1）佐剂制备：取羊毛脂，放入无菌研钵中，一边沿同一方向研磨，一边加入液体石蜡，比例为羊毛脂和液体石蜡 1∶2，研磨直至混匀，0.55×10^5Pa 高压灭菌，即得到 FIA，置 4℃冰箱备用。取预热的 FIA（60℃，30 分钟），放入无菌研钵，一边沿同一方向研磨，一边加入卡介苗，研磨均匀后即为 FCA，一般 FCA 中加入卡介苗 3mg/ml。

（2）抗原制备：取纯化的人 IgG 置于无菌研钵中，一边沿同一方向研磨，一边加入 FIA 或 FCA，滴加抗原的速度要慢，待抗原全部加完后，继续研磨，直至成为乳白色的黏稠"油包水"乳状液，人 IgG 与 FIA 或 FCA 的终比例为 1∶1。

（3）免疫方案

1）基础免疫：取体重 2 ～ 3kg 的健康雄性家兔 3 只，剪去家兔两后脚掌及背部部分兔毛，用碘酒、乙醇消毒。取乳化好的抗原于兔子两后脚掌各注射 0.2ml，背部皮下 3 点注射，每点 0.2ml，即每只兔子注射 1ml。

2）第二次免疫：10 ～ 14 天后进行，取不加佐剂的 IgG 于兔子两后腿内侧肌内注射 0.5ml，背部皮下 3 点注射，每点 0.2ml，即每只兔子注射 1.6ml。

3）第三、第四次免疫：间隔 10 ～ 14 天分别进行，免疫方法为取不加佐剂的 IgG 于兔子两后腿内侧肌内注射 1ml，背部皮下 3 点注射，每点 0.2ml，即每只兔子注射 2.6ml。

4）末次免疫：7 天后进行，耳缘静脉注射不加佐剂的 IgG 1ml。

5）末次注射 7 天后，试血，双向免疫扩散试验测定免疫血清抗体效价，若效价在 1∶16 以上，即可颈动脉放血收集血清。若效价达不到要求，需耳缘静脉追加注射 IgG 1ml，再次测定效价。

2. 结果观察及记录 收获的血清应无菌，且无溶血现象。兔抗人 IgG 免疫血清的效价应高于 1∶16。

3. 注意事项

（1）抗体制备全过程应注意无菌操作。

（2）合理选择免疫动物，应选择抗原来源动物亲缘关系较远的动物。

（3）根据抗原的特性合理设计免疫方案，并根据具体情况加以调整。

（4）抗原成分必须均一，以免激发机体产生其他抗体物质。

（5）再次注射免疫原时，要防治过敏反应发生。

（6）家兔性情温顺，但容易受噪声影响，安静的环境有利于实验进行。

【思考题】

1. 溶血素效价的滴定采用哪种方法？应注意哪些事项？

2. 免疫动物时什么情况下需要佐剂？

3. 制备溶血素与制备兔抗人 IgG 免疫球蛋白有何异同？为什么？

实验二　单克隆抗体制备

1975 年杂交瘤技术的建立，成功制备了第二代抗体——小鼠单克隆抗体；20 世纪 80 年代开始的基因工程抗体为第三代抗体。

单克隆抗体（monoclonal antibody，mAb），即由单一 B 细胞产生的，只作用某一特定抗原表位的均一抗体。mAb 制备的难点是建立 B 细胞杂交瘤细胞株，虽然 B 细胞可在抗原刺激下，产生具有针对性的特异抗体，但是 B 细胞在体外不能持续传代，所以产生的抗体能力有限。凯勒（Koehler）和米尔斯坦（Milstein）合作建立了第一个 B 细胞杂交瘤细胞株，它既具有 B 细胞产生抗体的能力，又能够持续传代。由此产生的杂交瘤细胞可产生针对单一表位、结构相同、功能一致的抗体。区别于多克隆抗体，单克隆抗体具有高特异性、高均一性、少交叉反应、可重复获得等特点。

单克隆抗体制备比较关键的是 HAT 选择性培养基，即含次黄嘌呤（H）、氨基蝶呤（A）、胸腺嘧啶核苷（T）的培养基，单一 B 细胞和骨髓瘤细胞经过细胞融合后产生杂交瘤细胞，需要经过 HAT 选择性培养基筛选。骨髓瘤细胞因缺乏次黄嘌呤鸟嘌呤磷酸核糖基转移酶（HGPRT），不能在 HAT 上生长，而 B 细胞虽然有次黄嘌呤鸟嘌呤磷酸核糖基转移酶，能够存活，但不能传代，短暂生长后逐渐死亡，所以经过 HAT 选择培养基筛选后仅剩杂交瘤细胞，该细胞具有了单一 B 细胞的分泌特异性抗体和骨髓瘤细胞在体外长期增殖的双重特点。将收集的杂交瘤细胞注射到小鼠腹腔，经培养后收集腹水，最终获得大量的杂交瘤细胞分泌的单克隆抗体。

【实验目标】

1. 技能目标

（1）掌握细胞培养的基本技术。

（2）掌握小鼠抓拿、注射、处死的规范操作。

（3）掌握规范的显微镜观察细胞和记录方法。

（4）掌握聚乙二醇法诱导细胞的实验技术。

2. 知识目标

（1）掌握单克隆抗体制备的原理。

（2）熟悉单克隆抗体制备的基本流程。

3. 素质目标　深刻理解动物实验的意义，敬畏生命，学习实验动物的处死原则，采取尽可能地减少动物苦痛的方法处死动物。

【实验对象】

实验动物：BALB/c 小鼠，要求 6 ~ 10 周龄，健康、发育良好的雌性小鼠。

【实验试剂和器材】

1. 试剂　小鼠骨髓瘤细胞：小鼠骨髓瘤细胞（Sp2/0）、颗粒性抗原病毒、细胞或可溶性抗原。

2. 器材　CO_2 培养箱、超净工作台等。

【操作步骤和结果观察】

实验原理为首先获得能分泌专一抗体的单克隆 B 细胞，该细胞在体外不能传代，通过细胞杂交技术，将 B 细胞与骨髓瘤细胞合二为一，获得杂交瘤细胞。经过 HAT 选择性培养基筛选后，选择单细胞培养获得单克隆，单克隆细胞分泌的抗体即为单克隆抗体。

1. 鼠免疫 B 淋巴细胞的制备 根据抗原性质和免疫原性决定注射途径和间隔时间、次数。颗粒性抗原，如细胞和病毒免疫原性强，不用加佐剂，第 1 次注射后可间隔 2～3 周重复注射 1～2 次，融合前 3 天可加强免疫 1 次。可溶性抗原由于免疫原性较弱，一般要加佐剂，可溶性抗原与等量佐剂混合后，经充分乳化，腹腔或皮下多点注射，间隔 2 周，共 3～5 次，同样融合前 3 天可加强免疫 1 次。

2. 骨髓瘤细胞悬液制备 复苏后的骨髓瘤细胞经含有 5% 小牛血清的 RPMI[①]-1640 培养液中传代，待细胞生长稳定后以供融合使用。生长良好的细胞在倒置显微镜下呈圆形、排列整齐，形态完整。锥虫蓝染色活细胞数应大于 90%。经离心收集培养好的细胞，RPMI-1640 重悬。

3. 饲养细胞的制备 单个或少数细胞在体外不易培养，一般需要加入其他活细胞共同培养，这些加入的其他细胞称之为饲养细胞。常用的饲养细胞有小鼠腹腔巨噬细胞、小鼠脾脏细胞和小鼠胸腺细胞，以小鼠腹腔巨噬细胞最为常用。取 6～10 周 BALB/c 小鼠，断颈处死，无菌操作将 5ml 的 RPMI-1640 培养基注入腹腔，消毒拇指轻揉腹部数次后取回注入的液体，离心收集细胞，RPMI-1640 培养基配制为 $1×10^5$ 个 /ml 细胞悬液。融合实验前一天制备饲养细胞。一只小鼠一般可获取细胞（3～5）$×10^6$ 个，可供融合一次用。

4. 细胞融合 诱导细胞融合有很多种方法，如电场诱导、激光诱导等，本实验采用聚乙二醇（polyethylene glycol，PEG）法。将骨髓瘤细胞（$1×10^7$ 个细胞）与脾细胞（$1×10^8$ 个细胞）按 1：（5～10）的混合，加入 20～50ml RPMI-1640 培养基，1000r/min 离心 5～10 分钟，收集沉降物，轻弹管壁使细胞分散，在 37℃ 水浴中加入 0.7ml 的 50% 的 PEG-4000，1 分钟内加完，边加边旋转。缓慢加入 20ml 的 37℃ 预热的无血清 RPMI-1640 培养基终止反应。在 800～1000r/min 离心 10 分钟，弃去上清液，将沉降细胞重悬在 HAT 培养液中待用。小心吸出重悬的液体，按每孔 100μl 加入 96 孔平底培养板内。置 37℃、5% 的 CO_2 培养箱中培养。融合后每天需要观察细胞生长情况，2～3 天后未融合的骨髓瘤细胞和自身融合的细胞退化、死亡，巨噬细胞噬细胞碎片。4～5 天后出现克隆，并逐渐生长。

5. 杂交瘤阳性克隆的筛选 通过以上方法获得的杂交瘤细胞中仅有少部分可以分泌预定的特异性抗体，所以要通过筛选找到目标 mAb 细胞并且克隆化。杂交瘤细胞的筛选及鉴定需要根据抗原的性质、抗体的类型和需要的灵敏度来选择，常用的方法有酶标记免疫实验、血凝试验、免疫荧光、放射性释放测定、免疫酶空斑试验等。为了防止非目标克隆过度生长，需要及时对阳性杂交瘤细胞克隆化以获取单克隆细胞系。常见的杂交瘤细胞克隆化方法有直接挑取法、软琼脂法、有限稀释法、荧光激活细胞分离仪分选法等。

6. mAb 的制备 目前大量制备 mAb 的方法有体内生产法和体外培养法。

（1）体内生产法：根据注射位置不同又可分为腹水型 mAb 和血清型 mAb。腹水型 mAb：选取 BALB/c 小鼠，先腹腔注射 0.3ml 降植烷酸或液体石蜡，7～10 天后将 PBS 稀释的阳性杂交瘤细胞注射到腹腔，注射量为 $5×10^5/0.2ml$。5 天后待小鼠腹部明显膨大，可用 9 号或者 16 号针头采集腹水，可收集数次。收集的腹水经离心后取上清，测定效价，–20℃ 或 –70℃ 保存。血清型 mAb：将阳性的杂交瘤细胞于小鼠背部多点注射，10～20 天后，观察肿瘤达到一定大小后，采血收集血清。

（2）体外培养法：即用培养基培养阳性的杂交瘤细胞，收集细胞生长过程中分泌的 mAb，该

---

① RPMI 为 Roswell Park Memorial Institute 缩写。

方法收集的抗体很少，不利于 mAb 的大量制备。

观察结果：制备针对某一抗原决定簇的特异性 mAb。

【注意事项】

1. 在筛选得到阳性杂交瘤细胞时应及时克隆化，并及时冻存细胞，以防止目的克隆在生长竞争中被淘汰。

2. 实验过程中应严格无菌操作，防止污染。

【思考题】

1. 简述小鼠单克隆抗体制备的主要步骤。

2. 简述 HAT 培养基的成分及其原理。

实验三　凝集试验

凝集反应（agglutination reaction）是指颗粒性抗原（细菌、红细胞或表面带有抗原的胶乳颗粒等）与相应抗体发生特异性结合后，在一定条件（电解质、抗原抗体比例等）下出现肉眼可见凝集的现象。

凝集反应可根据试验中抗原抗体的检测方式分为直接凝集反应、间接凝集反应两大类。凝集反应方法简便，但灵敏度不高，常用于定性检测，即根据凝集现象的出现与否来判定结果为阳性或阴性，如细菌的鉴定与分型、血型鉴定等；也可用于半定量检测，即将标本作一系列倍比稀释后进行反应，以出现阳性反应的血清最高稀释度作为滴度。

【实验目标】

1. 技能目标

（1）掌握直接凝集反应和间接凝集反应的实验方法。

（2）掌握微量可调移液器的正确使用。

（3）掌握液体的倍比稀释方法。

（4）掌握实验结果的正确记录方法。

2. 知识目标

（1）掌握凝集反应发生的条件和影响因素。

（2）掌握凝集反应在临床上的用途。

3. 素质目标

（1）提升生物安全意识，做好血液标本、菌液标本的安全防范和处置工作。

（2）养成客观记录实验结果的行为习惯和实验推导结论的科学思维。

（3）培养学生"基础与临床"知识的融会贯通。

直接凝集反应

直接凝集反应（direct agglutination）是将红细胞悬液、细菌等颗粒性抗原与相应抗体混匀，在适当电解质等存在的情况下，如两者对应则可发生特异性结合而形成肉眼可见的凝集现象。常用的凝集试验有玻片法和试管法两种。玻片法可应用于已知抗体（免疫血清）检测未知抗原，为定性试验。玻片法试验以人类红细胞 ABO 血型鉴定试验（正向定型法）、细菌的血清学试验为例。试管法可应用于用已知抗原检测未知抗体（免疫血清），为半定量试验。试管法试验以肥达试验为例。

一、ABO 血型鉴定

人类 ABO 血型系统，根据红细胞膜上是否含有 A 或（和）B 抗原可将血型分为 A、B、O、AB 四种血型，A 型者的红细胞膜上含有 A 抗原，B 型者的红细胞膜上含有 B 抗原，AB 型者的红细胞膜上含有 A、B 抗原，O 型者的红细胞膜上不含有 A、B 抗原。分别将抗 A、抗 B 标准血清与受检者红细胞混合，观察有无红细胞凝集现象，判断受检者红细胞膜表面有无 A 或（和）B 抗原，从而判定血型。

【实验对象】

待检人血液标本。

【实验试剂和器材】

1.试剂 抗 A 和抗 B 标准血清、生理盐水。

2.器材 采血针、75% 乙醇棉签、载玻片、小试管、毛细吸管、牙签、消毒干棉签、记号笔、消毒缸、显微镜等。

【操作步骤和结果观察】

（一）操作步骤

1. 待检 10% 红细胞悬液的制备 用 75% 乙醇棉签消毒指端皮肤，待干，然后用一次性采血针自指尖腹内侧迅速穿刺组织，深 2～3mm，立即出针，用消毒干棉签擦拭去第一滴血（因含组织液较多），再取一滴血置于装有 0.5ml 生理盐水的小试管中混匀，制成约为 10% 的红细胞悬液备用，采血完毕，立即用消毒干棉签压迫止血。

2.取载玻片 1 张，用记号笔划分 2 等份，并在载玻片左上角分别标记抗 A、抗 B。

3.取抗 A、抗 B 标准血清各 1 滴，分别滴入载玻片上的相应格内，用毛细吸管吸取 10% 红细胞悬液各 1 滴，分别滴加在上述抗血清小格内。用牙签将抗血清和红细胞搅拌或轻轻晃动载玻片混匀。

4. 5～10 分钟后，肉眼观察结果，在白色背景下观察有无凝集现象。如肉眼观察不够清楚，可将载玻片置于低倍显微镜下观察。

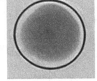 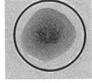

阴性（−）　　阳性（＋）

图 12-2

（二）结果观察

1.液体变清，并有大小不等的红色凝集块出现者为阳性；液体仍然浑浊，无凝集块出现者为阴性。

2.血型鉴定结果参见表 12-2 和图 12-2。

表 12-2　ABO 血型鉴定试验结果

血型	抗血清	
	抗 A 标准血清	抗 B 标准血清
A 型	+	−
B 型	−	+
AB 型	+	+
O 型	−	−

注："+"表示凝集，"−"表示不凝集

3. 报告方式　结果以"血型为（正向定形）x 型"报告。

【注意事项】

1. 严格按无菌操作技术，防止采血部位感染。

2. 所用的抗 A 和抗 B 标准血清必须在有效期内使用，使用前应平衡至室温，实验结束后放置 4℃冰箱保存，以免细菌污染。

3. 实验用载玻片要清洁，并做好抗 A、抗 B 标记。

4. 待检红细胞悬液不宜过浓或过稀。

5. 用牙签混匀时，勿混用牙签，以免产生错误。使用过的牙签放入指定容器内。

二、细菌的血清学试验

将细菌等颗粒性抗原与其相应抗体混合，在一定的条件下如出现凝集块者为阳性反应。如混合后均匀浑浊，无凝集块出现者为阴性反应。本试验可应用于用已知抗体（免疫血清）检测未知抗原，是定性试验。

【实验试剂和器材】

1. 试剂　1：20 痢疾免疫血清、1：20 伤寒免疫血清、伤寒沙门菌菌液、痢疾志贺菌菌液、生理盐水。

2. 器材　玻片，微量移液器，消毒缸等。

【操作步骤和结果观察】

（一）操作步骤

1. 取洁净玻片 2 张，各用记号笔划分三等份，如图 12-3 所示。

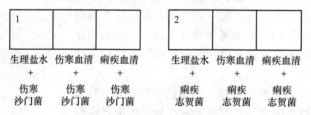

图 12-3　细菌血清学实验方法

2. 在玻片的左上角分别标记 1 和 2。

3. 用微量移液器分别吸取生理盐水、1：20 伤寒免疫血清、1：20 痢疾免疫血清各 20μl 按上图位置放在玻片上，注意在换取另一种血清时要更换移液器的吸液尖（TIP 头），以免混淆血清产生错误结果。使用过的 TIP 头放入消毒缸内。

4. 用微量移液器吸取伤寒沙门菌菌液 20μl 加入 1 号玻片的生理盐水中，充分混匀，再吸取伤寒沙门菌菌液 20μl 加入 1：20 伤寒免疫血清中混匀，更换移液器 TIP 头，再吸取伤寒沙门菌菌液 20μl 加入 1：20 痢疾免疫血清中混匀。

5. 同法吸取痢疾志贺菌菌液 20μl 分别加入 2 号玻片上的生理盐水、1：20 伤寒免疫血清和 1：20 痢疾免疫血清中，使用过的 TIP 头放入消毒缸内。

6. 轻轻摇动玻片，1～2 分钟后观察结果。

（二）结果观察

液体变清，并有乳白色凝集块出现者为阳性。

液体仍然浑浊，无凝集块出现者为阴性（图 12-4）。

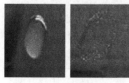

图 12-4　结果观察

【注意事项】

1. 加入菌液前要充分混匀。

2. 吸取不同液体时务必更换移液枪头，以免造成结果错误。

3. 记录结果之后，将玻片放入含消毒液的指定容器内，切勿任意放置或冲洗。

【临床意义】

通过已知抗体检测未知抗原可用于从患者标本中分离得到菌种的诊断或分型、人类 ABO 血型的鉴定等。

三、试管法（微量反应板）

试管凝集反应是在试管内将待检/已知血清作对倍稀释后，加入等量的已知颗粒性抗原与待检血清混合，然后观察试管内有无凝集块出现。如出现凝集块者为阳性反应。混合后仍均匀浑浊，无凝集块出现者为阴性反应。根据血清凝集效价判定待检血清中相应抗体的含量。即在试管内用已知颗粒性抗原检测未知抗体的相对含量的半定量试验。如肥达试验、外斐反应。试验也可以在微量反应板上进行，称为微量反应板法。

【实验试剂和器材】

1. 试剂 1∶20 伤寒免疫血清、伤寒沙门菌菌液、甲型副伤寒沙门菌菌液、生理盐水。

2. 器材 微量移液器、U 型微量反应板、恒温培养箱、TIP 头等。

【操作步骤和结果观察】

（一）操作步骤

1. 预先在 U 型微量反应板上做好实验标记（表 12-3）。

2. 于两横排 1～10 孔中各加入生理盐水，每孔 50μl。

3. 分别在两横排的第 1 孔内加入 1∶20 伤寒免疫血清 50μl，两横排各从第 1 孔开始作对倍稀释至第 9 孔，从第 9 孔混匀后弃去 50μl。此时第 1～9 孔的血清稀释度依次增加一倍，即血清对倍稀释法或倍比稀释法。

4. 于第一横排从第 10 孔至第 1 孔各加入伤寒沙门菌菌液，每孔 50μl。第二横排同法每孔加入甲型副伤寒沙门菌菌液 50μl，菌液要充分混匀后方可加样。

5. 上述液体充分混匀后，置 45℃恒温箱孵育 1 小时。

6. 取出反应板，室温静置 15 分钟，观察并记录结果。

表 12-3 试管法凝集试验（微量反应板）操作方法

孔号	1	2	3	4	5	6	7	8	9	10
生理盐水（μl）	50	50	50	50	50	50	50	50	50	50
1∶20 伤寒血清（μl）	50	50	50	50	50	50	50	50	50	50弃去
菌液	50	50	50	50	50	50	50	50	50	50

（二）结果观察

1. 观察结果 先观察生理盐水对照孔（第 10 孔）。此孔细菌应不发生凝集，液体浑浊，管底沉降物呈圆形，边缘整齐。此沉降物为细菌悬液在静置 1 小时过程中，因重力作用自然下沉形成。然后自第 1 孔开始依次观察孔内液体的浑浊程度及孔底凝集物的大小。

2. 血清凝集效价（凝集滴度）的判定　通常以能与一定量的抗原发生肉眼可见明显凝集（++）的血清最高稀释度（表 12-4、图 12-5）。

表 12-4　凝集程度的判定方法

凝集物	液体浑浊度	凝集程度
全部凝集	澄清透明	最强凝集（++++）
大部分凝集	基本透明	强凝集（+++）
有明显凝集	半透明	中度凝集（++）
很少凝集	基本浑浊	弱凝集（+）
不凝集	浑浊	不凝集（-）

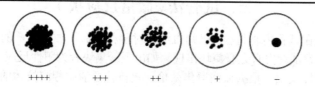

图 12-5　孔底凝块观察及判定

【注意事项】

1. 血清倍比稀释时要仔细且逐管进行，并尽量减少气泡的产生。

2. 加入菌液前要充分混匀，后从第 10 孔开始加样。

3. 结果观察时先不要振摇反应板，以免凝集物被摇散后影响结果的观察。

4. 凝集效价的判定以血清最终稀释度为准。

【临床意义】

通过已知抗原检测未知抗体，可用于病原微生物的感染免疫学诊断，如肥达试验，外斐反应等。

【思考题】

1. 玻片凝集反应和试管凝集反应在临床上还可检测哪些内容？

2. 结合本实验，描述抗原抗体反应的特点。

间接凝集反应

　　间接凝集反应（indirect agglutination）是将可溶性抗原（或抗体）包被在一种与免疫反应无关的载体颗粒表面成为致敏载体后，与相应抗体（或抗原）发生结合，在一定条件下出现颗粒物凝集的现象。根据致敏载体的方式，间接凝集反应可分为正向间接凝集反应、反向间接凝集反应、间接凝集抑制反应和协同凝集反应等。

　　本实验以人类类风湿因子检测实验（乳胶凝集法）为例。

　　类风湿因子（rheumatoid factor, RF）是一种抗"自身变性 IgG"的 IgM 类抗体（也称抗球蛋白抗体），它能与人变性 IgG 结合。利用人变性 IgG 吸附于聚苯乙烯胶乳颗粒上作为检测试剂，加入待检血清，待检血清中若含有 RF，可与胶乳颗粒结合出现凝集反应。

【实验对象】

待检人血清（做 1∶20 稀释）。

【实验试剂和器材】

1. 试剂　胶乳试剂；阳性对照血清（可直接使用）、阴性对照血清（可直接使用）。

2. 器材 玻片、滴管、记号笔。

【操作步骤和结果观察】

（一）操作步骤

实验前应将试剂和血清标本恢复到室温

1. 取洁净玻片 1 张，用记号笔划分三等份。

2. 三个格中分别加入 1∶20 待检血清、阳性对照血清和阴性对照血清各 1 滴。

3. 轻轻摇匀胶乳试剂，然后每格加入胶乳试剂各 1 滴。

4. 立即持续摇动玻片，1～3 分钟后观察结果。

（二）结果观察

以出现均匀凝集颗粒者为阳性。未出现凝集颗粒者为阴性，如图 12-6 所示。

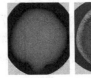

图 12-6　凝集反应结果

【注意事项】

1. 试剂和血清标本应室温平衡好后方可使用。

2. 胶乳试剂加样前应充分摇匀，且垂直滴加。

3. 记录结果之后，将玻片放入含消毒液的指定容器内，切勿任意放置或冲洗。

【临床意义】

RF 主要见于类风湿关节炎（RA），也可见于其他结缔组织病，可用于疾病的辅助诊断。

【思考题】

1. 何谓间接凝集试验？有何用途？

2. 简述胶乳类风湿因子检测试验的原理，如何判断结果？

实验四　沉 淀 试 验

可溶性抗原（如血清、组织浸出液、毒素等）与相应的抗体相遇，在适当条件下（如二者比例恰当，一定的温度，合适的 pH，电解质等）发生特异性结合，经过一定时间后出现的沉淀现象，称为沉淀反应（precipitation）。

根据检测方法和试验反应的介质不同，沉淀反应可分为液体内沉淀反应和凝胶内沉淀反应两种类型。液体内沉淀反应包括环状沉淀试验、絮状沉淀试验和免疫浊度分析；凝胶内沉淀反应包括单向免疫扩散试验、多向免疫扩散试验和电泳技术结合起来的对流免疫电泳、火箭免疫电泳、交叉免疫电泳等技术。由于加样方法不一，形成沉淀线的形态亦不相同，在试验室和临床上用途甚广，如抗体效价的测定、血清中的补体及免疫球蛋白的测定等。

沉淀反应一般是测定微克水平的抗原或抗体，但如果结合同位素标志物进行沉淀带的显示，则敏感性可提高至纳克级（ng）。

【实验目标】

1. 技能目标

（1）掌握不同类型沉淀反应的操作方法。

（2）掌握紫外分光光度计的正确使用。

2. 知识目标

（1）掌握不同类型沉淀反应的原理和用途。

（2）掌握不同类型沉淀试验的优缺点。

3. 素质目标

（1）提升生物安全意识。

（2）培养学生认真观察并如实记录实验结果的习惯，提升解决问题和分析问题的能力。

一、液体内沉淀反应——免疫比浊法测定

免疫比浊法（immunoturbidimetry）测定，是临床应用最广泛的液体内沉淀反应。可溶性抗原与相应抗体特异性反应在一定缓冲液中快速形成免疫复合物，反应液中呈现一定的浊度，通过现代光学测量仪器与自动分析检测系统相结合对浊度进行测定，对各种液体介质中的微量抗原、抗体和药物等进行定量测定。为了保证免疫浊度测定的准确性，要求在反应体系中保持抗体过量，形成的复合物随抗原量增加而增加，反应液的浊度亦随之增加。与一系列的标准品对比，即可计算出待检物的含量。根据检测仪器的位置及光信号性质不同，分为透射免疫比浊法和散射免疫比浊法。

下面以透射免疫比浊法测定补体 C3 的含量为例加以介绍。

人血清中补体 C3 成分与其相应抗体（羊抗人补体 C3）在液相中相遇，发生特异性反应，立即形成抗原抗体复合物，在液体中产生一定浊度。该浊度的高低与样品中补体成分 C3 的含量成正比。因此，检测其浊度即可测知血清中补体 C3 的含量。本法也可用于检测血清 C4、IgG、IgA、IgM 的含量。

【实验对象】

待检人血清。

【实验试剂和器材】

1. 试剂　R1 试剂：PBS、PEG（聚乙二醇）、NaN_3 等；R2 试剂：羊抗人补体单体成分 C3 抗体、PBS 等；补体单体成分 C3 标准血清：1.40g/L。

2. 器材　紫外分光光度计、微量可调移液器、试管、恒温箱、TIP 头等。

【操作步骤和结果观察】

（一）操作步骤

1. 按试剂实际用量从试剂瓶内吸出 C3 试剂，并将其平衡至室温。

2. 按试剂盒要求制备合适稀释度的标准血清、待检血清及质控血清。

3. 取 4 支试管，分别标记空白管、标准管、样品管、质控管（表 12-5）。

表 12-5　透射比浊法测定补体 C3 实验方法

管号	空白管	标准管	样品管	质控管
蒸馏水	100μl			
补体单体成分 C3 标准血清		100μl		
1∶11 待检血清			100μl	
质控血清				100μl
R1 试剂	900μl	900μl	900μl	900μl
混匀，置37℃孵育 8 分钟				
R2 试剂	1ml	1ml	1ml	300μl
生理盐水	1ml	1ml	1ml	1ml
37℃孵育 8 分钟，于 340nm 波长处测吸光度				

4. 各管内分别加入蒸馏水、已稀释的补体单体成分 C3 标准血清、待检血清和质控血清各 100μl。

5. 各管内分别加入 R1 试剂 900μl。

6. 混匀后，将各管置于 37℃恒温箱孵育 8 分钟。

7. 各管内分别加入 R2 试剂 300μl。

8. 各管内分别加入生理盐水 1ml。

9. 将各管置于 37℃恒温箱孵育 8 分钟后取出，在紫外分光光度计上，调波长为 340nm，再以空白管调零后，分别检测标准管、样品管和质控管的吸光度。

（二）结果观察

计算：

$$补体单体成分 C3（g/L）= \frac{样品管吸光度}{标准管吸光度} \times C3 标准液浓度（g/L）$$

亦可将至少 3 种不同浓度的 C3 标准血清绘制成标准曲线，将样品的吸光度在绘制的 C3 标准曲线上查找，即可得出样品中 C3 的含量。

正常值：补体单体成分 C3：0.80 ～ 1.60g/L。

【注意事项】

1. 试剂稳定与贮存 本试剂放置 2 ～ 8℃冷藏可稳定一年，在 18 ～ 25℃条件下可稳定 14 天。

2. 标本的收集与处理 如果血清样本不能及时检测，应置于 2 ～ 8℃保存。

3. 待检血清样品、标准血清、质控血清先用生理盐水以 1∶11 的比例稀释（0.1ml 血清加 1ml 生理盐水）。

【临床意义】

补体成分测定对免疫缺陷疾病、自身免疫疾病、免疫复合物性疾病、移植免疫疾病等的诊断有一定价值。通常情况下，补体单体成分 C3、C4 在系统性红斑狼疮、肾炎时呈下降趋势；而在急性感染、传染病早期呈上升趋势。

【思考题】

1. 免疫浊度测定的原理、分类及影响因素有哪些？

2. 补体成分的测定有何临床意义？

3. 凝集反应和沉淀反应有何异同？

二、凝胶内沉淀反应

凝胶内沉淀试验亦称琼脂扩散试验，可根据抗原与抗体反应的方式和特性，分单向免疫扩散试验和双向免疫扩散试验。

（一）单向免疫扩散试验——IgG 含量测定

在含有特异性抗体的琼脂板中打孔，并在孔内加入一定量的抗原，抗体和琼脂混合后，不会再扩散，只有孔内抗原向四周呈辐射状扩散。如抗原与已知的抗体相对应，一定时间后则在二者比例适宜的区域内形成白色沉淀环。沉淀环的大小（直径或面积）与抗原的浓度呈正相关，以不同浓度的标准抗原与一定量的抗血清反应后，以沉淀环的直径为横坐标，抗原浓度为纵坐标，在半对数纸上绘制标准曲线，即可用以定量检测待检标本的抗原含量（mg/ml 或 U/ml）。本试验是一种定量试验，主要用于测定 IgG、IgM、IgA、补体成分、白蛋白、蛋白酶等多种蛋白质的含量，用于辅助临床诊断和分析疾病情况。下面以待检血清 IgG 含量测定为例加以介绍。

【实验对象】

待检人血清。

【实验试剂和器材】

1. 试剂　已知含量的人 IgG 参考血清、羊抗人 IgG 诊断血清（效价 1∶80）、20 ～ 30g/L 生理盐水琼脂。

2. 器材　微量移液器、琼脂板打孔器、载玻片、TIP 头、湿盒、恒温箱等。

【操作步骤和结果观察】

1. 操作步骤

（1）制备含抗体的琼脂板：取 20 ～ 30g/L 生理盐水琼脂 1 管，加热熔化至澄清，待冷至 60℃时，置 56℃水浴箱平衡待用。将羊抗人 IgG 诊断血清用生理盐水作 1∶40 稀释，置 56℃水浴箱平衡。将二者等量混合均匀后，倾注于放置水平台面的载玻片上制成厚薄均匀的琼脂板，每片 4ml，注意勿产生气泡，琼脂板的厚度一般为 1.5 ～ 2mm，静置 10 ～ 15 分钟待冷却凝固后备用。

（2）打孔：用打孔器在琼脂板上打孔。孔径为 3mm，孔距为 10 ～ 12mm，琼脂孔要求圆整、光滑、勿损伤孔边缘。

（3）加样：将参考血清用 0.5ml 蒸馏水溶解后，以人 IgG 含量为 10mg/ml 为例，用生理盐水做以下一系列稀释（表 12-6）。

表 12-6　血清稀释度

参考血清的稀释度	1∶10	1∶16	1∶20	1∶32	1∶40
相应 IgG 的含量（μg/ml）	1000	625	500	312.5	250

待检血清用生理盐水作 1∶40 稀释，依次将它们分别加入到琼脂板上各孔中，每孔内加入 10μl。

（4）扩散：将加好样的琼脂板放入湿盒内，置 37℃恒温箱温育，次日观察结果。

2. 结果观察及 IgG 含量计算法

（1）分别测量待检血清样品及不同浓度参考血清产生的沉淀环直径，如果沉淀环不是圆形，则应该交叉 90° 测定两个直径，取其平均值。

（2）标准曲线的绘制：以各种稀释度的参考血清的沉淀环直径为横坐标，相应的 IgG 浓度为纵坐标，在半对数坐标纸上绘制出标准曲线。

（3）在标准曲线上查出相应孔沉淀环直径的含量，再乘以标本的稀释倍数（40 倍），即为待检血清实际 IgG 的含量。

【注意事项】

1. 本次实验为定量试验，因此，对各试验参数，如琼脂的厚度、琼脂含量、稀释液、温度、沉淀时间等，必须严格控制。

2. 重复性和线性好，但灵敏度稍差（不能测定 μg/ml 以下含量）。

3. 制板要平整、无气泡、厚薄一致，均匀铺满整张玻片。

4. 琼脂孔要求圆整、光滑、勿损伤孔边缘，不要破裂。

5. 诊断血清与熔化的琼脂混合时，琼脂的温度不宜过高，应控制在 56℃，如温度过高会令抗体失活，温度过低会令琼脂凝固，不能制板或是制板不均匀。

6. 每次测定必须制作标准曲线，同时须测定质量，控制血清。

7. 双重沉淀环现象多由抗原性相同而扩散率不同的两个组分所致。

【思考题】

1. 简述单向免疫扩散试验的原理，影响因素有哪些？

2. 琼脂板中抗体的浓度与沉淀环及试验灵敏度有何关系？

（二）双向免疫扩散试验——血清 AFP 测定

双向免疫扩散试验是一种定性试验。将抗原、抗体分别加入琼脂板相对应的小孔中，使二者各自向外扩散，在抗原-抗体两孔之间比例适当处形成可见的沉淀线。沉淀线的位置、数量、形状以及对比关系，可对抗原或抗体进行定性分析。常用于免疫血清是否已产生特异性抗体、抗体纯度（有多条沉淀线表示不纯）鉴定及抗体效价的测定。

下面介绍原发性肝癌时血清标本的 AFP 鉴定：甲胎蛋白（AFP）在胚胎时就已存在，大部分集中在肝组织中，为球蛋白，分子量 68 000。在胎儿发育过程中，由卵黄囊和胚胎肝产生，妊娠 13 周时，胎儿血清中的 AFP 值达到最高峰，约 3000ng/ml。此后，AFP 逐渐下降。胎儿出生时，为 80ng/ml 血清，出生 1 年后 AFP 继续下降，至第 2 年末，达到最低水平，在 2 ～ 10ng/ml 血清，一直维持到成年。当发生原发性肝癌或畸胎瘤时，AFP 水平都会有明显增加。发生肝炎时 AFP 也会有一定量的增高，一般在 50ng/ml 以下，而且 AFP 值的增加速度较慢。

【实验对象】

待检人血清。

【实验试剂和器材】

1.试剂 肝癌患者阳性血清、正常人血清（AFP 阴性血清）、AFP 诊断血清、1.2% 生理盐水琼脂。

2.器材 载玻片、琼脂板打孔器、微量移液器、湿盒、恒温箱等。

【操作步骤和结果观察】

1.操作步骤

（1）将琼脂加热熔化。

（2）取洁净玻片一张，放在水平台上，将已熔化的琼脂 3 ～ 4ml 趁热倾注在玻片上，制成厚薄均匀的琼脂板。

（3）待琼脂凝固后，按图 12-7 打孔。

（4）在中心孔内加入抗 AFP 诊断血清（已知抗体）。

（5）1、4 孔中加入肝癌患者阳性血清（或正常人胚组织浸液）为阳性对照。

（6）于 2、3、5、6 各孔中分别加入待检血清。

（7）将琼脂板放入湿盒内，置 37℃恒温箱中，次日取出，观察结果。

2.结果判断 观察中央孔与各孔间沉淀线的数量及特征。本试验 1、4 两孔加入的是 AFP 阳性血清，与中心孔（抗体）之间必须出现清晰的乳白色沉淀带，起质控作用。否则，可能是抗体失效，或阳性血清有问题，本次结果失败，应该重做。如图 12-7 所示，3 孔与第 4 孔相同出现乳白色沉淀线，而且与第 4 孔的沉淀线自然融合，则表示 AFP 阳性，第 5、6 孔与中心孔抗体之间没有沉淀线，则表示 AFP 阴性，第 2 孔与中心孔之间有沉淀线，但没有与第 1 孔的沉淀线形成自然融合，而是出现交叉，此现象是为假阳性。

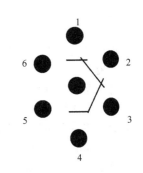

图 12-7 中央孔与各孔的沉淀线

第 1 和第 4 孔：质控标准；第 2 孔：待测血清为 AFP 假阳性；第 3 孔：待测血清为 AFP 阳性；第 5 和第 6 孔：待测血清为 AFP 阴性

【注意事项】

1. 浇制琼脂板时，要求均匀、平整、厚薄一致、无气泡。

2. 打孔时动作要轻，避免将琼脂撕裂。

3. 加样不同的试剂时，应更换移液枪头，否则影响试验结果。

4. 试验前应进行预试验，确定抗体的稀释度。

【思考题】

1. 简述双向免疫扩散试验的原理和应用。

2. 记录并分析试验结果。

三、免疫电泳技术

免疫电泳是将区带电泳和双向免疫扩散相结合的电泳技术。操作中先将蛋白质抗原在琼脂平板上进行电泳，使不同的抗原成分因分子大小、电荷不同、电泳迁移率各异而彼此分离。然后在与电泳方向平行的琼脂槽内加入相应抗体进行双向免疫扩散。分离成区带的各种抗原成分与相应抗体在琼脂中扩散后相遇，在二者比例合适处形成肉眼可见的弧形沉淀线。沉淀线的多少表示溶液中抗原种类的数量。另外，其沉淀线的数量、位置、形状与已知的标准抗原、抗体形成的沉淀线比较，即可对样品中所含成分及其性质进行分析、鉴定。

如对人血清免疫电泳，则电泳处分为 α、β、γ 等区带。将抗体加进抗体槽置恒温箱扩散，实质是进行双扩散。如果免疫电泳的最后再加入放射性同位素标记的抗体，进行放射自显影，可将肉眼不能看到的区带显示出来。

【实验对象】

待检人血清。

【实验试剂和器材】

1. 试剂　巴比妥缓冲液（0.05mol/L，pH 8.6）、1% 巴比妥琼脂、兔抗人血清（抗体）。

2. 器材　琼脂板打孔器、电泳仪、微量可调移液器、载玻片等。

【操作步骤和结果观察】

（一）操作步骤

1. 将加热熔化的 1% 巴比妥琼脂 2 ～ 3ml 浇注于放置水平台面的洁净的载玻片上制成厚薄均匀的琼脂板。

2. 待琼脂凝固后用内径 3mm 的打孔器进行打孔，孔间距 4 ～ 5mm。

3. 加入人血清 10µl 于小孔内。

4. 琼脂玻片置电泳槽进行电泳，其中一孔加入电泳迁移指示剂（如氨基黑），电压为 10V/cm 或电泳 2 ～ 4mA/cm² 玻片，一般电泳 1 ～ 2 小时。

5. 电泳完毕，在琼脂板一侧挖一槽（槽长 50mm，槽宽 1mm，抗原孔内距离槽 5mm）。

6. 槽中加入适量抗人抗体。

7. 将琼脂板放入用数层湿纱布垫平皿中，置 37℃扩散 2 ～ 3 天。24 小时后应当有个别沉淀线出现。

8. 直接观察结果，可加入放射性免疫标记抗体，利用自显影技术，显示更多区带。

（二）结果观察

通过所形成的沉淀线的数量、位置、形状与已知的标准抗原、抗体形成的沉淀线比较，可分析待检样品中的抗原性质和成分（图 12-8）。

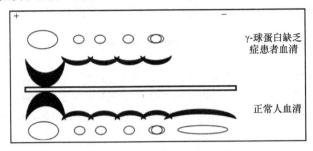

图 12-8　免疫电泳结果示意图

【注意事项】

1. 浇板时要求厚度均匀，无气泡，打孔挖槽时要求外壁整齐，防止琼脂破裂。
2. 抗人血清加样时勿外溢。
3. 抗原、抗体比例应适当，如其中一种明显过剩，也会影响反应结果。
4. 扩散时间不宜过长，否则易出现假沉淀线。

【临床意义】

1. 临床上常用于多发性骨髓瘤、巨球蛋白血症、先天性丙种球蛋白缺乏症的诊断。如：确认该蛋白属于哪一类免疫球蛋白或哪一型轻链异常。
2. 鉴定用单克隆抗体制备的蛋白质抗体是单价抗体或为多价抗体。
3. 鉴定抗原（或抗体）的纯度。

【思考题】

1. 记录并解释试验结果。
2. 除了凝集反应、沉淀反应，还有哪些临床检测方法用于抗原抗体的特异性反应？

实验五　补体结合试验

补体系统有补体固有成分、补体受体固体及补体调节蛋白组成，是一个具有精密调控的蛋白质反应系统。正常情况下，多数补体成分以无活性的酶原形式存在于体液中，只有在某些激活物质的作用下，启动一系列丝氨酸蛋白酶的级联酶促反应而激活补体，产生具有生物学活性的产物，发挥调理吞噬、溶解细胞、调节免疫应答、介导炎症和清除免疫复合物等生物学功能，是机体固有免疫的重要组分，与适应性免疫也密切相关。

【实验目标】

1. 技能目标

（1）掌握溶血试验、溶血素滴定和补体依赖的细胞毒试验的操作方法。

（2）掌握溶血试验和补体依赖的细胞毒试验结果的观察方法。

2. 知识目标

（1）掌握补体的理化特性。

（2）掌握补体的生物学功能。

（3）掌握补体激活的三条途径有何异同。

3. 素质目标

（1）培养学生"基础与临床"知识的融会贯通。

（2）培养学生严谨缜密的科学思维，注重学生创新能力的提升。

一、溶 血 试 验

以绵羊红细胞（SRBC）作为免疫原，注射于家兔体内，经一定时间，可刺激机体产生特异性抗体并释放入血液，分离血液，即为特异性抗 SRBC 免疫血清（也称为溶血素）。SRBC 与其相应抗体（抗 SRBC）结合，在适量补体参与下即可出现肉眼可见的溶血现象，此为补体参与的溶血反应。

【实验对象】

SRBC。

【实验试剂和器材】

1. 试剂 2 单位溶血素、1%SRBC 悬液、2 单位补体、生理盐水。

2. 器材 试管、微量可调移液器、试管架、恒温箱等。

【操作步骤和结果观察】

（一）操作步骤

1. 取 4 支小试管，编号列于试管架上，按表 12-7 加入各试验材料。

2. 充分混匀，37℃恒温箱静置 30 分钟，取出观察结果。

表 12-7 溶血反应的操作方法

管号	生理盐水	2 单位溶血素	1%SRBC 悬液	2 单位补体	实验现象
1	0.2	0.2	0.2	—	
2	—	0.2	0.2	0.2	
3	0.2	—	0.2	0.2	
4	0.4	—	0.2	—	

（二）结果观察

完全溶血：溶液红色，完全透明。结果记录：阳性。

不溶血：溶液呈红色浑浊状，不透明，如放置时间过长，红细胞因重力作用会下沉，可见管底有红色沉淀圆点。结果记录：阴性。

各管所加生理盐水只是补足液体容量，使各试验管的最终容量一致。

【注意事项】

1. 实验所用补体应采用豚鼠新鲜血清。

2. 补体性质极不稳定，需对实验条件和各个环节加以严格控制。

3. 红细胞悬液充分混匀后加样。

【思考题】

1. 溶血发生的充要条件是什么？

2. 补体的理化特性是什么？有哪些主要的生物学功能？

3. 简述补体激活的经典途径过程。

4. 分析各反应管的实验现象，并加以解释其原因。

二、溶血素的滴定

SRBC 体外与其相应抗体（兔抗 SRBC 免疫血清，亦称溶血素）混合，发生特异性反应，玻片试验即可出现肉眼可见的凝集块，即凝集试验阳性。当 SRBC 在试管中与其相应免疫血清结合后，当有补体存在时，一定条件下，将导致 SRBC 裂解，发生补体参与的溶血反应。当反应体系中的 SRBC 和补体量一定时，其溶血反应程度与溶血素的效价成正比，借此可测定溶血素的效价。

【实验对象】

SRBC。

【实验试剂和器材】

1.试剂 溶血素、1%SRBC 悬液、补体、生理盐水。

2.器材 试管，微量可调移液器，试管架，恒温箱，玻片等。

【操作步骤和结果观察】

（一）操作步骤

稀释抗体和补体（表 12-8）。

1. 用生理盐水将溶血素做 1∶100 稀释，补体做 1∶30 稀释。

2. 另取 10 支小试管，编号列于试管架上。

3. 按表 12-8 将血清标本做对倍稀释。

（1）第 1～9 管内分别加入生理盐水，0.2ml/管，第 10 管加 0.4ml。

（2）第 1、8 管内分别加入 1∶100 溶血素，0.2ml/管，从第 1 管开始做对倍稀释至第 7 管，从第 7 管取出 0.2ml 弃去。

（3）第 1～10 管分别加入 1% SRBC，0.2ml/管。

（4）第 1～7 管及第 9 管分别加入 1∶30 补体，0.2ml/管（第 8、10 管不加补体）。

（5）充分混匀，37℃恒温箱静置 30 分钟，取出观察结果。

表 12-8 溶血素的滴定

试验材料	1	2	3	4	5	6	7	8	9	10
生理盐水（ml）	0.2	0.2	0.2	0.2	0.2	0.2	0.2 弃去 0.2	0.2	0.2	0.4
1∶100溶血素（ml）	0.2	0.2	0.2	0.2	0.2	0.2	0.2	0.2	—	—
血清稀释度	1∶200	1∶400	1∶800	1∶1 600	1∶3 200	1∶6 400	1∶12 800	1∶200	—	—
1%SRBC（ml）	0.2	0.2	0.2	0.2	0.2	0.2	0.2	0.2	0.2	0.2
1∶30 补体（ml）	0.2	0.2	0.2	0.2	0.2	0.2	0.2	—	0.2	—

注：第 8 管：血清对照；第 9 管：补体对照；第 10 管：SRBC 对照

（二）结果判定

观察溶血现象，以呈现完全溶血的血清最高稀释度为溶血素效价。

【注意事项】

1. 实验所用补体应采用豚鼠新鲜血清。

2. 补体性质极不稳定，需对实验条件和各个环节加以严格控制。

3. 溶血素的效价鉴定可采用双向免疫扩散试验。

【思考题】

1. 溶血素效价的测定可采用哪种方法？应注意哪些事项？

2. 临床上如何检测新生儿溶血？如何预防？

三、补体依赖的细胞毒试验

表达有特异性抗原的靶细胞（如正常细胞、病毒感染细胞、肿瘤细胞等）与相应抗体结合后，在补体的参与下，通过经典途径激活补体，所形成的攻膜复合物对靶细胞发挥裂解效应，可引起靶细胞膜损伤，导致细胞裂解死亡，此即补体依赖的细胞毒试验。通过锥虫蓝、伊红-Y 等染料对靶细胞的死活加以判断。补体依赖的细胞毒试验可用于检查细胞膜抗原或鉴定抗体的特异性。本实验通过补体依赖的细胞毒试验检测小鼠胸腺 T 细胞特异的表面抗原（Thy-1 抗原）。

【实验对象】

$4 \sim 6$ 周龄的健康小鼠。

【实验试剂和器材】

1.试剂 抗小鼠 Thy-1 的单克隆抗体及补体（适当稀释度）、含 5% 胎牛血清的冷 Hank's 液、1% 伊红-Y 染色液。

2.器材 解剖器械（眼科剪、眼科镊）、平皿、5ml 注射器针栓、200 目不锈钢网；试管、恒温水浴箱、1ml 移液器、吸管；载玻片、盖玻片等。

【操作步骤和结果观察】

（一）操作步骤

1.小鼠胸腺细胞悬液的制备 将 $4 \sim 6$ 周龄小鼠采用颈椎脱臼法或眼球放血法处死，用安尔碘消毒皮毛，取出胸腺，置于含约 4ml 冷 Hanks 液的平皿中，在 200 目的不锈钢网上研磨，使胸腺细胞释出，过筛，移入试管，1000r/min 离心 5 分钟，弃上清，用 Hanks 液洗涤两次。将沉降的细胞重悬于 Hanks 液中，配成 1×10^7/ml 细胞悬液，通常一个胸腺可获得 $(0.5 \sim 1) \times 10^8$ 个细胞。

2. 取 4 支小试管，编号列于试管架上。按表 12-9 加入各试验材料。

（1）4 支试管分别做上标记，用 1、2、3、4 分别代表试验管、细胞对照管、补体对照管、抗体对照管。

（2）每管加入 1×10^7/ml 胸腺细胞悬液 0.2ml。

（3）选取最适稀释度的抗小鼠 Thy-1 抗体，于第 1 管、第 4 管中各加入 0.2ml。

（4）加入预冷的 Hanks 液，第 3、4 管各加入 0.2ml，第 2 管加入 0.4ml，第 1 管不加。

（5）第 1、3 管各加入最适稀释度的补体 0.2ml。

（6）将上述液体充分混匀后，置 37℃ 水浴箱孵育 3 分钟。

（7）每管加入 1% 伊红-Y 染色液 0.2ml，室温静置 2 分钟。

（8）混匀后分别在一张载玻片上滴片，加盖玻片镜检，先在低倍镜下观察，再用高倍镜观察（要求在 5 分钟内镜检完毕）。

（9）比较 4 管中细胞存活情况。

表 12-9　补体依赖的细胞毒试验的操作方法

实验材料	试验管（1 号）	细胞对照管（2 号）	补体对照管（3 号）	抗体对照管（4 号）
1×10^7/ml 胸腺细胞悬液（ml）	0.2	0.2	0.2	0.2
抗小鼠 Thy-1 抗体（最适稀释度）（ml）	0.2	—	—	0.2
预冷的 Hanks 液（ml）	—	0.4	0.2	0.2
补体（最适稀释度）（ml）	0.2	—	0.2	—
混匀，置于 37℃ 水浴 3 分钟				
1% 伊红-Y 染色液（ml）	0.2	0.2	0.2	0.2
混匀，置于室温 2 分钟				

（二）结果观察

在高倍镜下计数 200 个细胞并计算其中死细胞的百分数。对于死细胞或濒死细胞，由于细胞膜通透性增加，染料可通过细胞膜进入细胞内，使细胞着色，且细胞体积胀大，折光性差。而活细胞不着色，细胞体积大小正常，折光性强。

【注意事项】

1. 因细胞活性直接影响到试验结果，故胸腺细胞制备速度要快，且需在冰浴中进行操作，以保持细胞活力。

2. 细胞对照管死细胞数若超过 5%，实验需重新做。

3. 抗小鼠 Thy-1 抗体和补体要在预实验中确定最适稀释度。

4. 镜检时，时间不宜过长，否则着色细胞就会增多。

【思考题】

1. 简述补体依赖的细胞毒试验的原理，试验过程中有哪些注意事项？

2. 如果实验未达到预期结果，请分析可能的原因有哪些？为什么？

实验六　免疫标记技术

免疫标记技术是指用荧光素、酶、放射性同位素或电子致密物质等标记抗体或抗原而进行的抗原抗体反应。标记物与抗原或抗体连接后并不改变后者的免疫特性，是目前应用较为广泛的免疫学实验检测技术，此技术优点是特异、敏感、快速、能定性和定量甚至定位分析，易于观察。免疫标记技术根据标记物的性质、种类和检测方法的不同，可分为免疫荧光技术、酶免疫技术、免疫胶体金检测、放射免疫技术和化学发光免疫测定技术等。

1. 免疫荧光技术（immunofluorescence technique）　该技术是将荧光素标记上抗原（或抗体）作为诊断试剂，再与待检标本中的抗原（或抗体）反应，通过荧光显微镜，观察呈现特异荧光的抗原抗体复合物及其存在的部位，借此对待检物质作定性和定位分析。常用的荧光素有异硫氰酸荧光素（Fluorescein Isothiocyanate，FITC）、玫瑰红 B 及四甲基异硫氰酸罗丹明。

2. 酶免疫测定（enzyme immunoassay，EIA）　该技术是将酶标记上抗原（或抗体）进行的抗原抗体反应和酶对底物高效催化相结合，通过酶对底物的显色反应来判定。可用于检测体液中微量的特异性抗体或抗原。通过酶标测定仪可进行定性和定量分析，也可用目测定性分析。敏感度可达 ng/ml 甚至 pg/ml 水平。通常用于标记的酶有辣根过氧化物酶（horseradish peroxidase，HRP）、碱性磷酸酶（alkaline phosphatase，ALP）等。目前应用广泛的有酶联免疫吸附试验（enzyme-linked immunosorbent assay，ELISA）和酶免疫组化法，前者测定可溶性抗原或抗体，后者可测定组织或细胞中的抗原或抗体。

3. 免疫胶体金检测（immune colloidal gold assay）   该技术是以胶体金作为示踪标志物应用于抗原抗体的一种新型的免疫标记技术。氯金酸（$HAuCl_4$）在还原剂如白磷、抗坏血酸、枸橼酸钠、鞣酸等作用下，聚合成为特定大小的金颗粒，并由于静电作用成为一种稳定的胶体状态，称为胶体金。不同大小的金颗粒溶液颜色不同，使用目的也不同。通常胶体金本身为红色，不需要加入发色试剂，省去了加酶标底物及终止液的步骤。常用的有斑点免疫金渗滤试验和斑点免疫金层析试验，胶体金标志物与膜载体配合，形成特定的测定模式（利用微孔膜作为固相载体，液体可以流过微孔膜并可通过毛细管作用在膜上向前移动的特性），以胶体金标记抗原或抗体作为标志物，通过抗原抗体反应进行抗体或抗原检测的快速检验。由于其具有简便、快速、安全等特点在急诊医学、输血医学、个体的自我体检等方面应用非常广泛，已成为临床医学检验快速诊断领域中的主力军。

4. 放射免疫技术   该技术是将放射性核素高敏感的示踪特点和抗原抗体反应的高特异性特点相结合的免疫学检测技术，灵敏度可达 pg/ml 水平，常用于标记的放射性核素有 ^{125}I 和 ^3H，分别用 γ 计数器和液体闪烁计数器测定，在临床上主要用于激素水平、病原体抗原或抗体测定、肿瘤标志物及药物的测定等。

5. 化学发光免疫测定（chemiluminescence immunoassay，CLIA）   该技术是将发光分析和免疫反应相结合的一种检测微量抗原或抗体的新型标记免疫分析技术，发光物质（如吖啶酯、鲁米诺等）在反应剂（如过氧化阴离子）激发下生成激发态中间体，当激发态中间体回到稳定的基态时发射出光子，通过自动发光仪接受光信号，通过测量光子的产量，用以反映待检样品中抗原或抗体的含量。该方法灵敏度较高，常用于进行血清中超微量活性物质的测定，如甲状腺激素等。

【实验目标】

1. 技能目标
（1）掌握不同类型标记技术（酶、荧光、胶体金）的操作方法。
（2）掌握不同类型标记技术的结果判定方法。

2. 知识目标
（1）掌握不同类型标记技术的方法分类和临床用途。
（2）掌握不同类型标记技术的优缺点。

3. 素质目标
（1）养成客观记录实验结果的行为习惯，培养实事求是的思想品质。
（2）通过临床免疫检验技术的学习，为今后的科研和临床实践打下坚实的基础。
（3）提高生物安全的意识。

一、荧光免疫技术——T 细胞亚群测定

T 细胞表面有特异性标志，如 CD2$^+$ 细胞是有绵羊红细胞受体的 T 细胞，CD3$^+$ 细胞代表总 T 细胞，CD4$^+$ 细胞代表辅助性 T 细胞（Th），CD8$^+$ 细胞代表杀伤性 T 细胞（Tc 或 CTL）等。应用特异性单克隆抗体与 T 细胞的表面 CD 抗原结合后，再用荧光标记二抗（兔或羊抗鼠 IgG）染色，在荧光显微镜下计数，即可计算出某种 T 细胞亚群的百分数或不同 T 细胞亚群的比例。借此可以判断机体的细胞免疫功能。测定方法有间接免疫荧光法、酶免疫测定法、流式细胞仪测定法等，以流式细胞仪法最优。

【实验对象】

待检人抗凝血（肝素）。

【实验试剂和器材】

1.试剂 抗 CD3、抗 CD4、抗 CD8 单克隆抗体；FITC 兔或羊抗鼠 IgG 抗体；含 10% 小牛血清的 Hanks 液；淋巴细胞分离液（比重 1.077±0.001）。

2.器材 荧光显微镜、离心机、微量可调移液器、血细胞计数板、离心管（EP 管）、TIP 头、吸管、试管等。

【操作步骤和结果观察】

（一）操作步骤

1.淋巴细胞的分离 取肝素抗凝血 5ml，用淋巴细胞分离液分离获得淋巴细胞，方法参见淋巴细胞分离法。

2.配制细胞悬液 用含 10% 小牛血清的 Hanks 液洗涤 2 次所获得的淋巴细胞，再用该液配制成 $1×10^7$/ml 细胞悬液。

3.取 3 只 EP 管，各加细胞悬液 100μl，于第一管加 CD4 单抗，第二管加 CD8 单抗，第三管加 CD3 单抗，各管均加 100μl，轻轻摇匀，置于 4℃冰箱或冰浴中孵育 30 分钟。

4.取出，用小牛血清 Hanks 液洗涤 2 次，弃上清，稍加摇动混匀，加入荧光标记抗鼠抗体 100μl，置 4℃冰箱孵育 30 分钟。

5.取出，用 Hanks 液洗涤 2 次，用滴管稍微吹打后，滴一滴在玻片上，加盖玻片后置荧光显微镜下计算发荧光细胞的百分数。计数时需用两种光源。先用普通光源计数全视野细胞总数，再换荧光光源进行荧光细胞的计数。计数 200 个细胞，求出 CD3、CD4、CD8 的百分数，并计算 $CD4^+$ 细胞和 $CD8^+$ 细胞的值（$CD4^+$/$CD8^+$）。

（二）结果观察

在荧光显微镜下观察发荧光的细胞，可呈环状，半环状。应区别死细胞和沉渣等非特异荧光。

【注意事项】

1.随着存放时间的延长，荧光标记抗体可能会变性解离，失去其原有的亮度和特异性，故荧光标记抗体的稀释度一般不超过 1：20。

2.标本进行荧光染色后，一般要在 1 小时内观察完毕，时间过长会使荧光减弱。

3.T 细胞亚群的参考范围随各实验室的反应条件、方法等不同而不同。

【临床意义】

T 细胞亚群在许多临床疾病中可发生异常改变，特别是免疫功能受损的患者。测定 T 细胞亚群变化对了解疾病的发病机制、指导临床治疗、控制疾病的发生、发展均有重要的意义。

1.在自身免疫疾病中，如系统性红斑狼疮（systemic lupus erythematosus，SLE）、风湿性关节炎（rheumatic arthritis，RA）、自身免疫性溶血性贫血，以及乙型肝炎患者常表现为 $CD8^+$ 细胞的数量及功能低下，有时也有 $CD4^+$ 细胞增高，因此 $CD4^+$/$CD8^+$ 值升高。

2.细胞免疫缺陷病患者 $CD4^+$/$CD8^+$ 值降低，如获得性免疫缺陷综合征（acquired immunodeficiency syndrome，AIDS）患者，$CD4^+$ 显著减少，常出现 $CD4^+$/$CD8^+$ 值倒置，此项指标现常用于 HIV 感染者的监测。

3.病毒感染时，总 T 细胞、$CD4^+$ 细胞减少，$CD8^+$ 细胞增多，$CD4^+$/$CD8^+$ 值降低。

4.肿瘤患者总 T 细胞、$CD4^+$ 细胞明显减少，$CD8^+$ 细胞明显增加，$CD4^+$/$CD8^+$ 值明显下降。依此，可了解患者的免疫状态及指导免疫调节剂和治疗药物的应用。

5.血液系统疾病总 T 细胞亚群也有相应的变化，如再生障碍性贫血、粒细胞减少症，$CD4^+$ 细胞减少，CD8$^+$ 细胞增多，CD4$^+$/CD8$^+$ 值下降。

【思考题】

1. 简述免疫荧光技术的原理。

2. 简述 T 细胞亚群检测的临床意义。

3. 本实验过程中有哪些注意事项？为什么？

二、ELISA

ELISA 首先将抗原或抗体结合在某种固相载体表面，并保持其免疫活性，使抗原抗体的特异性反应在固相表面进行，通过洗涤去除多余的游离反应物，加入酶标记的抗原或抗体，再与结合在固相载体表面的相应抗体或抗原反应，形成酶标记抗体-抗原-固相抗体复合物（双抗体夹心法），此时加入酶底物和显色剂，通过酶催化底物后呈现显色反应，显色的强弱与酶标记抗体-抗原-固相抗体复合物的量成正比，依此可检测待检抗原或抗体的有无及含量。ELISA 既可用于测定抗原，也可测定抗体，在测定抗原时，蛋白质大分子抗原可采用双抗体夹心法，而对于只有单个抗原决定簇的小分子抗原则采用竞争法。测定抗体通常采用双抗原夹心法、间接法、竞争法等。

下面以双抗体夹心法测定乙型肝炎表面抗原（hepatitis B surface antigen，HBsAg）为例介绍 ELISA。

以特异性抗体致敏载体表面，然后将含有抗原的标本加入致敏的载体一起孵育，洗去未结合的抗原，加入酶标特异抗体。酶标抗体就连接到已结合于致敏载体表面的抗原上，孵育后，洗去未结合的酶标抗体。最后加入底物溶液，根据颜色反应来判定抗原含量。

【实验对象】

待检人血清。

【实验试剂和器材】

1. 试剂　包被抗体反应条、阳性对照血清、阴性对照血清、酶结合物（辣根过氧化物酶-抗体）、洗涤液（使用前作 1∶20 稀释）、显色剂 A（H$_2$O$_2$）、显色剂 B（四甲基联苯胺，TMB）、终止液。

2. 器材　恒温箱、酶标仪、微量可调移液器、滴管、方盘、吸水纸等。

【操作步骤和结果观察】

（一）操作步骤

1. 在包被抗体的反应条试验孔内加入待测标本，每孔 50μl，并设阳性对照孔、阴性对照孔、空白对照孔各 2 孔，除空白对照孔外，各孔加入酶-抗体，每孔垂直滴加 1 滴（约 50μl）。充分混匀后置 37℃孵育 30 分钟。

2. 洗板

（1）手工洗板：弃去反应条孔内液体，拍干，用洗涤液注满每孔，弃去拍干，同法反复洗涤 5 次后拍干。

（2）洗板机洗板：选择洗涤 5 次程序洗板，洗涤液注满每孔，浸泡时间不短于 20 秒，洗涤程序完成后拍干。

3. 加显色剂　先加显色剂 A，每孔垂直滴加 1 滴（约 50μl），然后再加显色剂 B，每孔垂直滴加 1 滴（约 50μl），混匀，37℃孵育 10 分钟。

（二）结果判断

1. 比色法　每孔加终止液 1 滴（50μl），混匀，用分光光度计进行比色（波长 450nm），先用空白孔校零点，然后读取各孔吸光度（OD）值。

$$\frac{样品\ OD\ 值}{阴性对照平均\ OD\ 值} \geqslant 2.1\ 判断为阳性，否则为阴性。$$

备注：

（1）阴性对照平均 OD 值低于 0.05 按 0.05 计算；高于 0.05，则按实际 OD 值计算。

（2）阳性对照 OD 值 $\geqslant 0.8$，实验结果有效。

2. 目测法　反应孔内颜色越深，阳性程度越强，阴性反应为无色或极浅，通过所呈颜色的深浅，以"阳性（+）"，"阴性（-）"表示。

【注意事项】

1. 试剂盒置 2 ～ 8℃冷藏保存。

2. 使用前试剂应摇匀，并弃去 1 ～ 2 滴后垂直滴加使用。

3. 从冷藏环境中取出试剂盒内全部瓶装试剂及待测标本所需微孔条，置室温平衡 30 分钟后再行测试，余者应及时封存于冰箱中保存，以备后用。

4. 待测标本不可用 NaN_3 防腐。

5. 不同批号试剂请勿混用。

6. 结果判断须在 10 分钟内完成。

7. 若浓缩的洗涤液出现结晶时，请置 37℃至完全溶解。

【临床意义】

血清中检测到 HBsAg 可确证有乙型肝炎病毒（hepatitis B virus，HBV）感染，但不一定是乙型肝炎患者。

【思考题】

1. 结合所学的 ELISA 原理，设计实验，检测血清中 AFP 水平。

2. 某同学操作 ELISA 实验时，阴性对照孔也呈现阳性结果，请分析可能的原因。

三、免疫胶体金检测

本实验以人类幽门螺杆菌抗体（*Helicobacter pylori* antibody，Hp-Ab）检测为例。利用胶体金免疫层析作用原理，在硝酸纤维素膜上包被抗人抗体和兔抗 HP 多克隆抗体，在金标垫上固定重组 HP 抗原，若样品中含幽门螺杆菌抗体，能与胶体金标记重组 HP 抗原及抗人抗体相结合形成夹心复合物，在测试区内形成肉眼可见的两条红色反应线，反之则只在质控线位置（C）出现一条红色反应线（图 12-9）。

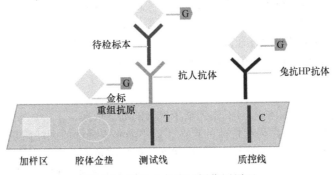

图 12-9　胶体金免疫层析作用原理

【实验对象】

待检人血液标本。

【实验试剂和器材】

1. 试剂   检测盒（含检测卡、样本稀释液）、75% 乙醇。

2. 器材   采血针、无菌采血管、消毒干棉签、记号笔、消毒缸等。

【操作步骤和结果观察】

（一）操作步骤

1. 试剂（图 12-10）从内包装取出并放置台面上，应在 1 小时内使用。

2. 全血：加入约 50μl 到加样区，随即加入 80 ～ 100μl（3 滴）样本稀释液。

3. 5 ～ 20 分钟内观察结果，20 分钟后结果无效。

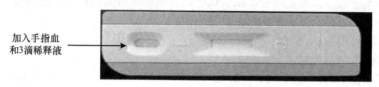

加入手指血
和3滴稀释液

图 12-10   胶体金免疫层析试剂

（二）结果判断

观察有无显色（图 12-11）。

出现两条红线者为阳性，仅对照线一条红线者为阴性。

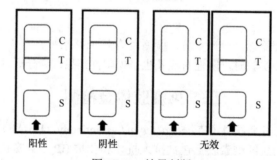

阳性   阴性   无效

图 12-11   结果判断

C，对照线或质控线；T，检测线或测试线；S，加样区

【注意事项】

1. 所有样品和对照液均视为感染物品处理，不可随意丢放。

2. 试剂盒在有效期内使用，不同批号的试剂不可混用。

3. 在未准备进行测试时请勿打开密封袋。

4. 超过 3 天的全血样品请勿再使用，加热处理过或污染的血样均有可能导致错误的结果。

【临床意义】

本试剂检测结果仅供临床参考，不作为临床诊治的唯一依据。

（1）阳性：仅表明胃幽门螺杆菌抗体的存在，但不能确定胃幽门螺杆菌是否已导致胃炎或胃溃疡与十二指肠球部溃疡，其确诊应结合患者症状及其他诊断技术。

（2）阴性：并不能完全排除胃幽门螺杆菌感染，仅能表明胃幽门螺杆菌特异抗体不存在或水平低于检测极限，如仍怀疑存在幽门螺杆菌感染，建议进行其他试验，如细菌培养和组织学分析等。

【思考题】

1. 记录和分析实验结果。

2. 试验过程中有哪些注意事项？

实验七　免疫细胞的分离纯化与功能测定

为了了解机体的免疫功能状态，通常需要通过体内或体外实验对所参与免疫应答的不同细胞进行分离、鉴定及功能测定。根据细胞的理化性质、表面标志及功能等进行设计和选择不同的分离方法。

【实验目标】

1. 技能目标

（1）掌握单个核细胞分离的操作方法。

（2）掌握利用 E 玫瑰花结分离 T 细胞的方法。

（3）掌握小鼠脾细胞悬液的制备方法。

（4）熟悉吞噬细胞吞噬功能测定的操作方法。

（5）掌握小白鼠捉拿、腹腔注射的规范操作。

2. 知识目标

（1）掌握人体免疫细胞的组成与功能。

（2）掌握不同浓度的细胞悬液的配制。

（3）熟悉人体免疫细胞数量和功能测定的常用方法。

3. 素质目标

（1）培养生物安全意识，树立无菌观念。

（2）培养学生珍视生命，团结互助的协作精神。

一、人外周血单个核细胞的分离

外周血单个核细胞（peripheral blood mononuclear cell，PBMC）的密度与血液中的其他成分不同。因此，利用比重为 1.077 ± 0.001，近于等渗的葡聚糖-泛影葡胺（ficoll-hypaque）混合溶液（又称淋巴细胞分层液）作密度梯度离心时，密度梯度重新聚集，各种血液成分将按其不同密度在分离液中呈梯度分布，从而被分离出来。红细胞与粒细胞由于密度较大，故沉于分层液的底部，淋巴细胞和单核细胞的密度小于或等于分层液密度，离心后漂浮于分层液的液面上，也可有少部分细胞悬浮在分层液中。吸取分层液面的细胞，就可从外周血中分离到单个核细胞。

【实验对象】

待检人抗凝血（肝素）。

【实验试剂和器材】

1. 试剂　葡聚糖-泛影葡胺（比重为 1.077 ± 0.001）、无 Ca^{2+} 及 Mg^{2+} Hanks 液（pH $7.2 \sim 7.4$）、10% 胎牛血清（FCS）Hanks 液、0.4% 锥虫蓝染液。

2. 器材　微量移液器、吸管、试管、毛细滴管、血细胞计数板、显微镜、水平离心机等。

【操作步骤和结果观察】

（一）操作步骤

1. 采集静脉血 2ml，加入含有肝素的无菌试管中（每 1ml 全血用 0.1ml 125 ~ 250U/ml 肝素溶液抗凝），混匀，使血液抗凝。用 pH 7.2 无 Ca^{2+}、Mg^{2+} Hanks 液将抗凝血稀释 1 倍。

2. 将分离液管（2ml）稍倾斜，将稀释血液在距分离液界面上 1cm 处沿管壁缓慢加至分离液上面，应注意保持界面清晰，勿使血液混入分离液中。

3. 水平离心 2000r/min 20 分钟。小心取出试管，由于细胞比重不同，离心后管内液体分成四层：第一层为血浆、血液稀释液及绝大部分血小板；第二层为单个核细胞（95% 为淋巴细胞），此层很薄，似白雾状，应仔细观察；第三层为分离液；第四层为红细胞与粒细胞。如图 12-12 所示。

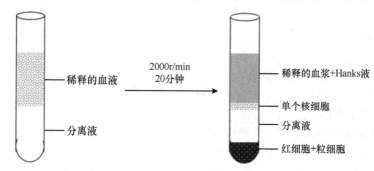

图 12-12　聚蔗糖-泛影葡胺密度梯度离心法分离外周血单个核细胞示意图

4. 将吸管轻轻穿过血浆层至灰白层，沿管壁轻轻吸出灰白色的单个核细胞，置于新离心管中。尽量少吸取分离液。再加入 Hanks 液 3 ~ 4ml，1500r/min 洗涤离心 10 分钟，倾弃上清。重复洗涤 2 次。

5. 末次离心后，弃去上清液。加入含 10% 的灭活小牛血清 Hanks 液 1ml，混匀后进行计数。

6. 计数和细胞活力测定：将单个核细胞悬液混匀，吸取 10μl 加入到 80μl 含 10% 灭活小牛血清的 Hanks 和 10μl 的 0.4% 锥虫蓝染液中，混匀后再吸取 10μl 加入到血细胞计数板上。静置片刻，在显微镜下观察。

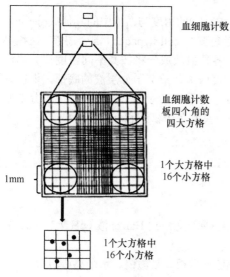

图 12-13　血细胞计数板图解

计算血细胞计数板上四个角的四个大方格中淋巴细胞总数（图 12-13）。

按下列公式求出单个核细胞总数。

$$\frac{单个核细胞}{总数} = \frac{四个大方格中单个核细胞总数}{4}$$

$$\times 稀释倍数 \times 细胞悬液毫升数 \times 10^4$$

（二）结果观察

活细胞不着色，折光性强。死细胞由于染料可渗入细胞内，故被染成蓝色。死细胞体积较大，无光泽（图 12-14）。正常情况下，活细胞存活率应在 95% 以上。

计数 200 个细胞中的死亡细胞数并计算其存活率：

$$细胞存活率 = \frac{活细胞数}{活细胞数 + 死细胞数} \times 100\%$$

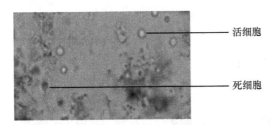

图 12-14　单个核细胞（锥虫蓝染色，100 倍）

【注意事项】

1. 应确保淋巴细胞的活性，一般情况下是现场采血，马上进行分离。

2. 实验器皿必须洁净，如果制备的单个核细胞悬液用于细胞培养时，上述操作过程都要在无菌条件下进行，所用器材、试剂都应为无菌。抽取人外周静脉血时也要注意无菌操作。

3. 用淋巴细胞分离液分离淋巴细胞时，离心机的转速要均匀、平稳，使各层细胞保持清晰的界面。

4. 操作应轻柔，不要摇动和打乱液层，细胞悬液应充分混匀，避免损伤细胞活性及细胞丢失。

5. 将稀释的外周血加在分离液上时，应缓慢，以免冲散界面。

6. 分离液应适量，外周血应充分稀释。

7. 每毫升外周血可获得 1×10^6 个单个核细胞。

【临床意义】

分离单个核细胞技术是进行细胞免疫试验的重要技术之一，是进行各项细胞免疫检测的基础。分离所得的单个核细胞可满足许多实验需要，不仅用于淋巴细胞总数测定，还可以用于进一步纯化淋巴细胞，进行淋巴细胞分类鉴定及各种淋巴细胞功能测定。

【思考题】

1. 在临床上，分离外周血淋巴细胞是哪些检测的必要步骤？

2. 分离外周血单个核细胞过程中应注意哪些事项？

3. 如单个核细胞的存活率偏低，请加以分析原因。

二、T 细胞分离——E 玫瑰花结

绵羊红细胞受体（SRBC-R 或称 CD2）、CD3 和 TCR 是人类 T 细胞的主要表面标志。常用 CD3$^+$ 细胞数或 E 玫瑰花结形成细胞数来测定 T 细胞总数。CD3$^+$ 细胞数检测方法见 T 细胞亚群检测，本试验主要介绍 E 花结试验。

人外周血 T 细胞表面有 SRBC 受体（又称 E-受体），若将人外周血淋巴细胞与 SRBC 按适当比例混合，SRBC 便会黏附于 T 细胞的周围形成花结，称为 E 花结或自然形成花结。显微镜检查，凡吸附 3 个 SRBC 以上的淋巴细胞即 E$^+$ 淋巴细胞（T 细胞）。计算 E$^+$ 淋巴细胞百分率可反映机体 T 细胞总数。正常人 E$^+$ 淋巴细胞百分率为 60% ～ 80%，T 细胞总数可作为判断机体细胞免疫功能的指标之一。B 细胞不具备 E-受体，经 ficoll-hypaque 混合液分离液密度梯度离心后，即可将 T、B 细胞分离开，通过裂解花环中的 SRBC，获得纯 T 细胞，而 B 细胞则存在于分离液中。为了提高 T 细胞的分离效果，可用神经氨酸酶（neuraminidase，NA）或 2-氨乙基异硫脲溴化物（2-aminoethyl-isothiouonium bromide，AET）处理 SRBC，增加 E 玫瑰花结的形成与稳定性。

【实验试剂和器材】

1. 试剂　5×10^6/ml 淋巴细胞、1% SRBC、含 10% 灭活小牛血清 Hanks 液、1% 亚甲蓝液、

0.8% 戊二醛溶液。

2. 器材　微量移液器、离心机、显微镜、玻片、盖玻片。

【操作步骤和结果观察】

（一）操作步骤

1. 人外周血单个核细胞分离及悬液制备　方法同上。用含 10% 灭活小牛血清 Hanks 液，配制 5×10^6/ml 细胞悬液。

2. 1% 的 SRBC 悬液的制备　无菌取保存于阿尔塞弗（Alsever）液中的 SRBC 于离心管中，用 5～10 倍量的无钙镁的 Hanks 液洗涤 3 次（前两次为 2000r/min，5 分钟，吸取上清液和白细胞层，最后一次离心 10 分钟），红细胞沉积于管底，用 Hanks 液配制 1% SRBC 悬液，细胞浓度约为 2×10^8/ml。

3. E 玫瑰花结试验

（1）取 5×10^6/ml 细胞悬液 0.1ml，加入灭活小牛血清 0.1ml，1% SRBC 0.1ml，混匀，37℃水浴 5 分钟，低速 500r/min 离心 5 分钟，置 4℃冰箱 2 小时。

（2）吸去大部分上清液（只留 1 滴，约 50μl），轻轻旋转混匀，沿管壁加入 0.8% 戊二醛溶液 1 滴，再轻轻旋转混匀，置 4℃冰箱固定 20 分钟。

（3）轻轻旋转使沉降的细胞重悬，吸 30μl 悬液加于玻片上，再加 30μl 亚甲蓝液，盖上盖玻片。置高倍镜下观察计数。或将细胞悬液涂片，干燥后进行瑞氏-吉姆萨染色 7～10 分钟，水洗印干后，置高倍镜或油镜下观察计数。

（二）结果判断

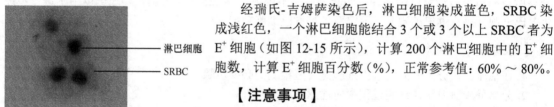

经瑞氏-吉姆萨染色后，淋巴细胞染成蓝色，SRBC 染成浅红色，一个淋巴细胞能结合 3 个或 3 个以上 SRBC 者为 E^+ 细胞（如图 12-15 所示），计算 200 个淋巴细胞中的 E^+ 细胞数，计算 E^+ 细胞百分数（%），正常参考值：60%～80%。

図 12-15　E^+ 细胞（1000 倍）

【注意事项】

1. 淋巴细胞悬液不宜放置时间过长（小于 6 小时），否则活力下降，影响花结形成率。

2. 重悬沉降细胞时，操作应轻柔，不可强力吹打。

3. 总 E 玫瑰花结试验时，要求 SRBC 与淋巴细胞比例以 100∶1～200∶1 为宜。

4. SRBC 应新鲜，保存在 Alsever 液中的 SRBC 不超过 2 周。

【思考题】

1. E 玫瑰花结试验的原理是什么？有何用途？

2. 检测 T 细胞数量的方法有哪些？并比较它们的优缺点。

3. 本实验过程中有哪些注意事项？

三、小鼠脾细胞的制备

【实验对象】

6～8 周龄的健康小鼠。

【实验试剂和器材】

1. 试剂　RPMI-1640 完全培养基（滤过除菌）、75% 乙醇、400U/ml 胶原酶、三羟甲基氨基甲烷盐酸（Tris-HCl）裂解液。

2. 器材 200 目不锈钢筛网、注射器针芯、剪刀、镊子、培养皿、尼龙网、低温离心机、显微镜等。

【操作步骤和结果观察】

（一）操作步骤

1. 将小鼠以颈椎脱臼或眼球放血法处死，75% 乙醇浸泡 3 分钟，取出小鼠置于木板上，固定好，腹部朝上。

2. 在小鼠左腹侧中部剪开小口，撕开皮肤，暴露腹壁，可见红色长条状脾脏。

3. 在脾脏下侧提起腹膜，剪开后上翻，暴露脾脏，用镊子提起脾脏，分离脾脏下面的结缔组织，取出脾脏。放入盛有 5ml 的 RPMI-1640 完全培养基的培养皿中。

4. 制备脾细胞悬液

（1）钢网研磨法：将脾脏放置于不锈钢网（200 目）上，用注射器针芯轻轻研压脾脏，获细胞悬液。

（2）酶消化法：将脾脏用镊子夹碎，加入 400U/ml 胶原酶（III 型），每只脾脏 5ml，37℃消化 20 分钟，用尼龙网过滤，得到细胞悬液。将细胞悬液吸入离心管中，自然沉降 5 分钟，目的是弃去较大的组织块，用吸管将细胞悬液移至另一离心管中，4℃低速离心（1000～1500r/min，5～10分钟），弃上清，重悬细胞。

（3）采用氯化铵法去除红细胞：将 1ml 预冷的 Tris-HCl 裂解液加入其中，轻轻吹打混匀，室温静置 1～2 分钟，加入 5ml 的 RPMI-1640 完全培养基终止反应。

（4）洗涤：低温低速离心（4℃ 1000r/min，5～10 分钟），重复洗涤 2～3 次，弃上清，最后将沉降细胞重悬于 2ml 的 RPMI-1640 完全培养基中。

（5）细胞计数和细胞存活率测定，根据需要用 RPMI-1640 完全培养基调整细胞浓度。

（二）结果判断

计算细胞存活率。

【注意事项】

1. 一般 6～8 周龄小鼠，根据品系不同，可得（5～20）×10^7 个细胞 / 只小鼠。

2. 整个过程应注意严格无菌操作。

3. 细胞悬液放置的时间不宜过长，在冰浴内不宜超过 3 小时。

【思考题】

脾细胞分离和检测的意义是什么？

四、小鼠腹腔巨噬细胞的分离及功能测定

单核巨噬细胞包括骨髓中的前单核细胞、外周血中的单核细胞及组织内的巨噬细胞（macrophage，Mφ）。巨噬细胞来源于血液中的单核细胞，而单核细胞又来源于骨髓中的前单核细胞。单核巨噬细胞是机体重要的免疫细胞，既参与固有免疫应答，也参与适应性免疫应答，具有免疫调节、抗感染和抗肿瘤等作用。因此，单核巨噬细胞的分离和检测对于了解机体的免疫功能状况具有重要的意义。在实验研究中经常采用小鼠、大鼠或豚鼠的腹腔巨噬细胞作为研究对象。

下面以小鼠腹腔巨噬细胞的分离及功能测定为例。

为了能获得较多的小鼠腹腔巨噬细胞，通常先在小鼠的腹腔内注射刺激物（如 6% 淀粉肉汤，石蜡油、蛋白胨、血清或甘油等），可刺激巨噬细胞的聚集、渗出。如将鸡红细胞注入小鼠腹腔内，腹腔巨噬细胞就会吞噬鸡红细胞，并将其进一步消化分解。通过取小鼠的腹腔液进行涂片、染色、镜检，在镜下可见鸡红细胞被吞噬的情况，通过计算吞噬率和吞噬指数来判断巨噬细胞的吞噬

功能；通时观察鸡红细胞被消化的程度，用于判断巨噬细胞的消化能力。该方法可用于研究某些药物的免疫调节机制和筛选。

临床上有采用 10% 斑蝥酊诱发患者的皮肤产生炎性渗出物，并抽取皮疱中全部渗出液与鸡红细胞共同孵育，通过观察鸡红细胞被吞噬的情况，用于检测患者的巨噬细胞的吞噬功能。

【实验对象】

6～8 周龄的健康小鼠。

【实验试剂和器材】

1. 试剂　6% 可溶性淀粉肉汤、75% 乙醇、生理盐水、无水乙醇、瑞氏-吉姆萨染液、1% 鸡红细胞、RPMI-1640 培养基（含 10% 小牛血清）。

2. 器材　注射器、剪刀、试管、吸管、载玻片、显微镜等。

【操作步骤和结果观察】

（一）操作步骤

1. 取 6～8 周龄的健康小鼠，用 75% 乙醇消毒腹部皮肤，腹腔注射 6% 可溶性淀粉肉汤，每只 1ml。

2. 如只需要腹腔巨噬细胞，3～4 天后可收集腹腔细胞。具体操作如下：

（1）用眼科剪刀将小鼠腹部皮肤剪一长约 2cm 的横切口，用双手向头尾两侧撕拉皮肤暴露出腹部肌肉。

（2）用 5ml 一次性无菌注射器，吸取 4～5ml 的 RPMI-1640 培养基，注入腹腔，轻揉小鼠腹部，使腹腔内的液体与细胞充分混合 1～2 分钟，用无菌注射器抽出腹腔内的液体。

（3）将抽出的腹腔液注入离心管内，1000r/min，离心 10 分钟，弃上清。

（4）用 RPMI-1640 培养基洗涤细胞 3 次。最后，将细胞浓度配成 $2×10^6$/ml 的巨噬细胞悬液。

3. 如需要做吞噬功能测定，3 天后进行如下具体操作：

（1）在每只小鼠腹腔注射 1% 鸡红细胞悬液 0.5～1ml，轻揉小鼠腹部。

（2）30 分钟后，于每只小鼠腹腔注射生理盐水 2ml，轻揉小鼠腹部，使腹腔内的液体与细胞充分混合。

（3）1～2 分钟后，用无菌注射器抽出腹腔内的液体。

（4）取 1 滴腹腔液滴于洁净的载玻片上，推成薄涂片，自然干燥后用无水乙醇固定。

（5）滴加瑞氏-吉姆萨染液染色 3 分钟，流水冲洗干净后晾干，油镜下进行观察。

（二）结果判断

1. 计算细胞存活率（略）。

2. 计算吞噬率和吞噬指数。

油镜下可观察到巨噬细胞呈椭圆形，核呈肾形或马蹄形，被染成深紫蓝色，胞质被染成浅蓝色，被吞噬的鸡红细胞呈椭圆形，核被染成蓝色，胞质被染成红色（图 12-16）。

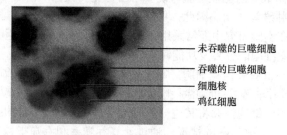

未吞噬的巨噬细胞
吞噬的巨噬细胞
细胞核
鸡红细胞

图 12-16　巨噬细胞（1000 倍）

随机计数 100 个巨噬细胞，分别计数吞噬鸡红细胞的巨噬细胞数和被吞噬鸡红细胞的数量，计算出吞噬率和吞噬指数，从而反映巨噬细胞的吞噬能力。

【注意事项】

1. 若分离的细胞中混有较多的红细胞，可用低渗法或氯化铵法裂解红细胞。

2. 整个过程应严格无菌操作。

3. 细胞的存活率不宜过低，否则影响后续试验的正常进行。

【思考题】

1. 记录并分析实验结果。

2. 影响巨噬细胞吞噬功能测定试验的因素有哪些？

3. 巨噬细胞功能测定的方法有哪些？其原理是什么？

五、中性粒细胞吞噬功能测定

中性粒细胞来源于骨髓造血干细胞，是数量最多的白细胞，占白细胞中 50% ～ 70%，属小吞噬细胞，具有重要的外周巡逻监控作用，是局部组织抗感染免疫应答的第一个外周血浆细胞，这在机体的固有免疫中具有重要意义。中性粒细胞具有活跃的趋化和吞噬功能，当病原体在机体局部引起感染时，它们迅速穿越血管内皮细胞进入感染部位，发挥抗感染作用。在体外将中性粒细胞和细菌或其他颗粒性异物共同孵育一段时间后，显微镜下观察中性粒细胞内吞噬细菌或其他颗粒性异物的程度，通过计算吞噬率和吞噬指数，反映中性粒细胞的吞噬功能。

【实验对象】

新鲜兔抗凝血（选取清洁级的兔子进行采血，加入适量的枸橼酸钠抗凝）。

【实验试剂和器材】

1. 试剂 表皮葡萄球菌液、营养琼脂培养基、生理盐水、无水乙醇、瑞氏-吉姆萨染液。

2. 器材 恒温培养箱、微量移液器、显微镜、迷你型低速离心机、载玻片、移液枪头、EP 管等。

【操作步骤和结果观察】

（一）操作步骤

1. 表皮葡萄球菌液的制备 将表皮葡萄球菌复苏传代 1 ～ 2 次后，将其接种于营养琼脂培养基中，置 37℃培养 18 小时后，用无菌生理盐水洗涤 2 次，然后 100℃水浴 30 分钟，做无菌实验后说明细菌已灭活。采用比浊法调整细菌的浓度，将其调节至 $6×10^8$/ml，以备后续使用。

2. 孵育 准备好 1 支 EP 管，做好标记，取抗凝兔血 40μl 放入 EP 管中，加入等量的表皮葡萄球菌（$6×10^8$/ml），充分混匀。置 37℃恒温箱 20 分钟，中途充分摇匀一次。

3. 制片 取出 EP 管（不能摇动），离心机稍离心后，用微量移液器从 EP 管中吸取沉降的细胞悬液 10μl 于载玻片上，推成薄血片，方法同上。

4. 染色 瑞氏-吉姆萨染液染色（方法：先滴加 A 液染色 0.5 ～ 1 分钟后，再滴加 B 液于 A 液上（B 液接近 A 液的 2 倍），洗耳球混匀 A、B 液，染色 7 分钟，水洗，晾干，油镜下观察。

（二）结果观察

油镜下可见中性粒细胞核和细菌染成紫色，细胞质染成淡红色。计数 200 个中性粒细胞，分别计数吞噬细菌的中性粒细胞数和每个中性粒细胞吞噬的细菌数，计算出吞噬率和吞噬指数（图 12-17）。

$$吞噬率 = \frac{200\ 个中性粒细胞中吞噬细菌的细胞数}{200} \times 100\%$$

$$吞噬指数 = \frac{200\ 个中性粒细胞吞噬的细菌总数}{200}$$

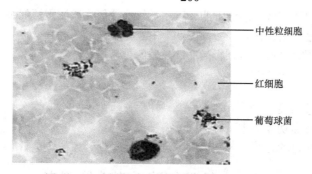

中性粒细胞

红细胞

葡萄球菌

图 12-17　中性粒细胞的吞噬现象（1000 倍）

【注意事项】

1. 所用器材要洁净，血涂片应厚薄均匀适中，避免过厚或过薄。

2. 孵育到涂片这一过程的时间要把握好，太短吞噬现象不明显，过长细菌被清除和消化，吞噬细胞破裂增多。

3. 瑞氏 - 吉姆萨染液染色时，A 液和 B 液要充分混匀，否则液体酸碱度不合适，染出效果不佳。

【思考题】

1. 简述中性粒细胞吞噬功能测定的原理。

2. 该实验过程中有哪些注意事项？

3. 为什么进行该实验的葡萄球菌为灭活的？

实验八　淋巴细胞转化试验

　　淋巴细胞转化试验简称淋转试验，是检测细胞免疫功能的经典实验。T、B 细胞表面有丝分裂原的受体，植物血凝素（phytohemagglutinin，PHA）和伴刀豆球蛋白（concanavalin A，ConA）可使 T 细胞增殖，脂多糖和葡萄球菌 A 蛋白可使 B 细胞增殖，美洲商陆丝裂原（pokeweed mitogen，PWM）和肿瘤刺激剂可使 T、B 细胞都增殖。这种增殖反应与抗原决定基、超抗原两类刺激等增殖反应有明显不同。特异性抗原决定基刺激的淋巴细胞反应一般只有 1% ~ 5% 的淋巴细胞增殖，会产生体液免疫和细胞免疫应答。超抗原的刺激，一般是细菌或病毒致病蛋白产生的病理性免疫应答，可刺激约 20% 的 T 细胞和少量的 B 细胞增殖。有丝分裂原刺激发生的增殖反应，几乎可激活全部的 T、B 细胞克隆。如用 PHA 刺激外周血，外周血的全部 T 细胞均分化为淋巴母细胞（计数时，转化率为 70% 左右，其余 30% 是 B 细胞和 NK 细胞等淋巴细胞，所有的 T 细胞均受刺激而母细胞化），但 PHA 刺激增殖的淋巴母细胞较少产生淋巴因子，不能进一步分裂出致敏淋巴细胞，不形成针对 PHA 的体液免疫和细胞免疫。

　　淋转试验是将 T 细胞在体外与特异性抗原（如结核菌素蛋白）或与 PHA、ConA 混合，刺激后其能转化为淋巴母细胞。根据淋巴细胞转化率的水平，可以了解机体的细胞免疫水平。近年来，淋转试验逐渐被 CD 分子、黏附分子、免疫受体的细胞免疫功能的测定替代。但毕竟淋转试验是 T 细胞的形态转变的测试实验，仍然具有其重要的价值。

　　临床上淋巴细胞转化率降低表示细胞免疫水平低下，可见于淋巴瘤、淋巴肉芽肿、恶性肿瘤、重症真菌感染、重型结核等。此外，本试验还可帮助观察疾病的疗效和预后，经治疗后转化率由低值转变为正常者表示预后良好，反之则预后不良。

淋转试验的试验方法有淋巴母细胞形态学计数法、^{3}H-胸腺嘧啶标记法、四甲基偶氮唑盐微量酶反应比色法（MTT 法）和流式细胞术法等，各有优缺点。其中 MTT 法较经济简便，常规实验室可执行。

【实验目标】

1. 技能目标

（1）掌握无菌操作技术。

（2）掌握细胞培养的技术。

（3）熟悉不同类型的淋巴细胞的形态特征。

2. 知识目标

（1）掌握细胞免疫功能测定的方法。

（2）细胞免疫功能测定在临床中的意义。

3. 素质目标

（1）树立无菌观念。

（2）培养学生保持科学实验的严肃性、严格性和严谨性。

一、淋巴母细胞形态学计数法

T 细胞受有丝分裂原如 PHA 等刺激后，可转化为体积较大的淋巴母细胞，形态学和生理学可发生变化。从形态上可以观察到淋巴细胞体积增大，胞质丰富，内含许多颗粒，核仁清晰可见。在生理学上则表现为 DNA 合成增加。

【实验对象】

淋巴细胞。

【实验试剂和器材】

1. 试剂 淋巴细胞悬液 3×10^6 个 /ml、PHA 200μg/ml、0.5% 水解乳蛋白、Hanks 液、甲醇、瑞氏-吉姆萨染液。

2. 器材 试管、玻片、毛细吸管、移液器、培养箱、离心机等。

【操作步骤和结果观察】

（一）操作步骤

1. 用常规法制备外周血淋巴细胞悬液使细胞浓度为 3×10^6 个 /ml。

2. 取 2 支无菌试管，按表 12-10 加入试剂。

表 12-10 操作步骤

	实验管	对照管
3×10^6 个 /ml 淋巴细胞	1ml	1ml
200μg/ml PHA	0.2ml	—
培养基	—	0.2ml

3. 将上述试管置于 37℃、5% 的 CO_2 培养箱孵育 72 小时，每天旋转摇匀 2 次。

4. 1000r/min，离心 10 分钟，弃上清，用毛细吸管吹打，使沉降细胞分散。

5. 吸取 1 滴细胞悬液滴于洁净玻片上，进行推片。

6. 加入相应的甲醇固定 1 分钟，干燥后，进行瑞氏-吉姆萨染色 10 分钟，水洗，晾干，镜检。

7. 油镜下观察，可以见到以下几种类型的细胞，如表 12-11、图 12-18 所示。

表 12-11　淋巴细胞转化的形态学指标

形态学特征 淋巴细胞		转化的淋巴细胞		未转化的淋巴细胞	其他细胞
		转化母细胞	过渡型		
细胞大小		12 ～ 20μm	12 ～ 16μm	6 ～ 8μm	
细胞核	大小	增大	增大	不增大	如中性粒细胞经培养 72 小时后，细胞发生衰变或死亡呈碎片
	染色质	疏松呈网状	疏松	密集	
	核仁	清晰可见 1 ～ 3 个	有或无	无	
	有丝分裂	有或无	无	无	
	增多	有	有	极少	
胞质	着色	嗜碱	嗜碱	天青色	
	空泡	有或无	有或无	无	

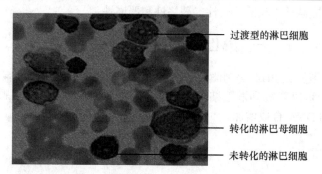

图 12-18　淋巴细胞转化过程的形态学变化

（二）结果观察

观察 100 ～ 200 个淋巴细胞，计算淋巴细胞转化率。

$$淋巴细胞转化率 = \frac{转化的淋巴细胞数}{转化的淋巴细胞数 + 未转化的淋巴细胞数} \times 100\%$$

正常参考值为：60% ～ 80%。

此方法虽然原理清楚，但耗时较长，且统计结果的主观性较强，实验室之间误差较大，目前该法逐渐被其他方法所替代。

【注意事项】

1. 丝裂原的剂量应适当，不同批次的丝裂原，都应测定其最合适的浓度，如浓度太低，不足以刺激淋巴细胞转化，浓度太高，则对细胞有毒性。

2. 不同种系（如人、大鼠、小鼠等）、不同来源的淋巴细胞（外周血、脾脏、胸腺等）的最适细胞浓度、培养时间均需要预试。

3. 由于实验培养需要 3 天时间，才能观察结果，故要求整个操作过程应无菌操作，避免细菌污染，导致实验失败。

4. 细胞操作动作轻柔，快速准确操作。

二、MTT 法

T 细胞受有丝分裂原如 PHA 等刺激后，淋巴细胞发生增殖，增殖细胞的线粒体的琥珀酸脱氢酶，可使底物 MTT 形成褐色或蓝黑色的 MTT，并沉积于细胞内外。MTT 被随后加入的盐酸异丙醇或二甲基亚砜（dimethyl sulfoxide，DMSO）完全溶解，MTT 呈色水平与增殖水平相关，可用酶标仪测定其 OD 值。所测得的 OD 值水平，能代表孔内细胞代谢活跃的程度，呈正相关。

该方法可省去人工细胞计数的过程，经济方便，无放射性污染，但敏感性不及 ^{3}H-TdR。

【实验对象】

淋巴细胞。

【实验试剂和器材】

1.试剂 淋巴细胞悬液 2×10^6 个 /ml、MTT 5mg/ml（滤过除菌，避光保存备用）、盐酸异丙醇 0.04mol/L、RPMI-1640 培养基、Hanks 液、PHA（10μg/ml）等。

2.器材 酶标仪、CO_2 培养箱、微量可调移液器、96 孔平底培养板、TIP 头等。

【操作步骤和结果观察】

1. 用常规法制备外周血淋巴细胞悬液使细胞浓度为 2×10^6 个 /ml。

2. 每份标本加 6 孔。其中 3 孔为试验孔（3 个复孔），每孔加细胞悬液 100μl，PHA 溶液 100μl，设 3 个对照孔，每孔加细胞悬液 100μl，培养基 100μl。

3. 混匀后，置 37℃、5% CO_2 培养箱孵育 68 小时。

4. 每孔吸取上清液 100μl，再加 MTT 溶液 10μl/ 孔，混匀后继续培养 4 小时，细胞培养终止后，加入酸化异丙醇 100μl，充分混匀，静置数分钟，待细胞代谢所形成的紫蓝色的 MTT 颗粒充分溶解后，用酶标仪，选择波长 570nm 下测定 OD 值。

5. 通过计算 3 个试验孔（加 PHA 刺激）及 3 个对照孔（不加 PHA）OD 均值。带入公式计算刺激指数（stimulation index，SI），以判断淋巴细胞转化程度。

$$SI = \frac{实验孔\ OD\ 值}{对照孔\ OD\ 值}$$

【注意事项】

基本同形态学计数法。

【思考题】

1. 何谓淋巴细胞转化试验？常用的方法有哪些？各有何优缺点？

2. 分别用特异性抗原和非特异有丝分裂原作为刺激剂进行淋巴细胞转化试验，转化率是否有区别？为什么？

3. 为什么 PHA/ConA 能刺激人的 T 细胞转化而不能刺激 B 细胞转化？

实验九　细胞毒试验技术及肿瘤免疫

免疫应答进行中，既有非特异性杀伤细胞和特异性杀伤细胞，同时也有非特异细胞毒分子（因子）和特异性细胞毒因子，它们的免疫反应结果会导致靶细胞裂解死亡。

随着免疫学技术的发展，近年来对癌细胞杀伤的免疫效应报道甚多。大体为：

1.非特异杀伤肿瘤细胞 如 NK 细胞、杀伤细胞（K 细胞），是体内抗肿瘤的第一道防线。NK

细胞可自发杀肿瘤细胞，K 细胞依赖于抗肿瘤细胞的抗体存在而发生杀肿瘤效应。体外可用细胞毒试验方法来进行研究。通常采用 ^{51}Cr 释放试验来观察其杀伤效应。

2. 特异性杀伤肿瘤细胞　人体内特异性杀伤肿瘤细胞为 Tc 细胞（或 TK）杀伤效应，该细胞的特异杀伤需要特异抗原预先致敏 Tc（或 TK）细胞，以区别于非特异杀伤。

3. 淋巴因子的调节作用　近年来人们用干扰素（interferon，IFN）（特别是 IFN-γ）、白细胞介素（IL-2）等细胞因子来处理淋巴细胞后，NK 细胞、K 细胞、Tc 细胞等杀伤效应大大增强，特别是用 IL-2 培养癌症者淋巴细胞，可诱发和激活淋巴因子激活的杀伤细胞（lymphokine-activated killer cell，LAK cell）等，经体外增殖达一定量时再输回患者体内，可治疗晚期癌症。

4. 中草药对杀伤细胞的调节作用　中草药是祖国医药瑰宝。有许多补气类中草药及其提取物（如多糖或皂苷成分等）已在临床用于治疗肿瘤，体外细胞培养技术证明中草药中的人参、黄芪、刺五加、茯苓等均可促进细胞产生干扰素（IFN-γ、IFN-β、IFN-α）、IL-2 和增强 NK 细胞、K 细胞、Tc 细胞的杀伤效应。

5. 单克隆抗体的生物导弹作用　近年来已有许多癌细胞的单克隆抗体出现，如将杀肿瘤的毒性药物挂在抗体上，再将此抗体作为导弹输入患者体内，该抗体一旦与体内肿瘤细胞特异结合可发挥杀肿瘤效应。目前已在体外细胞培养中获得了许多证据，不久将指导用于临床。若与上述淋巴因子制成联合剂型可能效果更好。

6. 药物的毒性作用　为了筛选理想的癌细胞毒性物质或抑制物质如化疗药物，通常采用相应的癌细胞进行体外试验，以寻找最佳化疗药物和适宜的药物浓度，为临床用药提供依据。

细胞毒试验

细胞毒试验是在组织培养中研究淋巴细胞、抗体或抗体依赖性淋巴细胞杀伤靶细胞的一种技术，也是在体外研究特异性细胞免疫比较可靠和灵敏的方法，目前微量细胞毒试验是应用最广的一种方法。

【实验目标】

1. 技能目标

（1）掌握免疫细胞分离培养技术。

（2）掌握多种细胞毒试验的检测方法。

2. 知识目标

（1）掌握免疫细胞细胞毒试验原理。

（2）掌握免疫细胞抗肿瘤机制。

3. 素质目标

（1）养成认真观察、客观记录实验结果的行为习惯，培养实事求是的思想品质。

（2）培养无菌操作意识。

一、淋巴细胞对瘤细胞的细胞毒试验

【实验试剂和器材】

1. 试剂　细胞培养基、锥虫蓝染色液、5% 胎牛血清。

2. 器材　细胞培养箱、微孔平板、移液器等。

【实验步骤和结果观察】

（1）瘤细胞培养物制成悬液，并稀释至需要的细胞浓度。

（2）于微量试验板的小孔内分别接种 0.2ml 瘤细胞（内含 5×10^2 个细胞），37℃培育 24 小时。

（3）细胞贴壁后，轻轻倾去培养基，加 1ml PBS 洗涤，倾去洗涤液及未贴壁细胞。

（4）向小孔分别加入 0.2ml 淋巴细胞（分别含有 $5×10^5$，$5×10^4$，$5×10^3$ 个细胞），使淋巴细胞与瘤细胞之比依次为 1000∶1、100∶1、10∶1。

（5）45 分钟后加 0.1ml 5% 胎牛血清，37℃继续培养 2～3 天。

（6）2% 锥虫蓝染色，翻转微量试验板，计数存活的瘤细胞，并设有正常人淋巴细胞代替肿瘤患者淋巴细胞做对照，每份需同时作 3 个复孔，分别检查各孔中存活细胞数，按下列公式计算细胞毒 %，并作 t 检验。

$$细胞毒 \% = \frac{对照组小孔活存细胞数 - 试验孔活存细胞数}{对照组小孔活存细胞数} ×100\%$$

二、抗体加补体的细胞毒试验

此法是组织相容性（抗原 HLA）检查技术中最常用的一种方法，也称微量淋巴细胞毒试验。

人体的组织相容性抗原存在于淋巴细胞膜的表面，从供者与受者的血液分离淋巴细胞作为靶细胞，以各种定型单价抗血清与家兔血清补体作为效应系统。如果淋巴细胞表面具有与抗血清相对应的抗原，则淋巴细胞就会受损伤或致死而被锥虫蓝着色。

【实验对象】

血、血清。

【实验试剂和器材】

1.试剂 血清：小牛血清（56℃，30 分钟灭活）；待测血清：收集多产妇分娩时的胎盘剥离后的血，分出血清，叠氮钠防腐，4℃保存；已知阳性对照血清：用上海市中心血站制备的马抗人淋巴细胞血清，同时作 1∶3 稀释；补体：新鲜家兔混合血清，分装于小试管内，保存于 -20℃。

2.器材 细胞培养箱、微孔平板、移液器等。

【实验步骤和结果观察】

（1）在塑料试验盒（市售）内加入医用液体石蜡 20ml，放进一块 52 孔微量玻璃试验板，使板沉至盒底。

（2）用 0.25ml 的微量定量加液器分别加入待测血清和阳性对照血清 2～3μl/ 孔，阴性对照用 Hanks 液代之。加样针尖应磨平。

（3）用同法每孔内加入待测的淋巴细胞 2～3μl，应先加阴性对照和补体对照孔，然后加待测孔，最后加阳性血清对照孔，轻摇使其混匀，置室温作用 1 小时。

（4）每孔加入兔补体 5～7μl（按加淋巴细胞顺序加入），置 37℃培育 45 分钟（或室温作用 1 小时）。

（5）每孔加入 2% 锥虫蓝等渗液 3～5μl，静置室温中 20 分钟，吸去蓝色上清液。

（6）普通显微镜检查，记录每孔中死细胞（着色细胞）数。

死细胞：体积稍大，着蓝色，无折光性。

活细胞：大小正常，未着色，较透亮。

判断标准：（每次实验，需做 3～6 个复本）。

其中着色细胞：≤ 20%，阴性；20%～50%，弱阳性；50%～70%，阳性；≥ 70%，强阳性。

三、抗体依赖细胞介导的细胞毒作用（ADCC）

【实验对象】

细胞、血清。

【实验试剂和器材】

1. 试剂 细胞培养基等。

2. 器材 细胞培养箱、微孔平板、移液器等。

【实验步骤和结果观察】

抗体依赖细胞介导的细胞毒作用（antibody-dependent cell-mediated cytotoxicity，ADCC）用来检查 NK 细胞的 Fc 受体，该细胞结合抗体杀伤靶细胞的作用是无特异性的，故称为抗体依赖细胞介导的细胞毒作用。操作方法参照表 12-12。

表 12-12　ADCC 试验操作法

反应物	试管号（ml）								
	1	2	3	4	5	6	7	8	9
^{51}Cr 标记靶细胞	0.1	0.1	0.1	0.1	0.1	0.1	0.1	0.1	0.1
抗血清	0.1	0.1	0.1	0.1	0.1	0.1	—	—	0.1NP-40
稀释度	1∶10	1∶100	1∶1000	1∶10	1∶100	1∶1000			
淋巴细胞	0.8	0.8	0.8	—	—	—	0.8	—	0.8
培养基	—	—	—	0.8	0.8	0.8	0.1	0.9	
结果									

注：①1、2、3 号为试验管；②4、5、6 号为对照管（抗体，靶细胞）；③7 号为对照管（淋巴细胞，靶细胞）；④8 号为靶细胞对照（自然释放率）；⑤9 号用 NP-40 裂解液溶解靶细胞，为 100% 释放率；⑥为精确计算，每一份应作 2～3 套复管，取平均值，计算方法与 NK 细胞毒试验 ^{51}Cr 释放法类同。

四、NK 细胞毒试验之一——^{51}Cr 释放法

【实验对象】

待检细胞。

【实验试剂和器材】

1. 试剂 葡聚糖（ficoll）、十二烷基硫酸钠（SDS）、细胞培养基等。

2. 器材 细胞培养箱、微孔平板、移液器等。

【实验步骤和结果观察】

1. 效应细胞制备 用常规的 ficoll 分离法分离外周血中的单核细胞，经玻瓶 37℃贴壁 2 小时，以除去单核-巨噬细胞，计数活细胞数，使细胞浓度为 $5×10^6$ 个 /ml，细胞存活率为 95% 以上（小鼠可用鼠脾细胞）。

2. 靶细胞制备 取培养 24～48 小时的 K562 细胞（小鼠可用 Yac-1 细胞），RPMI-1640 培养基洗 1 次，用营养液配成 $4×10^6$ 个 /0.5ml，加 100μCi ^{51}Cr，37℃水浴 90 分钟，隔 15 分钟摇匀 1 次，然后洗涤 3 次，除去游离的 ^{51}Cr，计数活细胞，稀释细胞数达 $1×10^5$ 个 /ml。

自然杀伤细胞（NK 细胞）活性测定，用 4 小时短程释放法，自然杀伤组效靶细胞（50∶1）各 0.2ml，自然释放组以营养液代效应细胞，最大释放组以 2% SDS 液代效应细胞，分别置 37℃接触 4 小时，然后各管加冷 Hanks 液 0.6ml 终止反应，离心（1000r/min）10 分钟，吸上清 0.5ml，用 γ 计数器测放射性（每分钟计数，CPM），按下式计算：

$$细胞毒 \% = \frac{对照组小孔活存细胞数 - 试验孔活存细胞数}{对照组小孔活存细胞数} × 100\%$$

$$自然释放率（\%）=\frac{自然释放组\ CPM}{最大释放组\ CPM}\times100\%$$

$$自然杀伤率（\%）=\frac{试验释放组\ CPM-自然释放组\ CPM}{最大释放组\ CPM-自然释放组\ CPM}\times100\%$$

$$靶细胞标记率（\%）=\frac{标记细胞\ CPM}{被标记细胞数}=CPM/细胞$$

五、NK 细胞毒试验之二——^{3}H-TdR 法

【实验对象】

待检细胞。

【实验试剂和器材】

1. 试剂 ^{3}H-TdR、细胞培养基等。

2. 器材 细胞培养箱、微孔平板、移液器等。

【实验步骤和结果观察】

取培养 24～48 小时的 K562 靶细胞，稀释至 5×10^4 个 /ml。效应细胞为人外周血单个核细胞，制成 5×10^6 个 /ml 细胞悬液，加入微板中。每孔加入靶细胞与效应细胞各 0.1ml（效靶比例为 100：1），靶细胞自然掺入对照组仅加入靶细胞悬液 0.1ml，用 RPMI-1640 培养基 0.1ml 代替效应细胞，每组均设 3 个复孔。加入细胞悬液后，每孔立即加入 ^{3}H-TdR 1μCi，然后置 37℃的 5% CO_2 培养箱中培养 20 小时，收集细胞于纤维滤纸上，用 γ 计数器测定 CPM，用特异抑制百分率（Pi）表示 NK 细胞活化，按下式计算：

$$Pi=(1-\frac{实验组\ CPM}{靶细胞自然掺入\ CPM})\times100\%$$

六、NK 细胞毒因子检测（MTT 法）

【实验对象】

待检细胞。

【实验试剂和器材】

1. 试剂 NK 细胞毒因子（NK cell cytotoxic factor，NKCF）、MTT 试剂、细胞培养基等。

2. 器材 细胞培养箱、微孔平板、移液器等。

【实验步骤和结果观察】

培养 3 天的 K562 细胞经完全培养基洗涤 1 次后配成 2.5×10^5 个 /ml 细胞悬液，在微孔培养板上加入 50μl/ 孔，再加入含 NK 细胞毒因子标本 50μl/ 孔，标本分别稀释为 1：2、1：4、1：8、1：16……，阴性对照为无 NK 细胞毒因子的培养基，阳性对照为蒸馏水，每份标本设 3 个复孔，取其平均值，另设一个无细胞空白对照孔。置 37℃的 5% CO_2 培养箱中培养 24 小时，加 MTT 后的过程与活细胞检测基本相同，按下式计算各稀释度的 NK 细胞毒因子值。

$$标本（或阳性对照）对\ K562\ 细胞杀伤率（\%）=\frac{阴性\ OD-标本（阳性）\ OD}{阴性\ OD}\times100\%$$

$$标本中 NK 细胞毒因子杀伤活性 = \frac{标本杀伤率}{阳性对照杀伤率} \times 100\%$$

此外还有锥虫蓝排除法，通过计算细胞死亡率（或存活率）来表示 NK 细胞的杀伤活性，方法简便易行，但有客观因素，对 NK 细胞的杀伤效应也可采用 MTT 法。

七、LAK 细胞毒试验——^{125}I 释放法

【实验对象】

待检细胞、鼠。

【实验试剂和器材】

1. 试剂 乙醚、^{125}I 脱氧尿嘧啶核苷、Hanks 液、细胞培养基等。
2. 器材 细胞培养箱、微孔平板、移液器等。

【实验步骤和结果观察】

1. LAK 细胞的制备 经乙醚麻醉后，无菌取鼠脾脏，淋巴细胞经挤压后，用四层纱布过滤，经 3 次离心洗涤，制成细胞悬液。将浓度调整至 1×10^7 个 /ml，加 IL-2 制品 1ml，置 5% CO_2 37℃ 孵育 5 天，存活的淋巴细胞可作为 LAK 细胞使用。

2. LAK 细胞体外细胞毒活性测定 用 ^{125}I 脱氧尿嘧啶核苷标记 WBT-2M 纤维肉瘤靶细胞，每 10^6 个细胞加 ^{125}I 脱氧尿嘧啶核苷 4μCi，37℃ 条件下静置培养 14 小时，接着用 Hanks 液 3 次离心，充分洗涤，然后分别与效应细胞（新鲜脾细胞，经 5 天培养的脾细胞，LAK 细胞）置微量培养板中共同孵育 6 小时，吸取上清液。用 γ 计数器测定同位素的释放量，并依下列公式计算其细胞毒性的百分率（此法也可用 ^{3}H-TdR 掺入法和 MTT 法）：

$$LAK 细胞毒（\%）= \frac{实验组释放量 - 自然释放量}{最大释放量 - 自然释放量} \times 100\%$$

注：每组 3 个复管，各管均需减去本底 CPM。

八、CTL 的细胞毒试验

【实验对象】

待检细胞。

【实验试剂和器材】

1. 试剂 乙醚、^{125}I-UdR、ConA、PHA、SDS、细胞培养基等。
2. 器材 细胞培养箱、微孔平板、移液器等。

【实验步骤和结果观察】

取淋巴细胞 1×10^6 个 /ml，经 ConA 3μg/ml 刺激培养 5 日，获效应细胞毒性 T 细胞（cytotoxic lymphocyte，CTL）。靶细胞为 ^{125}I-UdR 标记的肥大细胞瘤 P815 细胞（DBA/2 小鼠）或者为 K562 细胞。

实验方法为每孔加入 50μl 的 CTL，70μl 含 1×10^4 的 ^{125}I-UdR 标记的 P815 细胞，30μl 的 1/25 稀释的 PHA，以利诱导全部 CTL 起杀伤作用。微板经 1200r/min 离心 5 分钟后取上清，37℃ 培养 3.5 小时，再加入 0.5% 的胰蛋白酶 50μl 培养 30 分钟。然后以 1200r/min 离心 5 分钟，取每孔中上清 100μl 加入小玻璃管中，将每孔中的细胞收获于玻璃纤维纸上，用 γ 计数器分别测上清及细胞

中的 CPM 值，按下式计算杀伤效应。

$$特异杀伤 \% = \frac{全部上清 CPM - (SR^*CPM - BGCPM^{**})}{全部上清 CPM + 细胞 CPM - BGCPM} \times 100\%$$

注：* SR 为不加 CTL 的自然释放对照组，** BG 为仪器本底数

【注意事项】

1. 在处理培养细胞的过程中，严格遵守操作规程，严防污染导致实验失败。

2. 在放射性物质应用过程中，严格注意操作步骤，严禁放射性物质外泄及污染环境。

【思考题】

细胞毒试验检测的是什么功能？

实验十 放射标记技术

放射标记技术是一种免疫标记技术，其标志物为放射性核素，被标志物为抗原或抗体。放射性核素测定具有很高的灵敏性，抗原与相应抗体的结合具有很高的特异性，该技术被广泛用于微量物质如激素等的定量检测、细胞表面受体分析等方面，其检测水平在 ng 至 pg，甚至达到 fg 水平。

根据被标志物的不同，该技术分为两大类，分别为放射免疫分析（radioimmunoassay，RIA）和免疫放射分析（immunoradiometric assay，IRMA）。使用放射性核素标记抗原去检测未知抗原的方法称为放射免疫分析，此为经典技术，1959 年，亚洛和伯森研究胰岛素和胰岛素抗体的免疫反应时首次使用；另一种是标记抗体去检测相应抗原的方法称为免疫放射分析，米莱和黑尔于 1968 年首次使用。

（一）放射标志物

放射标记技术是以放射性核素为示踪物质，所以第一步是要将放射性核素标记在抗原或抗体上。常用的放射性核素是 ^{125}I，^{125}I 的标记通常是通过替换抗原或抗体上酪氨酸或酪氨酸残基上的氢原子实现的，所以蛋白质和肽类可以直接标记，其他则需要连接相应的基团后再进行标记。用于放射性标记的抗原纯度要高，如果抗原是蛋白质可以直接进行标记，非蛋白质抗原或半抗原（甾体激素或药物分子）则需要修饰后标记。用于放射性标记的抗体应选用高效价的抗体，单克隆抗体和多克隆抗体均可。

放射标记技术的标记方法有氯胺 T 标记法和四氯二苯基甘脲（iodogen）标记法等。氯胺 T（ch-T）是对甲苯磺基酰胺的 N-氯衍生物钠盐，在水中易分解为次氯酸，次氯酸可以将 $^{125}I^-$ 氧化成 $^{125}I_2$，使其取代蛋白质酪氨酸苯环上的氢，从而将 ^{125}I 标记在抗原或抗体上，该方法适用于所有带有酪氨酸残基的蛋白质。

标记后的反应物尚不能直接使用，需要将游离的 $^{125}I^-$ 与 ^{125}I 标志物分离，由于其大小差异悬殊，可采用凝胶层析的方法分离，如葡聚糖凝胶（Sephadex）G-25 或 Sephadex G-50。

（二）放射免疫分析

放射免疫分析是经典的放射免疫技术，该方法广泛用于多肽、激素等超微量物质的定量分析，亚洛因此技术获得了 1977 年诺贝尔生理学或医学奖。

1. 放射免疫分析原理 放射免疫分析的被标志物是抗原，其原理属于竞争性分析，基于标记抗原和非标记抗原与抗体的结合能力在同一水平（图 12-19）。在一定反应体系中，同时存在待检抗原（Ag）、被 ^{125}I 标记过的同种抗原（Ag*）和相应抗体（Ab），当 Ab 量大于任一 Ag 或 Ag*，而

小于 Ag 和 Ag* 总和时会出现 Ag 和 Ag* 竞争性结合 Ab，形成两种免疫复合物，分别为 Ag-Ab 和 Ag*-Ab。当 Ag* 与 Ab 的量为定值时，Ag 的量越多，则 Ag*-Ab 复合物的量就会越少，而游离的 Ag* 越多，Ag 的量与形成的 Ag*-Ab 复合物的量呈负相关。

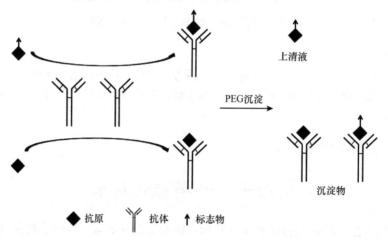

图 12-19　竞争性分析原理示意图

因此使用不同浓度标准 Ag，分别与定量的 Ag* 与 Ab 反应，待反应平衡后，分离 Ag*– Ab 和游离的 Ag*，测定 Ag*– Ab 和游离 Ag* 的放射强度，可以得到一条标准曲线，使用待检抗原做同样实验，通过标准曲线可以获得该待检抗原的浓度。

2. 分离技术　放射免疫分析实验中形成的游离的抗原和抗原抗体复合物依然在溶液里，并不发生沉淀，需要一种方法将两者分离开来，检测游离的标记抗原或标记的抗原抗体复合物的放射性，才能得到所需的反应曲线。因此，分离技术是放射免疫分析中的一个重要环节，直接影响检测的准确性和可重复性。

常用的分离方法简述如下：

（1）聚乙二醇沉淀法：聚乙二醇（polyethyleno glycol，PEG）亲水性极强，可以破坏蛋白质分子水化膜，可以沉降溶液中的抗原抗体复合物，而将小分子的抗原保留在上清中。在生物大分子制备中，用得较多的是 6000 ～ 20 000D 的 PEG，本实验常用 6000D 的，最终加入浓度维持在 7% ～ 9%，pH 6 ～ 9。聚乙二醇沉淀法用途非常广泛，可以用来分离免疫球蛋白、细菌和病毒，近年来广泛用于核酸和酶的纯化，其优点是沉淀完全且价格低廉，缺点是受温度、pH 等影响较大，沉淀无特异性。

（2）双抗体沉淀法：使用第二抗体作为沉淀剂，第二抗体可以特异性结合第一抗体形成沉淀，而不结合抗原，所以经此沉淀后，两种标志物（标记的游离抗原和标记的抗原抗体复合物）被分离开来。双抗体沉淀法与聚乙二醇沉淀法比较，提升了沉降的特异性。目前广泛应用的是两种沉淀方法结合起来，第二抗体结合后，使用 PEG 沉淀，这既保证了沉淀的特异性，又能达到快速沉降的目的。

（三）免疫放射分析

免疫放射分析的被标志物是抗体，它是一种非竞争性免疫分析。免疫放射分析有单位点和双位点两种类型，通常采用的是双位点的双抗体夹心法（图 12-20）。双抗体夹心法需要两种抗体，一种称为捕获抗体，另一种为 ^{125}I 标记的标记抗体。其原理是将过量的捕获抗体包被在固相载体上，加入待检抗原，由于抗体过量，可以完全结合待检抗原，洗涤去除未结合的物质，再加入标记抗体，形成固相抗体-待检抗原-标记抗体的双抗体夹心，洗去未结合的标记抗体，则标记抗体的量与待检抗原的量呈正相关。用不同浓度的标准抗原进行反应，测定结合在固相上的复合物的放射强度，可以得到一条标准曲线，使用待检抗原做同样实验，通过标准曲线可以获得该待检抗原的浓度。

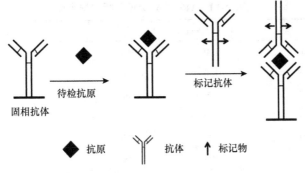

图 12-20 免疫放射分析原理示意图

与放射免疫分析比较，免疫放射分析通过固相吸附的方法，将标记抗体固定在固相载体上，通过洗涤即可以达到分离的目的，大大简化了分离的工作。

本节以放射免疫法测定甲胎蛋白为例，简要介绍下放射标记技术的操作步骤。

甲胎蛋白的放射性碘标记

甲胎蛋白（alpha-fetoprotein，AFP）在胎儿生长过程中由卵黄囊和肝细胞合成，在胚胎时期已经存在，妊娠 13 周时，达到最大值，在出生后逐渐减少，在成人血液中含量极微。当发生原发性肝癌时，AFP 水平会明显提高，通过检测 AFP 含量可辅助诊断原发性肝癌。

【实验目标】

1. 技能目标

（1）掌握测定放射性的实验方法。

（2）掌握实验中标准曲线的绘制和分析方法。

2. 知识目标

（1）掌握放射免疫分析测定的原理。

（2）了解放射免疫分析技术的操作步骤。

3. 素质目标

（1）理解实验中对照实验和空白实验的意义。

（2）养成严格遵守实验要求做实验的习惯，对于有损自身健康的实验，如放射性实验应采取正确的防护措施，减少危害。

【实验试剂和器材】

1. 试剂 待检血清、AFP 标准品（使用缓冲液分别配成 10、25、50、100、200、400 ng/ml）、^{125}I-AFP、AFP 抗血清、免疫分离剂、缓冲液。

2. 器材 微量加样器、γ 计数器。

【操作步骤和结果观察】

本实验采用放射免疫分析方法。该方法通过标记抗原的竞争性分析方法，将纯化的 ^{125}I 标记的 AFP、待检 AFP 和 AFP 抗体混合，^{125}I 标记的 AFP、待检 AFP 竞争性结合 AFP 抗体，经分离后用 γ 计数器计数被标记的 AFP 抗原抗体复合物的量。

（一）操作步骤

1. 根据表 12-13 对反应管编号，AFP 标准品浓度 10ng/ml、25ng/ml、50ng/ml、100ng/ml、200ng/ml、400ng/ml 分别对应管号 1 ~ 6，并对应表格加入各反应液到反应管中。

表 12-13　AFP 放射免疫分析加样步骤

组别	管号	AFP 标准品含量（ng）	AFP 标准品（μl）	AFP 抗血清（μl）	待检血清（μl）	缓冲液（μl）	免疫分离液（μl）
标准管	1	1.0	100	100	—	—	1000
	2	2.5	100	100	—	—	1000
	3	5.0	100	100	—	—	1000
	4	10.0	100	100	—	—	1000
	5	20.0	100	100	—	—	1000
	6	40.0	100	100	—	—	1000
对照	9	0	—	—	—	200	1000
样品	10		—	—	100		1000

2. 将每管混匀后，37℃水浴 3 小时。

3. 加入免疫分离液，混匀后静置 15 分钟，使用免疫分离液分离标记的游离抗原（F）和标记的抗原抗体复合物（B）。

4. 测定各管总放射性。

5. 500g 离心 15 分钟，吸去上清液，测定沉淀物的放射性。

6. 绘制标准曲线。

7. 结果计算，根据标准曲线计算样品中 AFP 含量。

对照管 Bc 的非特异结合率：Bc = Bc/(B+F)c×100%

标准品管 B 的非特异结合率：B = B/(B+F)×100% − Bc

样品管 Bs 的非特异结合率：Bs = Bs/(B+F)s×100% − Bc

以标准品含量为横坐标，标准管百分非特异结合率为纵坐标，绘制标准曲线。

（二）结果观察

使用放射免疫分析方法检测 AFP，正常值为 < 20ng/ml，若待检患者检测值小于此值，可基本排除原发性肝癌的风险；若检测值 > 50ng/ml，则需进行复检，密切观察，每周 1 次，如果测出值持续升高，应怀疑肝癌。

【注意事项】

1. 实验过程严防放射感染，实验人员需穿工作衣，戴口罩、帽子、手套等防护措施。操作前后对实验室环境进行检测。

2. 实验用 ^{125}I 和标志物应妥善保管。

【思考题】

放射性免疫测定的原理是什么？可应用于哪些领域？

第四篇　综合性实验

第十三章　细　菌　学

实验一　人体及环境中细菌的检测

自然环境中和人的体表都存在大量的细菌，它们一遇到适合的条件就会大量繁殖。当把取自不同来源的含菌样品接种于含有生长发育需要的各种营养成分的固体培养基时，就会形成肉眼可见的细菌集体群落。每种细菌群落都有其独有的形态特点，因此，可以通过平板培养来检测不同环境下细菌的数量、种类。

【实验目标】

1. 技能目标

（1）掌握检测空气中的细菌数量及种类的方法。

（2）掌握检测液体中的细菌数量和种类的方法。

（3）掌握检测人体皮肤和物品表面上的细菌数量和种类的方法。

（4）掌握评估公共场所或室内空气污染程度的方法。

2. 知识目标

（1）理解比较自来水和污水之间细菌数量和种类的差异。

（2）通过对实验结果的分析，了解细菌在空气、水、物体表面及正常人体表面上细菌分布情况。

（3）掌握人体及环境中细菌检测的临床意义。

3. 素质目标　培养无菌操作概念。

【实验对象】

空气、水、物体表面及正常人体表面上细菌。

【实验材料和器材】

1. 材料　琼脂平板培养基，消毒液。

2. 器材　酒精灯，移液器，无菌平皿及 1ml 吸管。

【操作步骤和结果观察】

（一）空气中的细菌检测

1. 操作步骤

（1）取 5 个琼脂平板培养基，在平皿底部标记检查材料的名称、日期、检查者组别、代号，分别置于同一室内 5 个不同的点（室内四个角及中间）。琼脂平板培养基离地面高度和墙面距离为 0.5 米。

（2）将平板培养基的皿盖打开，使培养基面向上暴露在空气中 10 分钟后盖好，置 37℃恒温箱中培养 18 ～ 24 小时。

（3）注意关闭窗户和空调，避免通风对实验结果的影响。

2. 结果观察　记录结果并加以分析：

（1）观察菌落的种类和数量。

（2）100cm² 琼脂培养基面积上，5 分钟所降落的细菌数，相当于 10L 空气中所含的细菌数，计算公式如下：

$$细菌数（CFU）/m^3 = N \times \frac{100}{A} \times \frac{5}{T} \times \frac{1000}{10} = \frac{50\,000N}{AT}$$

式中：T：平皿暴露于空气中的时间（分钟）。N：培养后，平皿上的菌落总数。A：平皿的面积（cm²）。

（二）液体中的细菌检测

1. 操作步骤

（1）以无菌操作取污水原液 1ml，放于事先装有 9ml 已灭菌蒸馏水的灭菌玻璃试管中，经充分振摇制成 1：10 的均匀稀释液。用 1ml 灭菌吸管吸取 1：10 稀释液 1ml，沿管壁徐徐注入含有 9ml 灭菌蒸馏水的试管内，振摇试管混合均匀，制成 1：100 的稀释液。另取 1ml 灭菌吸管，按上项操作顺序，制成 10 倍递增稀释液（浓度为 10^0、10^{-1}、10^{-2}……10^{-8}），注意每递增稀释 1 次即换用 1 支 1ml 灭菌吸管。

（2）无菌吸管吸取自来水及不同浓度污水稀释液各 1ml，分别放入已做相应标记的无菌空平皿内。

（3）立即倾入已熔化并保温 50～55℃的琼脂培养液 15ml，迅速摇匀（前后摇匀 5 次，左右摇匀 5 次），静置凝固后，置 37℃恒温箱内培养 18～24 小时。倾入已熔化并保温 50～55℃的琼脂培养液时，动作要迅速以免培养液凝固。

2. 结果观察

（1）取出观察结果，计数菌落数。所得菌落数乘以该平皿中水样的稀释倍数，即为原水样每毫升中所含的细菌数。

（2）比较自来水及不同浓度污水中生长的菌落的种类和数量并加以分析。

（三）皮肤和物品表面的细菌检测

1. 操作步骤

（1）用记号笔在平板底面划分六格，做好标记后，打开平皿，用手指（未消毒和消毒后）分别在格内琼脂表面轻按（不能压破培养基，见指纹即可）。

（2）每人用任一物品（用衣袖角、纸币、头发及手机壳或指甲内污物）置于或涂抹于另四个小区内，盖好平皿，放入 37℃恒温箱中培养 18～24 小时。手指和物品在琼脂表面轻按时勿压破培养基。

2. 结果观察　取出平板，观察菌落，记录菌落的种类和数量并加以分析。

【注意事项】

无菌操作。

【思考题】

1. 微生物在自然界的分布有何实际意义？

2. 什么是正常菌群？有何生理学意义？

实验二　细菌的灭菌和除菌方法

外界因素对细菌的影响主要是理化因素抑制或杀死细菌的作用，物理消毒灭菌的因素有热力、辐射、滤过、干燥和低温等，化学消毒灭菌主要是通过使用化学消毒剂。本次实验主要学习以上影响因素中高压蒸汽灭菌、紫外线灭菌、机械除菌三种方法对细菌的影响。

【实验目标】

1. 技能目标

（1）掌握高压蒸汽灭菌法及高压蒸汽灭菌器使用方法。

（2）掌握紫外线灭菌法操作方法。

（3）掌握机械除菌法的操作方法。

2. 知识目标

（1）掌握高压蒸汽灭菌法、紫外线灭菌法、机械除菌法的原理和机制。

（2）通过对实验结果的分析掌握不同灭菌、除菌的作用效果及其机制。

3. 素质目标

（1）培养学生树立无菌观念。

（2）养成无菌操作的行为习惯，提高学生的医学素养。

【实验对象】

灭菌材料，大肠埃希菌。

【实验材料和器材】

1. 材料 琼脂培养基，灭菌的三角纸片。

2. 器材 高压蒸汽灭菌锅，酒精灯，紫外线灯，镊子，0.22μm 薄膜滤菌器，10ml 无菌注射器，无菌带盖试管。

【操作步骤和结果观察】

（一）高压蒸汽灭菌法

高压蒸汽灭菌器是利用加热密闭的加压灭菌锅，使灭菌锅隔套间的水沸腾而产生蒸汽，由于蒸汽不能溢出，增加了灭菌锅内的压力，从而使沸点增高，得到高于100℃的温度，导致菌体蛋白质凝固变性而达到灭菌的目的。

高压蒸汽灭菌器构造：高压蒸汽灭菌器是一个双层金属圆筒，外层坚厚，内层置需消毒的物品，两层之间盛水。其上方有金属厚盖，锅盖旁附有螺旋，借以将锅盖紧闭，使锅内蒸汽不能外溢，因而蒸汽压升高，温度也随之升高。它们之间的关系如表 13-1 所示。

高压蒸汽灭菌器上装有排气阀、安全活塞，以调节容器内蒸汽；有温度计和压力表，以示内部的温度和蒸汽压。

表 13-1 不同蒸汽压所达到的温度

蒸汽压		温度（℃）
kPa	kg/cm²	
34.48	0.352	108.8
55.16	0.563	113.0
68.95	0.703	115.6
103.43	1.055	121.3
137.90	1.406	126.2
172.38	1.758	130.4
206.85	2.109	134.6

1. 操作步骤 向器内加水至规定量，放入被消毒物品，关上锅盖，并用螺旋将其与锅体紧扣，使之紧闭，器下加热，待器内蒸汽压上升到 34.48kPa 时打开排气阀，使器内冷空气排出，否则压力表所示之压强并非全部是蒸汽压，灭菌将不完全。器内温度与空气排出量的关系见表 13-2。

表 13-2 高压蒸汽灭菌器内温度与空气排出量的关系

压力表上所示压强		能达到的温度（℃）				
kPa	kg/cm²	空气完全排出	空气 2/3 排出	空气 1/2 排出	空气 1/3 排出	空气全未排出
34.48	0.352	109	100	94	90	72
68.95	0.703	115	109	105	100	90
103.43	1.055	121	115	112	109	100
137.90	1.406	126	121	118	115	109
172.38	1.758	130	126	124	121	115
206.85	2.109	135	130	128	126	121

器内冷空气先由排气阀驱出，继则蒸汽出现，待有大量蒸汽逸出时（呈白色雾状气流）即可认为器内冷空气已排尽，关闭排气阀。此后器内压强逐渐升高，直至压力表指在所需的压强数字（如 1.05kg/cm²），调节安全活塞，使器内压强在此数字上（下）能自动开放（关闭），在此压强下维持 20～30 分钟。灭菌时间到后，停止加热。待器内压强自行降至"0"时，打开排气阀，使器内外压强完全一致，打开器盖取物。

高压蒸汽灭菌法是最可靠的灭菌方法。凡耐高热和潮湿的物件，如培养基、生理盐水、棉织品、传染性污物及废弃的细菌培养物等均可用本法灭菌。在使用时必须加足规定水量，冷空气必须排尽，器内仍有高压时不得开排气阀、安全阀，更不得松开螺旋开盖。根据物品的大小、性质，可适当增加灭菌时间，以保持彻底灭菌。

2. 结果观察 欲检查器内压力与温度是否符合，高压蒸汽灭菌器灭菌效果验证一般有化学指示剂法、留点温度计法、自制测温管法和生物指示剂法，每种方法的原理都是相似的，主要是验证灭菌时灭菌器里的温度能否达到要求。我们可以根据自己实验室的具体情况选择其中一种或多种方法进行验证。

（1）化学指示剂法。

原理：化学指示剂在一定温度与作用时间下，会受热变色或变形，根据这一特点来判断是否达到需要的灭菌参数。一般实验室常用的是压力灭菌指示胶带，这种指示胶带是利用灭菌前后胶带颜色变化来判断灭菌效果。它是由热敏化学物质与显色剂及漆辅料制成油墨，并将油墨以条纹状印制在特制的一面胶纸带上制成。指示胶带可以直接粘贴于包裹外，长度不低于 5cm，并轻压胶带以增加黏性和封包效果；在 121℃持续 20 分钟或 130℃持续 4 分钟后，胶带上印有的斜行的白色指示线条会完全变黑，成为黑色线条；如变色不均匀或不彻底，可认为该包裹不符合灭菌条件。因此为了操作和观察方便，常用于灭菌效果验证。

（2）留点温度计法。

原理：留点温度计法是利用水银温度计不回流的特性，其原理跟传统体温计相似，可以指示灭菌器在灭菌过程中达到的最高温度。

验证时把水银温度计放在盛水的大三角瓶里，灭菌时把三角瓶放在灭菌器的上部和下部，灭菌结束后看水银温度计的温度和要求温度是否一致。此法只能验证温度，不能指示灭菌时间是否达到要求，因此是灭菌器验证的最低标准。

（3）自制测温管法。

原理：利用一些化学药品受热熔化后再冷却，晶体的外形不同的特性，把化学药品密封在小玻璃管内，灭菌时放在灭菌器里，灭菌完后观察晶体的形状，就可以判断温度是否达标。

常用的试剂是苯甲酸，苯甲酸的熔点为 121 ～ 123℃，跟要求的灭菌器的灭菌温度基本吻合，因此灭菌时把固体苯甲酸密封在小玻璃管内放进灭菌器，灭菌结束就可以观察苯甲酸的状态来验证灭菌器是否达到了要求温度。这种方法的局限跟留点温度计法相同，也只能指示灭菌时的温度，对灭菌时间是否达到要求无法判断。

（4）生物指示剂法。

原理：利用非致病性的嗜热脂肪杆菌的芽孢作为指示菌，来测定热力灭菌的效果。嗜热脂肪杆菌的芽孢对热的抗性较强，其耐热能力与病原微生物肉毒梭菌芽孢相似，以此为指示菌，验证灭菌器能否达到灭菌要求。

生物指示剂分为三种：芽孢悬液、芽孢菌片、菌片和培养基混合指示管。一般放在灭菌容器的 5 个点：下层的前、中、后和上层、中层的中央点。灭菌后取指示剂接种到溴甲酚紫-葡萄糖蛋白胨水中，55 ～ 60℃培养 2 ～ 7 天，若培养基澄清、颜色没有变化即说明芽孢被杀死，灭菌器灭菌效果良好；如果培养基黄色浑浊，说明芽孢未被杀灭，灭菌器灭菌效果不合格。芽孢悬液和芽孢菌片的验证方法均是如此。

（二）紫外线灭菌法

波长为 240 ～ 300nm 的紫外线（ultraviolet ray，UV），包括日光中的紫外线，具有杀菌作用，其中以 265 ～ 266nm 的紫外线杀菌作用最强，这与 DNA 的吸收光谱范围一致。其主要作用于 DNA，使一条 DNA 链上两个相邻的胸腺嘧啶以共价键结合，形成二聚体，从而干扰 DNA 的复制与转录，导致细菌的变异或死亡。紫外线不仅可杀灭 DNA 病毒，也可杀灭 RNA 病毒。但紫外线穿透力较弱，一般的玻璃、纸张、尘埃、水蒸气等均能阻挡紫外线，故一般用于手术室、传染病房、无菌实验室的空气消毒，或不耐热物品表面的消毒。

1. 操作步骤

（1）用接种环蘸取大肠埃希菌液在两个普通琼脂平板上，画一个"十"形（每平板放两环），然后来回均匀涂布于整个平板表面。

（2）将镊子通过火焰灭菌后，夹取无菌的三角纸片 1 张，置于一琼脂平板中央，然后将平板打开，平放在距紫外线灯 60 ～ 100cm 处，照射 30 分钟（见图 13-1 右图）。

（3）另一琼脂平板，在紫外线下用玻璃盖遮住平板的一半，同样照射 30 分钟（见图 13-1 左图）。

（4）照射完毕用经火焰灭菌后的镊子将纸片取出投入消毒缸中，盖好琼脂平板，放 37℃恒温箱孵育 24 小时观察结果。

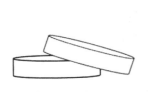
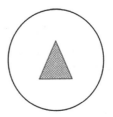

玻璃盖遮住平板的一半　　　　　　　　　三角纸置于琼脂平板中央

图 13-1　紫外线灭菌法

2. 结果观察　经培养后，观察三角纸片或覆盖于平板盖子底部的细菌生长现象。

（三）滤过除菌法

滤菌器含有微细小孔，只允许液体或气体通过，而大于孔径的细菌等颗粒不能通过，用物理阻留的方法除去液体或空气中的细菌，达到无菌的目的。

滤过法主要用于一些不耐高温灭菌的血清、抗生素、培养基及空气等的除菌（但不能除去更小的微生物如病毒、支原体和某些细菌 L 型）。滤菌器种类很多，常用的是玻璃滤菌器和石棉滤菌器[亦称塞茨（Seitz）滤菌器]。本实验主要使用薄膜滤菌器：由硝基纤维素膜制成，依孔径大小分为多种规格，用于除菌的滤膜孔径为 0.22μm。

1. 操作步骤

（1）接种细菌的 2 支肉汤管，其中一支不做处理，另外一支肉汤管通过 10ml 无菌注射器吸取后，用 0.22μm 薄膜滤菌器过滤肉汤，至无菌带盖试管内，操作过程注意无菌操作。

（2）将未处理和经过滤过的肉汤管放置 37℃培养箱内过夜。

2. 结果观察 经培养后，观察记录结果并加分析。

【注意事项】

1. 高压蒸汽灭菌器的使用要按照机器说明操作。

2. 无菌操作。

【思考题】

1. 根据实验阐述紫外线的主要用途及其杀菌原理。

2. 我们日常生活中还有哪些消毒灭菌的方法？

实验三 链球菌与葡萄球菌的分离培养及鉴定

球菌是指菌体形态为球形的一类细菌，通常能够感染人体并引起化脓性炎症，故又称为化脓性细菌。该类细菌常引起人类的皮肤、皮下软组织、深部组织乃至内脏器官的局部化脓性感染；除引起局部感染外，还可引起败血症、脓毒血症等全身感染。化脓性细菌根据形态可分为两大类：化脓性球菌和化脓性杆菌。G^+ 的葡萄球菌、链球菌和 G^- 的脑膜炎奈瑟菌、淋病奈瑟球菌等是常见的化脓性球菌。

【实验目标】

1. 技能目标

（1）掌握细菌的分离技术和规范操作。

（2）掌握链球菌与葡萄球菌培养及鉴定方法。

（3）正确观察和记录实验结果。

2. 知识目标

（1）掌握链球菌与葡萄球菌的生物学性状、分类及致病物质。

（2）掌握链球菌与葡萄球菌的不同生物学特性及鉴别要点。

（3）掌握抗链球菌溶血素 O（ASO）抗体的测定方法及其意义。

3. 素质目标

（1）培养学生认真观察、客观记录实验结果的科研习惯，实事求是的思想品质。

（2）培养学生团结合作精神和严谨的科学实验态度。

（3）培养生物安全意识。

【实验对象】

待检细菌。

【实验材料和器材】

1. 材料 脓汁标本（标本 1，2 和 3）、培养基、革兰染色液、3% 过氧化氢溶液、1：2 兔血浆、患者血清标本 1 号、患者血清标本 2 号，ASO 胶乳试剂盒（含胶乳试剂、阳性对照血清、阴性对照血清）等。

2. 器材 生化培养箱、接种环、酒精灯、记号笔、载玻片等。

【实验步骤和结果观察】

（一）病原性球菌的分离培养

（1）标记：用记号笔标记血琼脂平板皿底，标记实验项目、操作者、日期。

（2）分区划线接种：点燃酒精灯，将接种环经火焰烧灼灭菌，冷却后挑取脓汁标本以分区划线法接种于血琼脂平板上，置37℃培养箱倒置培养18～24小时。

观察结果：记录菌落大小、形态、表面、边缘、湿润程度、透明度、气味、颜色及溶血环等。

注意事项有①在含有培养基的皿底做标记；②挑取不同标本时将接种环充分烧灼灭菌。

（二）病原性球菌的形态学检查

（1）细菌涂片标本的制作：用灭菌的接种环取1～2环生理盐水涂于洁净载玻片上进行涂片固定。

（2）革兰染色

1）初染：将涂片置于染色支架上，滴加龙胆紫染液1～2滴，10秒后用自来水冲洗，倾去余水。

2）媒染：滴加碘液1～2滴，10秒后水洗，倾去余水。

3）脱色：滴加脱色剂（95%乙醇溶液）后轻轻晃动玻片，10秒后水洗，倾去余水。

4）复染：滴加沙黄溶液1～2滴，10秒后水洗，倾去余水。

待标本自干或用滤纸印干后，在涂片上滴加镜油（一般为香柏油或石蜡油），置油镜下观察。

结果观察：描述细菌的形态、排列、染色性，并记录。

注意事项：挑菌涂片时不能太厚。

（三）生化反应

1. 触酶试验 具有触酶（即过氧化氢酶）的细菌，能催化过氧化氢分解为水和氧气，继而出现气泡。葡萄球菌产生过氧化氢酶，而链球菌为阴性，故此试验常用于葡萄球菌和链球菌的属间初步鉴别。

取一张洁净载玻片，用记号笔划分三格，每格滴加一滴3%过氧化氢溶液。然后用接种环无菌操作，从1号血平板培养物中蘸取少许培养物，置于第一格的过氧化氢试剂中混匀。烧灼后取2号标本置于第二格，同法取3号标本置于第三格。30秒内有大量气泡产生者为阳性，无气泡产生者为阴性。

注意事项有①陈旧培养物可能使触酶失活；②挑取菌落时不要取到培养基，避免出现假阳性。

2. 血浆凝固酶试验 葡萄球菌产生的血浆凝固酶有两种：一种是结合凝固酶，结合在细胞壁上，是菌株的表面纤维蛋白原受体，可与血浆中的纤维蛋白原结合，通过交联作用使细菌凝聚。纤维蛋白原在凝固酶作用下变成纤维蛋白而附着于细菌表面。结合凝固酶可用玻片法测出。另一种是分泌至菌体外的游离凝固酶，作用类似凝血酶原物质，可被人或兔血浆中的协同因子激活变成凝血酶样物质，使纤维蛋白原变成纤维蛋白。

凝固酶能增强葡萄球菌的致病性，故可作为致病性葡萄球菌的鉴定指标之一。常用的方法为玻片法，步骤如下：取玻片两张，用记号笔各划两格。一格滴加一滴生理盐水，另一格滴加一滴1∶2稀释兔血浆，然后从触酶试验阳性的血平板培养物上刮取适量菌苔，加入生理盐水混匀，再取同一菌苔加入血浆中混匀，立即观察结果，若出现颗粒状凝集，且生理盐水中无自凝现象则为阳性。注意事项有①挑取不同菌落时接种环要充分烧灼灭菌；②观察时间不宜过长，否则容易出现假阳性。

（四）血清学试验——抗链球菌溶血素O的测定

乙型溶血性链球菌能产生链球菌溶血素O（streptolysin O，SLO），其化学成分为蛋白质，抗原性强。乙型溶血性链球菌感染患者85%～90%在感染2～3周后，血清中即可检出SLO抗体。

检测 SLO 抗体的试验即称为抗链球菌溶血素 O 试验（antistreptolysin O test，ASO test），简称抗 O 试验。风湿热患者血清中抗 SLO 抗体显著增高，活动期增高更为显著，一般超过 400IU。因此，抗 O 试验常用于风湿热及其活动性的辅助诊断。

抗 O 试验的原理是患者血清与适量的溶血素 O 作用后，血清中正常水平的 ASO 抗体会被加入的溶血素 O 中和，如患者血清中含有高滴度的 ASO，则剩余的抗"O"抗体可与吸附有链球菌溶血素 O 的胶乳试剂反应，出现清晰、均匀的凝集颗粒。

常用方法为胶乳凝集法，实验步骤如下：

（1）将 ASO 胶乳试剂盒和血清标本放至室温平衡。

（2）从试剂盒中取一张反应纸板做好标记，按序号分别加入患者血清标本 1 号、患者血清标本 2 号、阳性对照血清和阴性对照血清。轻轻摇匀胶乳试剂，然后在每个格中分别加入一滴胶乳试剂。从试剂盒中取出搅拌棒分别轻轻搅拌、混合每格的反应物，注意更换搅拌棒避免交叉反应。2 分钟后在光亮处观察结果。

（3）阳性对照应出现明显胶乳凝集现象，阴性对照不应出现凝集现象。若患者血清出现乳胶凝集现象为阳性，反之则为阴性。

注意事项：

（1）搅拌不同标本时更换不同搅拌棒。

（2）在规定时间内观察结果。

【思考题】

1. 简述致病性葡萄球菌和乙型溶血性链球菌的主要鉴别要点。

2. 简述抗 O 试验的原理及应用。

实验四　肠杆菌科细菌的分离培养及鉴定

在正常人肠道内存在大量的正常菌群，这些菌群的细菌种类受食物等因素影响。人乳喂养的婴儿肠道以革兰阳性细菌为主，成人的肠道内以革兰阴性细菌占优势。这类细菌一般不引起肠道感染，但是当细菌侵入其他部位时，则可引起疾病，如腹膜炎、泌尿系统感染、败血症等。

在引起感染性腹泻的病原微生物中，细菌主要有：引起产毒素型腹泻的霍乱弧菌、肠产毒型大肠埃希菌等；引起侵袭型腹泻的志贺菌、空肠弯曲菌；引起食物中毒的沙门菌、副溶血性弧菌、金黄色葡萄球菌、肉毒梭菌等；引起假膜性小肠结肠炎的金黄色葡萄球菌、艰难梭菌等。

由于引起肠道感染的细菌种类多，且肠道中存在大量正常菌群，致病菌与正常菌群共生，致病作用各不相同，故肠道感染的粪便细菌学诊断具有重要的临床意义。

【实验目标】

1. 技能目标

（1）掌握细菌的分离技术和规范操作。

（2）掌握肠道细菌的分离培养及鉴定方法。

（3）正确观察和记录实验结果。

2. 知识目标

（1）掌握大肠埃希菌、伤寒沙门菌、志贺菌的生物学性状及主要鉴别要点。

（2）掌握肥达试验的检测原理及意义。

3. 素质目标

（1）培养学生认真观察、客观记录实验结果的科研习惯，实事求是的思想品质。

（2）培养学生团结合作精神和严谨的科学实验态度。

【实验对象】

肠杆菌科细菌。

【实验材料和器材】

1. 材料 粪便标本（标本 1 号、标本 2 号）、革兰染色液、沙门-志贺氏琼脂（SS 琼脂）平板、克氏双糖铁培养基、半固体培养基、麦氏培养基、单糖发酵微量管、葡萄糖、乳糖、麦芽糖、甘露醇、蔗糖、蛋白胨水、靛基质试剂、沙门菌多价免疫血清、志贺菌多价免疫血清、1∶20 患者血清、伤寒沙门菌 O 抗原、伤寒沙门菌 H 抗原、甲型副伤寒沙门菌 H 抗原（PAH）、乙型副伤寒沙门菌 H 抗原（PBH）、生理盐水等。

2. 器材 记号笔、接种环、生化培养箱、玻片、酒精灯、微量移液器、恒温箱等。

【实验步骤和结果观察】

肠道感染细菌检测流程图见图 13-2。

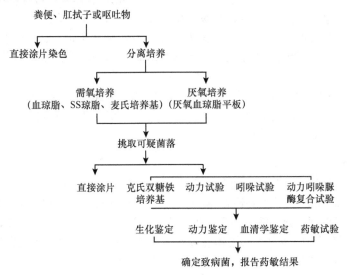

图 13-2 肠道感染细菌检测流程图

（一）肠杆菌科细菌的分离培养

用记号笔标记 SS 琼脂平板皿底。用接种环无菌操作分别挑取粪便标本 1～2 号，以分区划线法接种于 SS 琼脂平板上，置 37℃培养箱，倒置培养 18～24 小时后观察菌落。记录菌落大小、形态、表面、边缘、湿润程度、透明度、气味、颜色等。

（二）肠杆菌科细菌的形态与菌落观察

SS 琼脂为强选择性培养基，含有乳糖、中性红指示剂和煌绿、胆盐、硫代硫酸钠、枸橼酸钠等抑制剂，对大肠埃希菌有很强的抑制作用，有利于肠道致病菌的选择生长。中性红指示剂酸性条件下呈红色，在 SS 琼脂上生长的菌落，若能分解乳糖产酸则显示红色，不分解乳糖不显色。

（1）观察并记录 SS 琼脂平板上不同细菌的菌落形态特征。

（2）用接种环无菌操作，从 SS 琼脂平板上分别取上述细菌进行涂片、革兰染色镜检。描述镜下观察到的细菌形态、排列和染色性。

（三）肠杆菌科细菌的生化反应

1. 克氏双糖铁培养基鉴别培养 克氏双糖铁培养基中含有乳糖、葡萄糖，指示剂为酚红，可观察不同细菌对这两种糖的分解能力。接种细菌，于 37℃培养 18～24 小时后，底层变黄，斜面变红，为分解葡萄糖、不发酵乳糖及蔗糖；底层和斜面同时变黄，为发酵葡萄糖，以及乳糖或蔗糖。产酸产气，则还可见气泡或裂口现象。另外，若细菌可以分解培养基中的蛋白胨产生 H_2S，则 H_2S 与培养基中的铁离子相结合，产生黑色的硫化亚铁。

实验步骤为用接种环无菌操作，从 SS 琼脂平板上分别挑取疑似单个菌落，接种于克氏双糖铁培养基上。置 37℃培养，18～24 小时后，观察克氏双糖铁培养基中颜色的变化、有无气泡、有无黑色沉淀并记录。根据以上现象对待检肠道致病菌做出初步判断。

2. 单糖发酵试验　在蛋白胨水中加入 1% 单糖、溴甲酚紫指示剂，再一并加入一小导管后高压灭菌，制成单糖液体发酵管。溴甲酚紫在中性或碱性溶液中呈紫色，在酸性溶液中呈黄色。若细菌在单糖管中生长繁殖分解糖类产酸，则培养基变黄色。若产酸产气，除培养基变黄色外，小导管内有气泡出现。如不分解单糖则培养基不变色，小导管内无气泡。

实验步骤为将发酵微量管微微倾斜，用接种针无菌操作挑取克氏双糖铁培养物后，在接近液面的管壁上方轻轻研磨，并蘸少许培养基调和，再将试管直立。操作时注意避免接种环在液体中搅动、混合，以免形成气溶胶而污染实验室。置 37℃培养箱培养 18～24 小时后，观察对不同单糖的分解反应。分解单糖产酸以"+"表示；分解单糖产酸又产气以"⊕"表示；不分解单糖以"-"表示。

3. 吲哚（靛基质）试验　细菌具有色氨酸酶，在蛋白胨水培养基中生长能分解色氨酸，产生吲哚（靛基质），吲哚无色，肉眼不能观察，但能和靛基质试剂（对-二甲基氨基苯甲醛）结合生成玫瑰吲哚而显现红色。

实验方法为将细菌接种于蛋白胨水培养基中，37℃培养 18～24 小时后取出。沿管壁徐徐加入靛基质试剂约 0.2ml，与培养基分为两层，观察结果。如培养基与试剂接触处出现红色环，即为吲哚试验阳性，如仍为黄色则为阴性。

（四）动力试验

用灭菌接种针挑取克氏双糖铁培养物，以无菌操作穿刺接种，将接种针刺入半固体培养基的正中央，深度达距管底 3mm 左右处（不能穿透管底），然后将接种针顺原路退出，穿刺时要直进直出。接种针经火焰灭菌后放回原处。管口经火焰灭菌后，加盖，置 37℃培养 18～24 小时后观察结果。若穿刺线清晰，细菌沿穿刺线生长，培养基透明度无变化，表示细菌无动力即无鞭毛。若穿刺线模糊或呈根须状，培养基变浑浊，表示细菌有动力即有鞭毛。

注意事项：接种时，接种针要直进直出刺入半固体培养基，刺入终点离底部 3～4mm。

（五）肠杆菌科细菌的抗原性鉴定

（1）用记号笔在玻片上划分三格，分别加入生理盐水、沙门菌多价免疫血清、志贺菌多价免疫血清各 1 滴（或用接种环取 1～2 环）。注意接种环必须烧灼后再取一种血清以免交叉。

（2）用灭菌接种环无菌操作挑取标本 1 克氏双糖铁培养物，分别加入上述三格中混匀，轻轻晃动 1～2 分钟后观察记录结果。取另一张玻片，同法操作标本 2（图 13-3）。出现明显凝集颗粒，周围液体变澄清者为阳性，液体仍呈均匀浑浊者为阴性。根据实验现象对 1 号和 2 号病原菌做出判断。

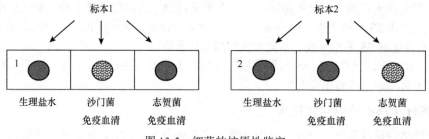

图 13-3　细菌的抗原性鉴定

注意事项：挑取菌落时接种环要充分烧灼灭菌，避免交叉污染导致错误结果。

（六）肥达试验

肥达试验主要用于辅助诊断肠热症。其原理是用已知伤寒沙门菌 O、H 抗原，甲型、乙型副伤寒沙门菌 H 抗原（PAH、PBH）作为诊断菌液，与受检血清做试管或微孔板定量凝集试验，以出现"++"凝集的最高血清稀释度为效价，测定相应抗体含量。

O 凝集价≥1∶80，H 凝集价≥1∶160，PAH、PBH 凝集价≥1∶80 才有临床意义。微量法（表 13-3）。

表 13-3　肥达试验（微量法）（µl）

	1	2	3	4	5	6	7	8	9	10
生理盐水	50	50	50	50	50	50	50	50	50	50
1∶20 患者血清	50 →	50 →	50 →	50 →	50 →	50 →	50 →	50 →	50 弃去	—
菌液	50	50	50	50	50	50	50	50	50	50
血清最终稀释度	1∶80	1∶160	1∶320	1∶640	1∶1 280	1∶2 560	1∶5 120	1∶10 240	1∶20 480	对照

（1）取洁净 U 型反应板，标记四排，每排 10 孔，每排第一孔分别标记 O、H、PAH、PBH。

（2）每孔加入 50µl 生理盐水。

（3）每排第一孔内加入 1∶20 患者血清 50µl，混匀。第一排：从第一孔中吸出 50µl 注入第二孔中混匀，再从第二孔中吸出 50µl 注入第三孔中混匀，依次稀释至第 9 孔，并从第 9 孔弃去 50µl，此法为倍比稀释法。第 10 孔为对照孔。以同样方法操作余三排。

（4）从第 10 孔开始，由后向前在每孔中加入菌液。第一排各孔加 50µl 的 O 抗原，第二排各孔加 50µl 的 H 抗原，第三排各孔加 50µl 的 PAH 抗原，第四排各孔加 50µl 的 PBH 抗原，使各孔血清最终稀释度如表 13-3 所示。

（5）轻轻振荡混匀上述液体，置 45℃孵育 1 小时后取出，室温静置 15 分钟，观察结果。

结果判断：先看对照孔，正确结果应无凝集反应，再分别与对照孔比较观察各孔凝集情况。根据液体透明度和凝集块多少，以"+""++""+++""++++"等符号记录凝集程度。注意观察前请勿摇晃，以免凝块分散。

++++：上清液完全澄清，细菌凝集成片沉于孔底。

+++：上清液澄清度达 75%，基本透明，大部分细菌凝集成片沉于孔底。

++：上清液澄清度达 50%，半透明，细菌凝集成片沉于孔底。

+：上清液澄清度达 25%，基本浑浊，仅有少部分细菌凝集成块沉于孔底。

-：表示不凝集，液体均匀浑浊，孔底无凝集块。

注意事项：倍比稀释过程中，要注意尽量避免出现气泡。

【思考题】

1. 简述革兰阴性肠道杆菌的共同特性。

2. 从粪便、血液、尿液中分离出大肠埃希菌有何临床意义？

实验五　呼吸道感染细菌的分离培养及鉴定

呼吸道感染细菌是指经呼吸道传播，主要引起呼吸道器官或呼吸道以外器官病变的一类细菌。主要包括结核分枝杆菌、白喉棒状杆菌、嗜肺军团菌等。

【实验目标】

1. 技能目标

（1）掌握结核分枝杆菌抗酸染色法的操作步骤。

（2）掌握白喉棒状杆菌亚甲蓝染色法、异染颗粒染色法的操作步骤。

（3）掌握正确观察和记录实验结果。

2. 知识目标

（1）掌握结核分枝杆菌的形态特点。

（2）掌握白喉棒状杆菌的生物学性状。

（3）掌握不同呼吸道感染细菌的染色鉴定方法。

3. 素质目标

（1）培养学生认真观察、客观记录实验结果的科研习惯，实事求是的思想品质。

（2）培养学生团结合作精神和严谨的科学实验态度。

【实验对象】

呼吸道感染细菌。

【实验材料和器材】

1. 材料　卡介苗、抗酸染色液（冷染法）：苯酚复红液、酸性乙醇溶液、亚甲蓝溶液、白喉棒状杆菌吕氏血清斜面培养基和亚碲酸钾血琼脂平板、亚甲蓝染色液、革兰染色液、异染颗粒染色液等。

2. 器材　玻片、酒精灯、染色桶等。

【实验步骤和结果观察】

（一）结核分枝杆菌的抗酸染色鉴定

结核分枝杆菌是引起结核病的病原菌，可从多途径进入人体，侵犯全身各脏器，其中以肺结核为多见。结核病是一种慢性消耗病，至今仍为我国重要的传染病之一，症状和体征不典型的病例，确诊仍有赖于细菌学检查，检查流程如图 13-4。

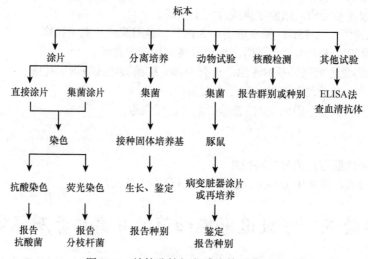

图 13-4　结核分枝杆菌感染检测流程图

目前临床上常用的检查方法为涂片抗酸染色镜检：取患者痰、尿、粪、脑脊液、胸腹水等标本直接涂片或集菌后涂片,进行抗酸染色。若检出抗酸阳性分枝杆菌,结合临床症状即可初步诊断。一般涂片检查菌量需 $5×10^3/ml \sim 5×10^4/ml$,标本中菌数少于此数时不易获得阳性结果。

抗酸染色法原理:分枝杆菌是一类细长略带弯曲的杆菌,有分枝生长趋势。由于菌体含大量分枝菌酸故不易着色,经加温或延长染色时间才能着色,一旦着色后,能抵抗盐酸乙醇的脱色作用,故又称为抗酸性杆菌。

实验方法:取患者清晨咳出的痰液,用玻璃棒蘸取痰液少许作涂片,自然干燥,火焰固定。滴加苯酚复红液 3 分钟后,自来水充分冲洗,倾去余水。滴加酸性乙醇溶液,晃动玻片脱色 2 分钟,随即用水冲洗,倾去余水。滴加亚甲蓝液复染 1 分钟,水洗、待干,置显微镜下检查(油镜下)。

结果观察:染成红色者为抗酸阳性菌,非抗酸性细菌及细胞则染成蓝色。

注意事项:①涂片时不要涂太厚;②染色时注意控制染色时间,尤其是脱色时脱色液要充分覆盖涂抹面。

(二)白喉棒状杆菌

白喉棒状杆菌是人类白喉的病原体,白喉是急性传染病,常见于儿童,因患者咽喉部出现灰白色假膜而得名。该菌在患者咽喉部位繁殖,并分泌外毒素入血引起局部和全身中毒症状。如不及时治疗可导致死亡,因此早期快速诊断对于本病的治疗、预后及防止传播都具有重要意义,其鉴定流程如图 13-5 所示。

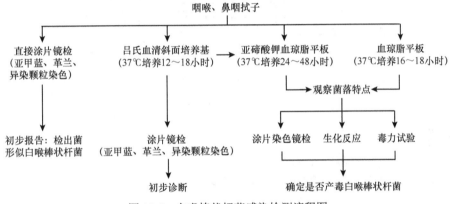

图 13-5　白喉棒状杆菌感染检测流程图

白喉棒状杆菌具有明显的形态学特征:细长微弯,一端或两端膨大呈棒状,常排列成 V、L 形或栅栏状。G^+,菌体着色不均,有浓染颗粒。用异染颗粒染色法可见明显的异染颗粒。取患者咽喉部假膜作涂片,用革兰、亚甲蓝染色或异染颗粒染色法染色镜检,如发现有上述典型形态学特征者即可作初步诊断。进一步可用毒力试验鉴定产毒白喉棒状杆菌。

白喉棒状杆菌在含有凝固血清的吕氏培养基上生长迅速,菌体形态典型,异染颗粒明显;而在含有 0.03% ～ 0.04% 亚碲酸钾血琼脂平板上生长时,能使亚碲酸钾还原为元素碲,故菌落呈黑色。

1. 细菌菌落和形态观察

(1)细菌培养:将白喉棒状杆菌在亚碲酸钾血琼脂平板上和吕氏血清斜面培养基上培养后观察其生长情况。

(2)染色:取三张玻片做好标记,用灭菌接种环挑取吕氏血清斜面培养基上白喉棒状杆菌培养物,分别在三张玻片上作涂片,自然干燥,火焰固定后,分别用亚甲蓝染色法、革兰染色法、阿尔倍德(Albert)染色法进行染色,待干后油镜下观察并绘图。

1)亚甲蓝染色法:滴亚甲蓝染色液 1 ～ 2 滴于固定的涂片标本上,染色 1 分钟,水冲洗。

2)革兰染色法:龙胆紫染色液染色 10 秒,水洗;碘液媒染 10 秒,水洗;脱色剂脱色 10 秒,水洗;沙黄染色复染 10 秒,水洗。

3）Albert 染色法：甲液染 3 分钟，水洗；再以乙液染 1 分钟，水洗。

镜下形态观察：用革兰染色和亚甲蓝染色时，菌体着色不均匀，常呈现深染颗粒。奈瑟染色时，可见菌体中被染成黑色的异染颗粒，菌体呈黄褐色。

注意事项：涂片时不要涂太厚；染色时注意控制染色时间。

2. 毒力试验 是鉴定致病产毒菌株的重要依据，可分体内法和体外法两大类。体内法有豚鼠体内毒素中和试验，体外法可用埃里克（Elek）试验、金黄色葡萄球菌 A 蛋白（SPA）协同凝集试验、对流免疫电泳等。

Elek 试验：将熔化的改良 Elek 琼脂 10ml 冷却至 55℃左右，加入无菌马血清 2ml，混匀后倾注平板。在琼脂未完全凝固前，将一条浸有白喉抗毒素（500 ～ 1000U/ml）的滤纸条，沿平皿直径放置于琼脂表面。待完全凝固后，将平板倒置 37℃孵育 45 ～ 60 分钟。沿与滤纸条垂直方向划线接种待检菌株，同时接种阳性和阴性菌株作为对照。菌苔两侧出现向外延伸的白色沉淀线为阳性结果，说明待检菌产白喉外毒素；培养 72 小时亦不形成沉淀线为阴性结果，说明待检菌不产白喉外毒素（图 13-6）。

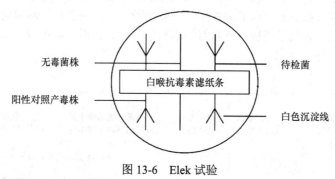

图 13-6 Elek 试验

【思考题】

1. 结核分枝杆菌为什么具有抗酸性？

2. 结核患者、白喉患者初步诊断的依据是什么？

实验六 放线菌硫磺样颗粒及菌落形态的观察

一、放线菌的硫磺样颗粒检查

放线菌感染患者病灶组织和脓样物质中肉眼可见黄色的小颗粒，称为"硫磺样颗粒"，实质是放线菌在病灶中形成的菌落。本实验将可疑硫磺样颗粒制成压片或取组织制成切片，通过革兰染色观察镜下放射状排列的菌丝（形似菊花状，核心部分由分枝的菌丝交织组成，周围部分长丝状菌丝排列成放射状）。了解"硫磺样颗粒"是诊断放线菌感染的重要依据。

【实验目标】

1. 技能目标 掌握放线菌的"硫磺样颗粒"检查方法。

2. 知识目标 掌握硫磺样颗粒临床意义。

3. 素质目标

（1）养成认真观察、客观记录实验结果的行为习惯，培养实事求是的思想品质。

（2）培养无菌操作和生物安全意识。

【实验对象】

放线菌感染患者脓液标本。

【实验试剂和器材】

1. 试剂 革兰染色液等。

2. 器材 酒精灯，染色架，染色桶，洗瓶，普通光学显微镜等。

【操作步骤和结果观察】

1. 直接镜检 无菌条件下，将放线菌标本涂在玻片上，用盖玻片轻轻压平后，低倍镜下观察放线菌放射状排列的棒状或长丝菌体。

2. 染色镜检 无菌条件下，取放线菌标本制片进行革兰染色。观察镜下可见放射状排列的菌丝，形似菊花状，核心部分由分枝的菌丝交织组成，周围部分菌丝形似长丝状排列成放射状。

【注意事项】

患者脓肿破溃后，"硫磺样颗粒"则不易发现，为提高检出率，可用灭菌注射器抽取未破溃脓肿的脓汁作检查。

【思考题】

何为硫磺样颗粒，有什么临床意义？

二、放线菌形态及菌落特征的观察

放线菌是由不同长短的、纤细的菌丝形成的单细胞菌丝体。菌丝体分为两部分，紧贴培养基表面或深入培养基中的营养菌丝（或称基内菌丝）和向空气中生长出的气生菌丝。气生菌丝可分化出孢子丝，可呈螺旋形、波浪形或分枝状等多种形态；孢子常呈圆形、椭圆形或杆形。气生孢子和孢子的形状及颜色常作为分类的重要依据。

【实验目标】

1. 技能目标 熟悉观察放线菌形态的基本方法。

2. 知识目标 熟悉放线菌的形态特征。

3. 素质目标

（1）养成认真观察、客观记录实验结果的行为习惯，培养实事求是的思想品质。

（2）培养无菌操作和生物安全意识。

【实验对象】

放线菌培养物。

【实验试剂和器材】

1. 试剂 苯酚复红染色液等。

2. 器材 载玻片，擦镜纸，酒精灯，染色架，染色桶，洗瓶，普通光学显微镜等。

【操作步骤和结果观察】

1. 印片法 将要观察的放线菌的菌落或菌苔，先印在载玻片上，经染色后观察。这种方法主要用于观察孢子丝的形态、孢子的排列及形状等。

2. 插片法 将放线菌接种在琼脂平板上，插上灭菌盖玻片后培养，使放线菌菌丝沿着培养基表面与盖玻片的交界处生长而附着在盖玻片上。观察时，轻轻取出盖玻片，置于载玻片上直接镜检。这种方法可观察到放线菌自然生长状态下的特征，也便于观察不同生长期的形态。

【注意事项】

1. 在做印片法时，不要让培养物在玻片上滑动，否则会扰乱孢子丝的自然形态。

2. 放线菌生长缓慢，培养时间通常需 3 ～ 5 天，在培养过程中的后期每日均需观察生长状况。

【思考题】

在高倍镜或油镜下如何区分放线菌的营养菌丝和气生菌丝？

实验七　支原体感染的实验室检查

支原体（*Mycoplasma*）是一类缺乏细胞壁，呈高度多形性，能通过细菌滤器，能在无生命培养基中生长繁殖的最小原核细胞型微生物。支原体种类多，分布广，大多数属于宿主的正常菌群。对人类致病的支原体主要有肺炎支原体（*Mycoplasma pneumoniae*）、人型支原体（*Mycoplasma hominis*）、解脲支原体（*Ureaplasma urealyticum*）等。

【实验目标】

1. 技能目标　熟悉支原体的分离培养技术。

2. 知识目标

（1）掌握支原体形态特征及菌落特点。

（2）了解支原体感染的常用实验室检查方法。

3. 素质目标

（1）培养学生临床思维的能力。

（2）培养无菌操作和生物安全意识。

【实验对象】

支原体肺炎患者的咽拭子或血清；慢性前列腺炎患者的前列腺液。

【实验试剂和器材】

1. 试剂　支原体培养基，支原体培养和鉴别用的培养基，吉姆萨染色液，支原体 IgM 试剂盒等。

2. 器材　CO_2 培养箱，载玻片，酒精灯，无菌滴管，酶标仪等。

【操作步骤和结果观察】

1. 支原体培养

（1）接种：取支原体肺炎患者的咽拭子，或慢性前列腺炎患者的前列腺液，接种于相应的液体培养基中。

（2）培养：置 5% ～ 10%CO_2 培养箱环境中 37℃ 培养 3 ～ 4 天，肺炎支原体水解葡萄糖，解脲支原体分解尿素产生氨，均使培养基 pH 发生变化，因此含酚红指示剂的培养基由黄变红。当培养基的颜色变为粉红色时，取培养基 0.2ml 转种于固体培养基，再次培养 5 ～ 10 天，长出典型菌落。

（3）镜检：低倍镜下观察支原体菌落，呈"油煎蛋"样的典型特征，即菌落中心部分长入培养基中，较致密，周边环绕扁平，呈透明的颗粒区。若用吉姆萨染色，中间着色深，四周较浅。

2. 血清学方法——冷凝集试验

（1）取支原体肺炎患者的血清 0.5ml，用 0.85% 生理盐水倍比稀释至第 9 管，第 10 管用 0.5ml 生理盐水作阴性对照管。

（2）每管各加 1% 红细胞悬液 0.5ml，混匀后置 4℃ 冰箱中 1 小时。

（3）取出后立即观察结果，可见管底红细胞凝集，轻摇不易散开。

（4）再放入 37℃ 水浴箱中，保温 10～30 分钟。凝集消失者为阳性，并以该管的稀释倍数为效价。＞1∶32 或双份血清效价 4 倍以上增高有诊断意义。

3. 血清学方法——酶联免疫吸附试验　按试剂盒说明书进行操作并判断结果。该法可用于临床早期快速诊断。

4. 分子诊断方法——荧光定量 PCR 法

（1）将患者咽拭子标本放入 0.5ml 无菌生理盐水中充分漂洗。

（2）按试剂盒说明书进行操作并判断结果。该法特异性强、敏感、快速，可用于早期诊断。

【注意事项】

1. 支原体培养技术对操作者技术要求较高，敏感性较差，培养阳性率低。

2. 血清学方法通常需要急性期和恢复期双份血清才能确诊，样本周转时间较长，可能会影响临床的诊断及治疗。

【思考题】

肺炎支原体和解脲支原体的主要生物学特性有哪些？

实验八　衣原体感染的实验室检查

衣原体（Chlamydia）是一类严格真核细胞内寄生、具有独特发育周期、能通过细菌滤器的原核细胞型微生物。衣原体广泛寄生于人类、哺乳动物和禽类中，少数可引起人类疾病，如沙眼、常见性传播疾病（尿道炎和宫颈炎），以及其他感染（肺炎、鹦鹉热和性病淋巴肉芽肿）。

【实验目标】

1. 技能目标　了解沙眼衣原体的培养和诊断方法。

2. 知识目标　掌握沙眼衣原体包涵体的形态特征。

3. 素质目标

（1）培养学生临床思维的能力。

（2）培养无菌操作和生物安全意识。

【实验对象】

沙眼衣原体包涵体示教片；结膜炎刮片；宫颈、尿道标本涂片。

【实验试剂和器材】

1. 试剂　吉姆萨染色液等。

2. 器材　普通光学显微镜等。

【操作步骤和结果观察】

1. 涂片镜检法　取结膜炎刮片或宫颈、尿道标本涂片后，通过碘液染色或吉姆萨染色等，可见细胞内包涵体。标本用油镜观察，可在上皮细胞胞质内观察到染成紫色的呈帽型、桑椹型、散在型或填塞型的包涵体。在包涵体中，原体较小，染成红色，始体较大，染成深蓝或暗紫色。

2. 细胞培养法 衣原体可在敏感细胞中增殖，通过染色后在显微镜下观察细胞内是否有包涵体来诊断衣原体感染。此法特异性强，但操作复杂，技术及设备要求高，不适用于临床。

3. 抗原检查法 利用处理过的衣原体抗体检测标本中含有的衣原体抗原。临床常用方法包括直接免疫荧光法和酶联免疫吸附试验，主要适用于检测沙眼衣原体高流行率人群（如性病门诊患者）；胶体金免疫沉淀法试验方法简单，出结果快，但敏感性较差。

4. 分子诊断方法 目前主要应用 PCR 法测定衣原体 DNA，敏感性为 80%～92%，特异性为 99%（男性患者尿道标本和生殖道标本无差别，女性患者尿道标本的敏感性较阴道标本低）。

【注意事项】

1. 涂片镜检法仅适用于新生儿眼结膜炎刮片的检查。

2. 由于泌尿生殖道中支原体完整细胞较少，以及细胞内包涵体脆性较大，从而造成敏感性过低，一般不直接应用于临床标本的检测。

【思考题】

衣原体实验室检查常用哪些方法？

实验九　立克次体感染的实验室检查

立克次体（*Rickettsia*）是一类以节肢动物为传播媒介、严格细胞内寄生的原核细胞型微生物。立克次体寄生在跳蚤、蜱、虱子和螨虫中，通过叮咬传染给脊椎动物宿主，包括人类，引起斑疹伤寒、恙虫病、无形体病等严重疾病。立克次体是生物安全危险三级病原体，所有的实验操作及样品处理需要在二级安全生物实验室中进行规范操作。

【实验目标】

1. 技能目标 了解立克次体的实验室检查方法。

2. 知识目标

（1）了解立克次体的形态及染色特性。

（2）熟悉外斐反应的原理、方法及意义。

3. 素质目标

（1）培养学生的实验室生物安全意识。

（2）培养无菌操作和生物安全意识。

【实验对象】

恙虫病立克次体示教片（吉姆萨染色）。

【实验试剂和器材】

1. 试剂 吉姆萨染色液。

2. 器材 普通光学显微镜。

【操作步骤和结果观察】

1. 涂片镜检法 将发病早期患者的血液接种至易感动物腹腔，7～10 天后，取实验动物腹腔液涂片及吉姆萨染色。油镜下可见在巨噬细胞胞质内有大量呈紫红色球杆状的恙虫病立克次体，成堆密集于核旁。

2. 血清学试验——外斐反应 非特异性外斐反应是用普通变形杆菌的菌株抗原代替立克次体的抗原，检测患者血清中有无立克次体抗体的凝集试验，可辅助诊断立克次体病。外斐反应的结果判断同肥达试验，以凝集效价判断之。能使凝集呈"++"的血清最高稀释度为实验的凝集效价。双份血清效价 4 倍升高可作为新近感染立克次体的指标。单份血清凝集效价超过 1：160 时才有诊断意义。

其他方法还有间接免疫荧光试验、酶联免疫吸附试验等。

3. 分子诊断方法 PCR 和基因芯片技术具有敏感性高、所需样品量少的优点，但适用于实验研究，临床上难以常规开展。值得注意的是，皮肤拭子、焦痂拭子的阳性率高于全血标本。

【注意事项】

涂片镜检法一般在发病初期或急性期和使用抗生素前采血，否则很难获得阳性分离结果。

【思考题】

外斐反应的原理及意义分别是什么？

实验十 钩端螺旋体感染的实验室检查

钩端螺旋体（*Leptospira*）隶属于螺旋体目，是一类具有内鞭毛、细长柔软、致密螺旋状、革兰染色阴性的原核细胞型微生物。钩端螺旋体种类很多，可分为致病性钩体及非致病性钩体两大类。致病性钩端螺旋体在潮湿的土壤和淡水中可存活很长一段时间，通过黏膜和破损的皮肤进入宿主，导致菌血症。螺旋体可在器官中繁殖，最常见的是中枢神经系统、肾和肝。

【实验目标】

1. 技能目标 了解钩端螺旋体的实验室检查方法。
2. 知识目标 熟悉钩端螺旋体的形态和染色方法。
3. 素质目标
（1）培养学生的实验室生物安全意识。
（2）培养无菌操作和生物安全意识。

【实验对象】

钩端螺旋体示教片（Fontana 镀银染色）；患者血液、尿液、脑脊液等。

【实验试剂和器材】

1. 试剂 丰塔纳（Fontana）镀银染色。
2. 器材 普通光学显微镜。

【操作步骤和结果观察】

1. 涂片镜检法 钩端螺旋体纯培养涂片。用 Fontana 镀银染色法染色。镜下可见一端或两端有钩，类似 S 型和 C 型的棕褐色螺旋体，螺旋不太清楚，菌体整齐，细粗均匀。

2. 直接镜检法 发病 1 周内取血液，第 2 周以后取尿，有脑膜炎型症状者取脑脊液进行检查。离心取沉降物进行暗视野显微镜检查。镜下可见钩体似一串发亮的微细珠粒，运动活泼，可屈曲，前后移动或围绕长轴作快速旋转。

3. 血清学试验 酶联免疫吸附试验和显微凝集试验是实验室常用的方法。因钩端螺旋体的血清型超过百种，特异性与敏感性均不佳。

4. 分子诊断方法　常用分子检测方法有实时 RT-PCR、环介导等温扩增。

【注意事项】

钩端螺旋体属于生物安全危险三级病原体，需要在二级安全生物实验室中进行规范操作。

【思考题】

钩端螺旋体的主要传播途径是什么？

第十四章 真 菌 学

实验一 深部真菌感染的鉴定

深部真菌病是指致病性真菌侵犯皮下组织、黏膜和内脏,感染器官所引起的真菌感染性疾病。临床常见真菌主要有假丝酵母菌、隐球菌、曲霉菌、毛霉菌、卡氏肺孢菌等,它们多为条件致病菌。其中以白假丝酵母菌为主。

【实验目标】

1. 技能目标 了解白假丝酵母菌的实验室鉴定方法。

2. 知识目标 掌握白假丝酵母菌的培养特性和鉴定试验。

3. 素质目标 养成认真观察、客观记录实验结果的行为习惯,培养实事求是的思想品质。

【实验对象】

白假丝酵母菌沙氏平板24小时培养物。

【实验试剂和器材】

1. 试剂 革兰染色液等。

2. 器材 光学显微镜,染色桶,擦镜纸等。

【操作步骤和结果观察】

1. 培养 将疑似深部真菌感染的标本接种在沙氏培养基上,36℃培养18~24小时,可见圆形、表面光滑、湿润、柔软而致密的乳白或奶白色类酵母型菌落。镜检可见假菌丝及芽生孢子。

2. 鉴定试验

(1)芽管试验:取少许待检的白假丝酵母菌接种于0.5ml人或兔血清中,混匀,置37℃孵育2~3小时后,取出一接种环菌液,涂片,镜检可见芽生孢子和芽管形成。热带假丝酵母菌在6小时或更长时间亦可形成芽管,但其他假丝酵母菌一般不产生芽管。

(2)厚膜孢子形成试验:将白假丝酵母菌接种于1%吐温80(Tween 80)玉米粉培养基中,25℃孵育24~48小时后镜检,可见在菌丝顶端、侧缘或中间形成厚膜孢子。目前认为此试验是用于鉴定白假丝酵母菌的重要条件。

(3)显色培养基:念珠菌显色培养基根据酶底物法,通过显色来区别不同假丝酵母菌。25~28℃培养48小时后,白假丝酵母菌显蓝绿色,热带假丝酵母菌显蓝灰色或铁蓝色,光滑假丝酵母菌显紫色,克柔假丝酵母菌显粉色,其他假丝酵母菌显白色,细菌被抑制。

3. 抗原检测 采用免疫学方法检测真菌抗原,常用的方法有乳胶凝集试验、ELISA、半定量放射免疫测定法。所有检测方法均应设阳性和阴性对照,以防止假阳性和假阴性的发生。

4. 分子诊断方法 常用分子检测方法有实时RT-PCR、环介导等温扩增。

【注意事项】

1. 不染色标本需注意与其他混杂物加以区别。

2. 念珠菌显色培养基,少数情况下可能会出现假阳性或假阴性,需做其他补充试验。

【思考题】

白假丝酵母菌的微生物学检验方法有哪些?

实验二　病变脚皮的真菌学检查

由真菌引起的脚皮病变是比较常见的皮肤癣菌病。感染最常由红毛癣菌引起，石膏小孢子菌和絮状表皮癣菌也可能致病。当脚部受累时，通常在脚趾间出现瘙痒、脱屑、开裂和发红，或者表现在足底出现鳞屑和过度角化。

【实验目标】

1. 技能目标　了解皮肤癣菌的常用实验室鉴定方法。

2. 知识目标　熟悉皮肤癣菌的培养和鉴定方法。

3. 素质目标

（1）养成认真观察、客观记录实验结果的行为习惯，培养实事求是的思想品质。

（2）培养无菌操作和生物安全意识。

【实验对象】

病灶边缘刮取的皮肤鳞屑。

【实验试剂和器材】

1. 试剂　普通琼脂、血琼脂、沙氏葡萄糖琼脂培养基；10% KOH；乳酸酚棉蓝染色液。

2. 器材　无菌接种环或镊子，玻片，盖玻片，酒精灯，显微镜。

【操作步骤和结果观察】

1. 分离培养

（1）常规培养法：用无菌接种环或镊子在沙氏葡萄糖琼脂培养基表面接种病变皮屑或皮肤刮痕。在室温（18～25℃）下培养2～3周。

（2）改良玻片培养法：用固着剂在干净玻片的一面固定两张盖玻片，两张盖玻片的平行边缘之间相距1cm。用无菌接种环取一小块琼脂，轻轻靠近火焰，使其熔化，并将熔化的琼脂快速定位在两张盖玻片之间。待琼脂固化，将菌丝接种于琼脂斑点的边缘，然后用一张无菌盖玻片覆盖在琼脂斑点上面。用石蜡密封两侧的开口边缘，形成密封培养箱。在室温（18～25℃）下培养2～3周。真菌在营养缺乏的培养基中生长时，会迅速产生孢子并黏附在盖玻片的表面。此方法适于鉴定生长较快的浅部真菌或丝状真菌。

2. 鉴定试验　真菌检查有助于皮肤癣菌的鉴定。菌落形态、镜下特征尤其是大分生孢子的大小、形状、分隔、胞壁的特点及着生方式，是本病必做的检查。

（1）直接镜检法：样本（病变脚皮）用10%～20% KOH制成湿片，来回通过火焰，微微加热以加速角质溶解。或用10%的KOH、含40%的DMSO制片，也可以加快角蛋白的溶解，而不需要加热。当样品软化时，在样品上放置一张干净的盖玻片并按压，以防止气泡的形成。仔细检查每张玻片是否有丝状、间隔、分支的菌丝，皮肤鳞状上皮细胞的边缘是否有关节孢子。

（2）改良玻片小培养法：将附着菌丝生长的盖玻片取下，然后用乳酸酚棉蓝染色，在显微镜下观察菌丝和孢子形态。

1）毛癣菌：镜检可见分支状的有隔菌丝和细长、薄壁、棒状的大分生孢子及小分生孢子。

2）小孢子癣菌：镜检可见有隔菌丝和厚壁、梭形的大分生孢子，无或少量小分生孢子。

3）表皮癣菌：镜检可见有隔菌丝和薄壁棒状的大分生孢子，无小分生孢子。

（3）免疫学方法：临床检测病变脚皮真菌感染的血清学试验主要是免疫层析法，利用皮肤癣菌细胞壁多糖的单克隆抗体检测标本中的菌体抗原。该方法对甲真菌病的灵敏度较高，但对足癣的灵敏度不高。

（4）分子生物学方法：实验室的检测方法有针对 DNA 内转录间隔区、微卫星区域和拓扑异构酶Ⅱ基因开发的定量实时 PCR 和一些 PCR-ELISA 法。

【注意事项】

1. 镜检标本宜薄而均匀。检查时应遮去强光。
2. 真菌的粉末状菌落，因孢子飞扬，应在无菌罩中操作。

【思考题】

皮肤癣菌为何能引起皮肤癣病？

第十五章　病　毒　学

实验一　流感病毒的培养及鉴定

呼吸道病毒是指以呼吸道作为侵入门户，并在呼吸道黏膜上皮细胞中增殖，引起呼吸道局部感染或呼吸道以外组织器官病变的一类病毒。主要包括流感病毒、麻疹病毒、腮腺炎病毒、副流感病毒、呼吸道合胞病毒、鼻病毒、冠状病毒等。90% 以上的急性呼吸道感染由病毒引起。对于呼吸道病毒的检测方法主要包括病毒分离培养、血清学诊断和 PCR 技术等快速诊断方法。

【实验目标】

1. 技能目标

（1）掌握流感病毒鸡胚培养方法。

（2）掌握流感病毒血凝试验和血凝抑制试验方法。

2. 知识目标

（1）掌握病毒严格细胞内寄生的特性。

（2）掌握流感病毒的分离、培养与鉴定过程。

（3）掌握血凝、血凝抑制试验的反应原理及用途。

3. 素质目标

（1）培养生物安全意识。

（2）鸡胚培养过程中的无菌操作意识。

【实验对象】

鸡胚，流感病毒。

【实验材料和器材】

1. 材料　0.5% 鸡红细胞悬液，生理盐水，抗亚洲甲型日本亚型流感病毒免疫血清，抗亚洲甲型香港亚型流感病毒免疫血清等。

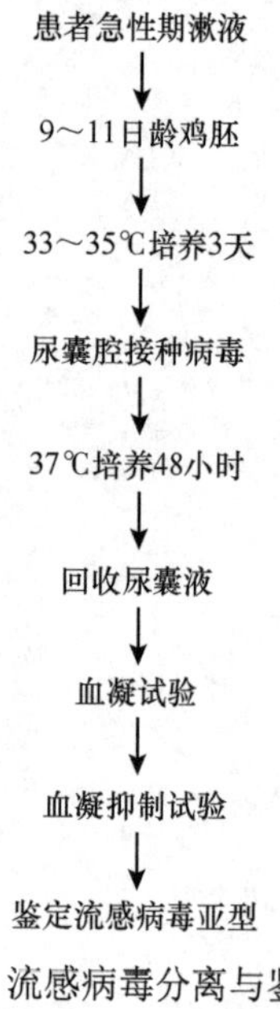

2. 器材　消毒液，1ml 注射器，5 号针头，钻子，镊子，检卵灯，蜡，橡皮洗头，20 孔 U 型塑料板和吸管等。

【实验步骤和结果观察】

总体流感病毒分离与鉴定程序如图 15-1 所示。

（一）鸡胚的观察

鸡胚是培养病毒及立克次体最易得的活细胞材料。受精卵一般经 21 天的孵育即可发育成小鸡，用于接种培养的一般为 6 ~ 12 天的鸡胚，了解鸡胚的结构是进行鸡胚接种的基础。

鸡胚（图 15-2）从内部到外分为鸡胚、羊膜腔、卵黄囊、尿囊腔、气室等部分，每一部分都有膜的结构将其他部分隔开。羊水腔内充满保护鸡胚生长发育的液体，一般随鸡胚发育而扩大；卵黄囊内贮备供鸡胚生长发育用的营养物质，随鸡胚生长发育，营养消耗而逐渐缩小；尿囊腔是鸡胚代谢产物的贮存室。

1. 操作步骤　手持鸡蛋放入检卵箱的检卵孔上，缓慢地将

患者急性期漱液
↓
9 ~ 11 日龄鸡胚
↓
33 ~ 35℃培养3天
↓
尿囊腔接种病毒
↓
37℃培养48小时
↓
回收尿囊液
↓
血凝试验
↓
血凝抑制试验
↓
鉴定流感病毒亚型

图 15-1　流感病毒分离与鉴定程序

鸡蛋翻动。在检卵灯下从各个方向注意观察鸡胚的结构。
气室为透光透亮的部位。慢慢旋转鸡胚观察胚胎，随着旋
转，胚胎可能会有不同程度的移动。

（1）孵育前：于检卵灯上检查鸡蛋是否受精。将受精
卵鸡蛋用清水刷干净，用干布拭干，放入孵育箱中孵育，
控制温度为 38 ～ 39℃，相对湿度为 45% ～ 60%。

（2）孵育 3 天后，每天翻动鸡蛋 1 ～ 2 次。

2. 结果观察

（1）孵育后第 4 天，于检卵灯下检视，淘汰死胚，留
下活胚。

1）活胚胎：血管清晰，可见鸡胚显影及胚动。

2）死鸡胚：血管模糊昏暗，胚动呆滞或不动。

3）未受精卵：不见鸡胚痕迹。

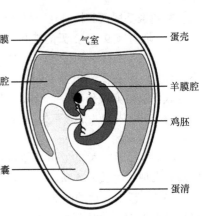

图 15-2　鸡胚接种方法

（2）孵育后第 6 ～ 12 天检视：根据上述观察到的活鸡胚，继续孵育 6 ～ 12 天再进行观察及接
种。这时观察注意气室、鸡胚及其他部分的相对位置，用铅笔将气室及鸡胚的位置画出。

（二）流感病毒鸡胚的接种

病毒具有严格细胞内寄生性，必须提供活的机体、组织或细胞才能使其增殖。常用的培养方
法有动物接种、鸡胚培养及组织细胞培养等。

鸡胚培养方法操作简便，适用于流感病毒、痘病毒、疱疹病毒和脑炎病毒等的培养。鸡胚培
养的接种方法有很多，最常用的有：绒毛尿囊膜接种法、羊膜腔接种法、尿囊腔接种法和卵黄囊
接种法。可根据病毒的特性，选择适宜的接种途径。流感病毒初次分离一般采用鸡胚羊膜或尿
囊腔接种法。

1. 鸡胚尿囊腔接种方法

（1）操作步骤

1）孵育 9 ～ 11 天的鸡胚，置检卵灯上检视，划出气室及胚胎位置，同时在尿囊腔与气室交
界边缘上 1 ～ 2mm 处作一标记。

2）用碘酒消毒标记部位，用消毒针钻孔，仅破蛋壳，勿穿卵膜。

3）将鸡胚直立于卵架上，注射器垂直经气室穿入 1cm 即达尿囊腔，注射流感患者嗽液 0.2ml。

4）接种后，用熔化石蜡封此小孔，放入 37℃培养 40 ～ 48 小时可收集。流感病毒培养一般孵
育 40 ～ 48 小时即可收获。24 小时内死亡者为非特异性死亡，弃去。

5）解剖及收获：收获前应先将鸡胚放于 4℃冰箱过夜使其血液凝固，以免解剖时出血过多。
将鸡胚直立于卵架上，消毒气室部位卵壳，用无菌镊子将壳剥去，另用一无菌镊撕开壳膜及绒毛
尿囊膜，用无菌毛细管吸取尿囊液，放置无菌试管中。

（2）注意事项

1）无菌操作，避免污染。

2）解剖时要避免出血过多。

2. 卵黄囊接种法　操作步骤：

1）取孵育 9 ～ 11 天的鸡胚，置检卵灯下检视，画出气室。

2）将鸡胚置卵架上，气室向上，用碘酒、乙醇消毒气室部的卵壳。

3）用无菌锥在气室中心钻一小孔，注射器由气室小孔向胚胎位置相反方向，沿卵中轴做
20° ～ 30° 角倾斜刺入 3cm，即达卵黄囊内，注入待检材料 0.5ml。

4）拔出针头，用石蜡封住穿刺孔。

5）放入 37℃培养 40 ～ 48 小时可收集培养基。

3. 鸡绒毛尿囊膜接种法　操作步骤：

（1）取孵育 9 ～ 11 天的鸡胚，将气室及胎位画出。

（2）在人工气室的位置，用碘酒消毒后，以小砂轮磨开一个三角形的窗口，只破掉蛋壳，但不伤卵膜，另在天然气室端的中央钻一小孔。用橡皮头自气室端小孔将气室中空气吸出，使绒毛尿囊膜下陷与卵膜分离，而形成一人工气室。

（3）在形成的人工气室处，将卵膜去掉，滴入病毒稀释液 0.2ml，迅速将胶布封于三角形卵窗上，以熔化石蜡封闭气孔。

（4）接种后放入 37℃ 恒温箱孵育，每日观察鸡胚生活情况，培养 4 ～ 5 天后放入冰箱，死亡的随时发现随时放入冰箱。

（5）将感染病毒的鸡胚自冰箱中取出，用碘酒、乙醇消毒人工气室面，然后撕去胶布，将三角形窗口扩大，此时在明亮处可清楚地看到白色的点状，有时融合成一堆或一片。

（6）左手用镊子镊起绒毛尿囊膜，右手用小剪沿卵壳的圆周剪下绒毛尿囊膜，放入无菌生理盐水培养皿中洗涤 2 次，将膜张开，可更清楚地看到膜上的病毒斑。

4. 鸡胚羊水囊（腔）接种法　操作步骤：

（1）取孵育 9 ～ 11 天的鸡胚，将气室及胎位画出。

（2）将鸡胚竖于卵架上，消毒气室部，用无菌钻子和镊子沿天然气室的边缘和胎位靠近处开一方形（每边 1cm）小窗。

（3）用无菌小镊子挑去方形卵膜，用无菌吸管吸取石蜡油滴入 2 滴，石蜡油在气室面的卵膜上很快散开，使膜透明化，这样在检卵灯下可清楚地观察到整个鸡胚。

（4）用无菌 1ml 注射器吸取 0.2ml 检材（如流感病毒液），针头自窗口对着鸡胚直下，穿过绒毛尿囊膜、羊水囊膜进入羊膜腔，注入检材 0.2ml。注意穿刺注射时勿伤鸡胚本身。

（5）接种完毕，用无菌胶布封口，鸡胚放于 37℃、培养 48 ～ 72 小时。

接种也可以不用滴加石蜡油和在检卵灯下进行。用无菌的钝尖小镊子穿过绒毛尿囊膜，轻轻将羊水囊呈伞状提起，然后用注射器针头刺入，注入检材，封闭窗口。

（6）接种后孵育期间，每日灯检，24 小时内死亡者为非特异性死亡，弃去；2 ～ 4 天死亡者为特异性死亡，收获前放冰箱。

（7）收获羊水：从冰箱中取出鸡胚，碘酒消毒气室端，撕去胶布扩大窗口，用无菌镊撕去卵膜及绒毛尿囊膜，然后用毛细吸管吸去尿囊液，左手用镊子镊住羊膜腔，右手以毛细吸管插入羊膜腔吸取羊水。收获的羊水可测定病毒血凝效价及进行进一步的鉴定。以上方法适于分离流感、腮腺炎等病毒。

（三）流感病毒的鉴定

鉴定流感病毒的常用方法为血凝试验。流感病毒包膜上有两种刺突，以疏水末端镶嵌到脂质双层中，化学成分为糖蛋白，其中一种称为血凝素（hemagglutinin，HA），另一种称为神经氨酸酶。HA 可被裂解为 HA1 和 HA2，HA1 可与红细胞表面受体及宿主细胞表面受体相结合，与病毒的吸附感染有关。多种动物（人、鸡、豚鼠）红细胞表面有 HA1 的受体，流感病毒通过其表面的 HA1 与红细胞表面的受体结合而引起红细胞凝集。该试验可用于流感病毒的鉴定。

1. 操作步骤

（1）取一块洁净晾干的 20 孔 U 型塑料板，用标签纸做好标记，用吸管吸取生理盐水于 10 个孔内各加入 0.2ml。在第一孔内加入已稀释成 1∶5 的流感病毒尿囊液 0.2ml，混匀后吸出 0.2ml 至第二孔，再混匀后吸 0.2ml 至第三孔，如此稀释至第 9 孔，于第 9 孔吸出 0.2ml 弃去，第 10 孔作对照，不加病毒尿囊液。

（2）每孔加入 0.5% 鸡红细胞悬液 0.2ml，摇匀，置室温 45 分钟后观察结果（表 15-1）。

表 15-1 血球凝集试验

	孔号									
	1	2	3	4	5	6	7	8	9	10
生理盐水（ml）	0.2	0.2	0.2	0.2	0.2	0.2	0.2	0.2	0.2	0.2
尿囊液（ml）	0.2*	0.2	0.2	0.2	0.2	0.2	0.2	0.2	0.2	0.2 → 弃去
0.5% 鸡红细胞悬液（ml）						各 0.2				

* 为 1∶5 稀释尿囊液

2. 结果观察

（1）实验现象观察：观察红细胞凝集程度。

"++++"：红细胞均匀铺于孔底，致密成团，边缘不整，呈锯齿状。

"+++"：基本同上，但较疏松，分布面积较大。

"++"：红细胞于孔底形成一个环状，四周有小凝集颗粒。

"+"：红细胞于孔底形成小团，但边缘不光滑，四周有小凝集颗粒。

"−"：不凝集红细胞沉于孔底形成一圆点，边缘整齐，似纽扣状。

（2）结果判断：已出现"++"凝集的最高病毒稀释度为凝集效价，亦即 1 个血凝单位。例如，1∶320 为 ++，即为 1 个血凝单位，在红细胞凝集抑制试验中需用 4 个单位病毒血凝，按上例 1 个血凝单位为 1∶320，则 1∶80 为 4 个血凝单位。

3. 注意事项

（1）用反复吹吸法稀释、混匀病毒或血清时，手法要轻、稳，尽量减少气泡出现。

（2）为了实验准确，加红细胞时，应从最后一孔起向前加。

（3）加样完毕，可将塑料板放光滑台面上慢慢划圈摇匀，但要防止溅出。

（4）观察结果时，塑料板底部垫上白纸，减少移动并按时观察。

（四）流感病毒型别的鉴定

流感病毒特异性抗体和相应病毒结合后可以抑制该病毒的血凝作用，称为血凝抑制试验，简称血抑试验。

应用型或亚型特异性抗体（免疫血清）与新分离的流感病毒株进行血凝抑制试验，可以鉴定流感病毒的型别或亚型。也可以用已知型或亚型的流感病毒与患者血清进行血抑试验，作出血清学诊断，血清学诊断必须采取患者双份血清（急性期和恢复期）进行测定，恢复期血清效价比急性期增高 4 倍或 4 倍以上才有诊断意义。

1. 操作步骤

（1）取干净 20 孔 U 型塑料板两块，用标签纸做好标记。

（2）每板第 1～9 孔内各加入生理盐水 0.2ml。

（3）于第一板第 1 孔和第 8 孔中各加入稀释成 1∶5 的抗亚洲甲型日本亚型流感病毒免疫血清 0.2ml，混匀后，从第 1 孔吸出 0.2ml 加入第 2 孔，按同法稀释至第 7 孔，从第 7 孔吸出 0.2ml 弃去（血清稀释度分别为 1∶10～1∶640）。

（4）第二板按同法加入抗亚洲甲型香港亚型流感病毒免疫血清进行稀释。

（5）于每板第 1～7 孔和第 9 孔中，各加入 4U 流感病毒血凝素 0.2ml，第 8 孔不加流感病毒血凝素，作血清对照。

（6）每板第 10 孔作为鸡红细胞对照孔，加入生理盐水 0.4ml。

（7）摇匀，室温静置 10 分钟后，于二板各孔内分别加入 0.5% 鸡红细胞悬液 0.4ml，摇匀。

（8）室温静置 45 分钟后观察结果，能完全抑制红细胞凝集的最高血清稀释度为血凝抑制效价（表 15-2）。

表 15-2　血球凝集抑制试验

	孔号									
	1	2	3	4	5	6	7	8	9	10
生理盐水（ml）	0.2	0.2	0.2	0.2	0.2	0.2	0.2	0.2	0.2	0.4
抗血清（ml）	0.2*	0.2	0.2	0.2	0.2	0.2	0.2 弃去	0.2*	—	—
4 个单位病毒尿囊液（ml）	各 0.2							—	0.2	—
	摇匀后，室温静置 10 分钟									
0.5% 鸡红细胞悬液（ml）	各 0.4									

* 为 1 : 5 稀释的抗血清

2. 结果观察　出现红细胞凝集完全被抑制的最高血清稀释度为红细胞凝集抑制效价。比较两块板的血凝抑制效价，对新分离的流感病毒型别作出鉴定。

【注意事项】

1. 无菌操作。

2. 准确寻找气室和鸡胚的位置。

【思考题】

1. 流感病毒血凝试验的原理和用途是什么？

2. 流感病毒血凝抑制试验的原理和用途是什么？

实验二　乙型肝炎病毒的细胞感染

肝炎病毒分为甲、乙、丙、丁、戊等五种病毒，是引起病毒性肝炎的病原体。其中乙型肝炎病毒（hepatitis B virus，HBV）感染在我国感染率最高。以下介绍乙型肝炎病毒的分离培养方法。

【实验目标】

1. 技能目标

（1）掌握培养乙型肝炎病毒颗粒浓集方法。

（2）掌握乙型肝炎病毒细胞感染方法。

2. 知识目标　乙型肝炎病毒的培养方法。

3. 素质目标

（1）培养生物安全意识。

（2）细胞培养无菌意识。

【实验对象】

乙型肝炎病毒，HepG2-NTCP 细胞。

【实验材料和器材】

1. 材料　HBV 病毒颗粒；HepG2-NTCP 细胞、培养基、培养皿、聚乙二醇、DMSO、胎牛血清。

2. 器材　CO_2 培养箱、倒置显微镜、移液器。

3. 场所　P2 实验室。

【操作步骤和观察指标】

1. 收集病毒颗粒　HBV 病毒颗粒可从慢性乙型肝炎患者血清或 HBV 病毒颗粒表达细胞株中获得，并通过以下方法浓缩。

血清或 HBV 病毒颗粒表达细胞培养基 40μl；40% 聚乙二醇 60μl；DMSO 15μl；DMEM 485μl；共 600μl。

2. HBV 病毒颗粒的细胞接种

（1）接种前一天准备好 HepG2-NTCP 细胞（6cm 细胞培养皿）。

（2）接种前去掉培养基，并用 PBS 洗 2 次。然后加入 4ml 新鲜培养基。

（3）加入 HBV 病毒颗粒浓缩液，混匀。

（4）在 37℃，CO_2 细胞培养箱培养 24 小时。

（5）接种第 2 天，去掉细胞培养基，用 PBS 洗 2 次。

（6）然后加入 4ml 含有 DMSO 的新鲜培养基。

（7）继续培养 5～7 天，然后取细胞培养基，细胞进一步进行 HBV 表达鉴定。

【注意事项】

1. 在 P2 实验室进行，并注意生物安全。

2. 无菌操作。

【思考题】

1. 乙型肝炎病毒的结构特点是什么？

2. 乙型肝炎病毒的复制周期是什么？

实验三　乙型肝炎病毒抗原抗体的检测

ELISA 法检测患者血清中 HBV 抗原、抗体，是目前临床上诊断乙型肝炎最常用的检测方法。临床上主要检测 HBsAg、HBcAb、HBeAg、HBsAb、HBeAb，即俗称"两对半"。但在实验室细胞实验中只能检测其中的抗原，即 HBsAg、HBcAg、HBeAg。这里介绍以 ELISA 法检测乙型肝炎抗原、抗体的方法。

【实验目标】

1. 技能目标　掌握乙型肝炎病毒抗原、抗体的检测技术。

2. 知识目标　掌握乙型肝炎病毒抗原、抗体各项指标的临床意义。

3. 素质目标　培养生物安全意识。

【实验对象】

乙型肝炎病毒。

【实验材料和器材】

1. 材料　患者血液标本或细胞培养基；检测试剂盒：分别含乙型肝炎病毒 HBsAg、抗-HBs、HBeAg、抗-HBe 及抗-HBc（试剂盒的反应板上已经包被好相应的抗原或抗体）等。

2. 器材　微量移液器、吸头、恒温箱、洗涤液、吸水纸和离心机等。

【操作步骤和结果观察】

（一）乙型肝炎病毒抗原、抗体的检测技术

1. 双抗体夹心法 将抗-HBs（或抗-HBe）连接到聚苯乙烯微量反应板上，加入被检血清标本，若血清中含有 HBsAg（或 HBeAg），则在微量反应板内形成抗原抗体复合物，再加入酶标记的抗-HBs（抗-HBe）与复合物中的 HBsAg（或 HBeAg）结合，然后加入底物，酶催化底物显色，根据显色的程度进行 HBsAg（或 HBeAg）的定性或定量判定。

2. 双抗原夹心法 用 HBsAg 包被微量反应板，加入被检血清标本，再加入酶标 HBsAg，加底物显色，用以检测血清中是否有抗-HBs。

3. 竞争法 将抗-HBe 结合于固相载体上，然后同时加入被检血清标本和中和试剂（含有一定滴度的 HBeAg），如果被检标本中含有抗-HBe，则和固相载体上的抗-HBe 竞争结合 HBeAg。被检标本中抗-HBe 的含量越高，竞争结合的 HBe 越多，而与固相载体上的抗-HBe 结合的 HBeAg 量越少，加入酶标抗-HBe 与已经结合到固相载体上的 HBeAg 量减少，加入底物显色越浅；反之颜色则越深。

4. 竞争抑制法 将抗-HBc 结合于固相载体上，然后加入 HBcAg，形成抗原抗体复合物，再加入被检血清标本和酶标抗-HBc。被检血清标本中若无抗-HBc，则酶标抗-HBc 与复合物中的 HBcAg 结合，被检血清标本中若有抗-HBc，则被检血清标本中的抗-HBc 与复合物中的 HBcAg 结合。竞争性占去了酶标抗-HBc 与复合物中 HBcAg 结合的机会，使酶标抗-HBc 与复合物中 HBcAg 结合的量减少。加入底物显色，根据颜色的深浅判定结果。

（二）操作步骤

1. 患者血液离心获得待测血清标本。

2. 打开试剂盒，取出微量反应板。在微量反应板上一次做好标记 HBsAg、抗-HBs、HBeAg、抗-HBe、抗-HBc 各 3 个孔。

3. 在第一排中依次向 HBsAg、抗-HBs、HBeAg、抗-HBe、抗-HBc 孔加入 $100\mu l$ 待测血清标本。

4. 在第二排中分别依次加入 HBsAg、抗-HBs、HBeAg、抗-HBe、抗-HBc 的阳性对照血清 1 滴。

5. 在第三排中分别依次加入 HBsAg、抗-HBs、HBeAg、抗-HBe、抗-HBc 的阴性对照血清 1 滴。

6. 分别向各个孔中加入相应的酶结合物 1 滴，振荡摇匀，置 37℃恒温箱培养 30 分钟。

7. 取出后用洗涤液洗板 5 次，每次冲洗后拍干。

8. 加入底物 A、B 各 1 滴，置 37℃恒温箱培养 15 分钟。

9. 取出后加终止液 1 滴。

（三）结果观察

根据颜色判定结果。先观察阳性和阴性对照孔结果，与阳性对照结果相同的判定为阳性，与阴性对照结果相同的判定为阴性。

【注意事项】

实验标本为患者血液标本，注意无菌操作，避免污染，接触到患者血液标本的器材都要统一放置废弃物缸内，统一灭菌。

【思考题】

1. 目前乙型肝炎病毒学诊断的主要依据是什么？

2. 检测抗-HBs、抗-HBe、抗-HBc 的意义是什么？

第十六章　人体寄生虫学

实验一　肠道寄生虫感染的病原学检查

【实验目标】

1. 技能目标

（1）掌握不同的常用粪便检查方法。

（2）掌握粪便检查结果的判定和结果记录。

（3）掌握显微镜使用方法。

2. 知识目标

（1）掌握粪便中可查到的不同种类寄生虫的病原学检查方法。

（2）了解粪便中可能检出的寄生虫种类。

（3）通过在光学显微镜下进行形态学观察，掌握粪便中可查到的蠕虫和原虫的诊断虫期的形态特征。

3. 素质目标　养成认真观察、客观记录实验结果的行为习惯，培养实事求是的思想品质。

【实验对象】

若干克粪便。

【实验试剂和器材】

1. 试剂　生理盐水、碘液、饱和盐水、甘油-孔雀绿溶液、NaOH 溶液。

2. 器材　载玻片、盖玻片、滴管、浮聚瓶、金属筛（40～60 孔）、锥形杯、离心机、100 目尼龙网、三角烧瓶、放大镜、剪刀、棉签拭子、玻璃棒。

【操作步骤和结果观察】

观察有无蠕虫虫卵或幼虫，以及有无原虫的滋养体或包囊。

（一）粪便检查

1. 直接涂片法　主要用以检查蠕虫虫卵、原虫的滋养体和包囊。该方法简便，连续涂片 3 次，可提高检出率。

（1）生理盐水直接涂片法：滴 1 滴生理盐水于洁净的载玻片上，挑取米粒大小的粪便（约 20mg），与生理盐水涂抹均匀。盖上盖玻片，先在低倍镜下检查，再换高倍镜观察。

蠕虫虫卵与粪便中的异物容易混淆，应注意鉴别。如果用于原虫滋养体的检查，应及时将粪便送检且注意保暖。

（2）碘液直接涂片法：操作步骤同生理盐水直接涂片法，但是用 1 滴碘液代替生理盐水。亦可先涂好生理盐水直接涂片，再由盖玻片的一侧滴一滴碘液后观察。

2. 饱和盐水浮聚法　该方法可使比重小于饱和盐水比重（1.20g/ml）的蠕虫虫卵集中在液体表面（表 16-1）。主要用于检查钩虫虫卵。

取黄豆大小的粪便（约 1g）置于浮聚瓶（高 3.5cm，直径约 2cm 的圆形直筒瓶）内，加入少量饱和盐水调匀，再慢慢滴加饱和盐水，除去液面的大块粪渣，饱和盐水滴加至液面略高于瓶口，但不溢出为止。在瓶口盖上一洁净载玻片，静置 15～20 分钟后，将载玻片垂直提起并迅速翻转，盖上盖玻片镜检（图 16-1）。

表 16-1 常见蠕虫虫卵的比重

虫卵	比重
受精蛔虫虫卵	1.110 ～ 1.130
未受精蛔虫虫卵	1.210 ～ 1.230
鞭虫	1.15
蛲虫	1.105 ～ 1.115
钩虫	1.055 ～ 1.080
华支睾吸虫虫卵	1.170 ～ 1.190
布氏姜片吸虫虫卵	1.19
日本血吸虫虫卵	1.20
带绦虫虫卵	1.14
短膜壳绦虫虫卵	1.05

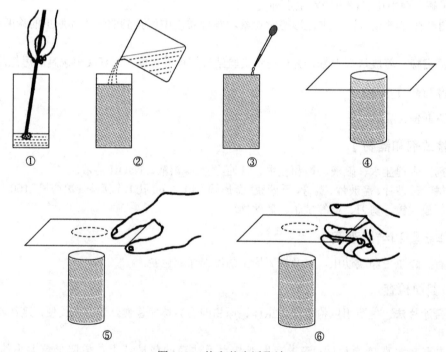

①   ②   ③   ④

⑤   ⑥

图 16-1 饱和盐水浮聚法

3. 自然沉降法 又称水洗沉降法。原虫包囊和蠕虫虫卵的比重大于水的比重，可沉积于水底，使虫卵浓集。经多次水洗后，视野清晰，易于检查。

操作步骤:取粪便（20 ～ 30g），加 10 ～ 12 倍水稀释成混悬液，用金属筛（40 ～ 60 孔）或 2 ～ 3 层纱布过滤，再用清水冲洗残渣。过滤后的粪液在锥形杯内静置 25 分钟，倒去上层液，重新加满清水。每隔 15 ～ 20 分钟换水 1 次，反复 3 ～ 4 次，最后倾掉上层液，取沉渣作涂片镜检。如检查包囊，换水间隔时间应延长至约 6 小时。

也可将上述过滤后粪液离心（1500 ～ 2000r/min）1 ～ 2 分钟，倒去上层液，加入清水再离心，反复 3 ～ 4 次，最后倾掉上层液，取沉渣作涂片镜检，此法称为离心沉降法。本方法省时、省力，适用于临床检验。

4. 改良加藤厚涂片法 又称定量透明法，适用于粪便中各种蠕虫虫卵的定性和定量检查。

操作步骤:在载玻片中央放置定量板，定量板有一 8mm×4mm 的模孔。取用 100 目尼龙网或金属筛过滤后的粪便填满模孔，移去定量板，在粪便上方覆盖含甘油-孔雀绿溶液的玻璃纸片，展平后加压，使粪便铺开成粪膜。将载玻片置于 30 ～ 36℃恒温箱中约半小时或室温 1 ～ 2 小时，待粪膜透明后镜检计数。将所得虫卵数乘以 24，再乘粪便性状系数（成形便乘 1，半成形便乘 1.5，软便乘 2，粥样粪便乘 3，水样便乘 4），即为每克粪便虫卵数（egg per gram，EPG）。

5. 毛蚴孵化法　该法是根据血吸虫虫卵内活的成熟毛蚴，在适宜温度和光照下可孵出毛蚴的特性而设计的方法，适用于血吸虫病的诊断。

操作方法：取约 30g 粪便，经水洗沉降法浓集后的粪便沉渣倒入三角烧瓶内，加清水（去氯水）至瓶口，将其置于 20 ～ 30℃和光照条件下孵化 4 ～ 6 小时，在黑色背景的光照条件下，用肉眼或放大镜观察（图 16-2）。如在上层液体中有白色点状物作直线来往游动，即为血吸虫毛蚴。必要时也可用吸管将毛蚴吸出，滴于玻片上镜检。如无毛蚴，孵化 24 小时内，可每隔 4 ～ 6 小时观察 1 次。

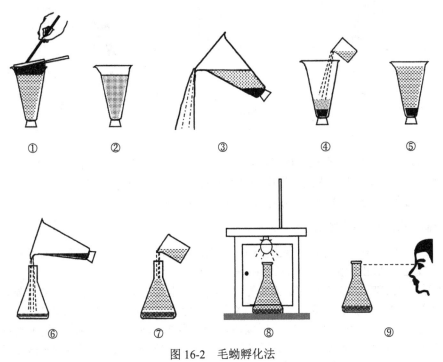

图 16-2　毛蚴孵化法

6. 毛蚴促孵法　将用水洗沉降法浓集后的粪便沉渣倒入三角烧瓶内或置于吸水纸上，将其在 20 ～ 30℃恒温箱中过夜。检查前再加清水，放置 2 小时后可见到孵出的毛蚴。此法孵出毛蚴的时间较一致，数量也较多。

7. 钩蚴培养法　操作步骤：将滤纸剪成与试管（1cm×10cm）等宽，但比试管稍长的 T 字形纸条，在纸条的横条部分用铅笔标记受检者姓名或编号。取粪便 0.2 ～ 0.4g，均匀涂抹在纸条竖部上 2/3 处，再将纸条插入洁净试管内（已加有 1ml 冷开水），使无粪便的纸条下端浸泡在水中。将试管在 20 ～ 30℃培养 3 ～ 5 天。培养期间应每天沿管壁补充冷开水，以保持水量和湿度。培养 3 天后用肉眼或放大镜检查管底内有无透明、作蛇形运动的虫体（钩蚴）（图 16-3）。如未发现，应继续培养和观察至第 5 天。此法亦可用于人体肠道内各种阿米巴滋养体和人毛滴虫滋养体的分离，且能提高检出率。

（二）肛周虫卵检查

肛周虫卵检查适用于蛲虫虫卵和带绦虫虫卵的检查。

（1）透明胶纸法：用透明胶纸（约 2cm×6cm）粘贴于肛周皮肤上，取下胶纸，将有胶面平贴

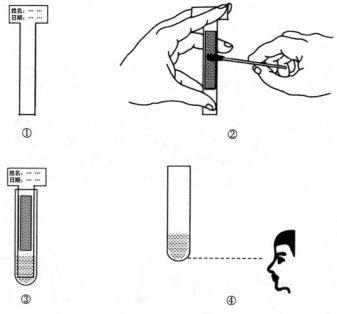

图 16-3　钩蚴培养法

于载玻片上，镜检。

（2）棉签拭子法：取一消毒棉签拭子蘸生理盐水，挤去多余水分，在肛门皱褶处反复擦拭。然后将棉签拭子放入盛有生理盐水的试管中，经充分浸泡后，在试管内壁挤去多余水分，经沉降后，取沉渣镜检。或将棉签拭子在饱和盐水中充分搅动，用浮聚法检查。

（三）排泄物或分泌物检查

（1）痰液：在痰液中可查见并殖吸虫虫卵、溶组织内阿米巴滋养体和棘球蚴原头蚴。偶可查见粪类圆线虫（幼虫、成虫和虫卵）、蛔蚴、钩蚴、尘螨等。

卫氏并殖吸虫（肺吸虫）虫卵的检查应先取痰液作生理盐水直接涂片镜检，如未发现虫卵，但查见夏科-莱登结晶，也提示并殖吸虫感染。多次涂片检查阴性者，应改用浓集法。

浓集检查法：在玻璃杯内收集 24 小时痰液，加等量 10% 的 NaOH 溶液，用玻璃棒搅匀后置 37℃恒温箱消化数小时，使痰液消化成稀液状后，分装于数个离心管内，2000r/min 离心 5 ～ 10 分钟，弃上清液，取沉渣镜检。

（2）十二指肠液和胆汁：用于检查华支睾吸虫虫卵、蓝氏贾第鞭毛虫滋养体等，可用直接涂片法或离心沉降法检查。

（四）直肠活组织检查

可取肠黏膜检查有无血吸虫虫卵或溶组织内阿米巴滋养体。

（1）日本血吸虫虫卵：用直肠镜或乙状结肠镜取米粒大小的肠黏膜，用生理盐水冲洗后，做切片或压片，镜检可见活虫卵或死卵。

（2）溶组织内阿米巴滋养体：用乙状结肠镜自溃疡边缘或深层刮取溃疡组织，用生理盐水涂片镜检，观察有无活滋养体。

【注意事项】

1. 注意实验室生物安全。

2. 钩蚴培养法应注意水量。

【思考题】

1. 肠道寄生的寄生虫有哪些？

2. 粪便标本中可查到的寄生虫有哪些？是否都寄生在肠道？

实验二 消化道线虫标本制作

【实验目标】

1. 技能目标

（1）了解消化道线虫成虫、幼虫和虫卵标本的制作方法。

（2）掌握显微镜使用方法。

2. 知识目标

（1）掌握消化道线虫虫卵的形态。

（2）掌握消化道线虫成虫的形态。

（3）熟悉消化道线虫幼虫的形态。

（4）了解消化道线虫成虫切片的形态。

3. 素质目标

（1）养成认真观察实验结果的行为习惯，培养实事求是的思想品质。

（2）培养学生团结合作的人文素养。

【实验对象】

消化道线虫成虫、幼虫及虫卵。

【实验试剂和器材】

1. 试剂 生理盐水、70% 乙醇、染色剂（卡红或苏木精）、无水乙醇、蒸馏水、二甲苯、树胶、5% 甘油乙醇、5% 甲醛溶液、蛋白甘油液。

2. 器材 镊子、40 目分样筛、500ml 烧杯或平皿、固定液、载玻片、盖玻片、小玻璃瓶、纱布、1000ml 锥形瓶。

【操作步骤和结果观察】

观察消化道线虫成虫、幼虫以及虫卵的形态与结构特征。

（一）成虫的标本制作

1. 采集标本 消化道线虫病患者服驱虫药后，连续 3 天收集全部粪便。先经肉眼检查发现较大成虫（如似蚓蛔线虫）时用镊子将其取出，较小的成虫（如钩虫、蠕形住肠线虫及毛首鞭形线虫等）可用冲洗过筛法（用 40 目分样筛）或自然沉降法收集虫体。收集的消化道线虫放入盛有生理盐水的器皿（500ml 烧杯或平皿）内，用生理盐水（勿用自来水）冲洗或荡洗数次，将线虫体表附着的宿主肠内容物洗净。

2. 固定和保存 应选用大于虫体的容器固定标本，以便虫体伸直。

（1）液浸大体标本：大型线虫直接投入 70℃ 的 70% 乙醇固定。细小的线虫先放入盛有冷水的烧杯中，慢慢加热，待虫体伸直死亡后移到 70% 乙醇中固定。

（2）切片标本：此类标本最好在虫体存活时先行麻醉，再固定。固定时可用卢斯（Looss）、岑克尔（Zenker）或布安（Bouin）固定液，固定 4～24 小时后，保存于 70% 乙醇中。

（3）染色标本：固定液和固定方法同上。固定一些小型线虫时，应在载玻片上滴一滴生理盐水，虫体移至水滴内，在解剖镜下摆正虫体，盖上盖玻片，用线扎紧两端。用滤纸从盖玻片的一端吸去水分，从另一端加入固定液，固定 1 小时后连同玻片移到 70% 乙醇中。经 24 ～ 48 小时后，将虫体从玻片取下，移到盛有 70% 乙醇的小玻璃瓶中保存备用。

3. 标本的染色　通过染色显示线虫成虫的结构特征，以易于形态观察和虫种鉴定。卡红和苏木精两种染色剂是最常用的线虫染色剂。

染色步骤：

（1）洗去虫体表面的固定液，置虫体于染液中染色 2 ～ 12 小时，染色时间长短依虫体大小和气温而定。

（2）取出染色的标本，用水洗去虫体表面浮色。

（3）用 0.5% ～ 2.0% 盐酸水溶液或乙醇溶液进行分色。

（4）用水或 70% 乙醇洗去盐酸。

（5）依次通过 50% ～ 100% 梯度乙醇脱水，每个梯度 30 分钟或更长，依虫体大小而定。

（6）置于等量纯乙醇和二甲苯（或冬青油）混合液中浸 30 分钟。

（7）浸在纯二甲苯或冬青油中使其透明。

（8）在载玻片上滴一至数滴树胶，虫体移到树胶中，覆盖盖玻片封片，平放待干。

（二）幼虫的标本制作

1. 消化道线虫幼虫的分离　主要分离粪便内的粪类圆线虫幼虫、炭末培养的钩虫幼虫或土壤内的线虫幼虫。

（1）粪便内的幼虫分离方法

1）用多层纱布包裹好粪便。

2）在锥形杯内装满 45℃温水。

3）将包裹好的粪便悬浸于杯口温水中（勿让液体溢出），静置数小时或过夜。

4）取出粪便包，吸取沉渣镜检。

（2）土壤内幼虫分离法

1）取一玻璃漏斗（口径为 15 ～ 20cm），漏斗下端连 20cm 长的胶皮管，管中间用管夹夹紧，固定在三脚架上备用。

2）待检样本放在预先垫 2 ～ 3 层纱布的金属筛内，金属筛的口径应小于漏斗口径，漏斗内加入 40℃温水。

3）将金属筛置于漏斗上，沿筛壁缓慢续加温水，使筛底部与温水刚好接触。

4）静置 2 ～ 4 小时待幼虫集中于漏斗底部后开放管夹，沉降管内收集漏斗底部的沉渣，待自然沉降后取沉降物镜检，亦可用离心沉降法收集幼虫。

2. 保存与标本制作　消化道线虫幼虫固定和保存于 5% 甘油乙醇内。可用碘染色临时封片观察，也可制作成永久的染色标本，方法同成虫染色标本。

（三）虫卵的标本制作

1. 采集消化道线虫虫卵

（1）从粪便中收集虫卵：可用自然沉降法或离心沉降法收集含虫卵的粪渣，并将其固定保存。

（2）从成虫培养基中收集纯净虫卵：从患者粪便或动物体内取出活成虫，用生理盐水洗净后置于盛有无菌生理盐水的培养皿内，在室温或恒温箱内培养 24 小时，可得到大量纯净虫卵。

（3）从成虫子宫内收集虫卵：从雌虫成虫子宫取出的虫卵量多，且较纯，但虫卵多为无色。

2. 固定和保存　虫卵固定液常用 5% 甲醛溶液，也可用 Zenker 液或 5% 甘油乙醇。

（1）含幼虫的虫卵的固定：按比例将固定液直接加入虫卵悬液中，固定 1 天后移到新的固定液中保存。

（2）含卵细胞的虫卵的固定：按比例将加热至 70℃的固定液加到虫卵悬液中，固定 1 天后移到新的固定液中保存。

3. 玻片标本的制作 可制作成临时和永久封固标本。临时封固方法有凡士林封固法和石蜡圈封固法。永久封固方法有树胶双盖片法、蛋清甘油封固法、甘油透明封固法和甘油明胶封固法。其中蛋清甘油封固法操作简便易行，制作的玻片标本可长期保存。

其操作步骤如下：

（1）已固定的虫卵悬液与等量的蛋清甘油液混匀后沉降。

（2）取少许沉渣加 1 滴蛋清甘油液，在载玻片上混合均匀，盖上盖玻片。

（3）静置干燥后用树胶封片。如用双盖玻片进行封片，制作的标本可保存更长时间。

【注意事项】

1. 从粪便分离消化道线虫幼虫时，应注意水温要保持恒温以及不要逸出杯口。

2. 玻片标本要密封好。

【思考题】

1. 哪些消化道寄生线虫的幼虫或虫卵可在粪便中查到？

2. 土壤中可分离哪些肠道线虫的哪些虫期？

实验三　广州管圆线虫幼虫感染大鼠模型建立

【实验目标】

1. 技能目标

（1）熟悉广州管圆线虫生活史和病原学检查方法。

（2）了解建立广州管圆线虫感染动物模型的方法。

2. 知识目标

（1）熟悉广州管圆线虫感染动物模型的建立。

（2）掌握广州管圆线虫幼虫和成虫形态特征及其寄生部位。

（3）熟悉广州管圆线虫感染的诊断方法及病理变化。

3. 素质目标

（1）养成认真观察实验结果的行为习惯，培养实事求是的思想品质。

（2）培养学生珍视生命的人文素养。

【实验对象】

体重 150 ～ 180g 的 SD 大鼠。

【实验试剂和器材】

1. 试剂 胃蛋白酶、浓盐酸（36% ～ 38%）、蒸馏水、生理盐水、DMSO、胎牛血清、RPMI-1640 培养基。

2. 器材 组织捣碎机、恒温箱、分样筛（260 目）、500ml 烧杯、玻璃棒、吸管、载玻片、组织研磨器、1000ml 锥形量杯、剪刀、解剖针、灌胃器。

【操作步骤和结果观察】

观察广州管圆线虫各期幼虫和成虫形态特征以及寄生部位；观察广州管圆线虫感染的病理变化。

1. 幼虫的来源与保存　根据生活史，选其中间宿主或转续宿主收集幼虫。常见的中间宿主有褐云玛瑙螺、福寿螺、蛞蝓和蜗牛类。

2. 幼虫的分离收集　可用以下三种方法分离和收集第 3 期幼虫。

（1）胃蛋白酶消化法：去掉螺壳，用组织捣碎机将螺肉捣碎，按每 10g 螺肉加 250ml 消化液的比例加胃蛋白酶消化液（胃蛋白酶 2g，浓盐酸 7ml，用蒸馏水定容至 1L），37℃恒温箱内消化 3 ～ 6 小时，其间搅拌数次。取出被消化物，用 260 目过筛，沉降 15 分钟后弃去上清。用生理盐水清洗数次，直至沉降清澈。吸取沉降物滴在载玻片上，镜检，收集第 3 期幼虫。

（2）组织匀浆法：去掉螺壳，研磨或粉碎组织成糊状，置于锥形量杯中加脱氯水沉降（静置悬浊液），倾掉上清液，反复 2 ～ 3 次后取沉降滤液镜检，收集第 3 期幼虫。

（3）肺检法：去掉螺壳，沿外套膜的左侧至后侧的基部剪开，外套膜向右侧翻开，取外套膜后半部分的椭圆形囊状结构（大小约为 24mm×16mm 即"肺囊"）。剪开囊袋（双层）两边，翻开囊袋呈单层铺平，镜下观察幼虫结节，用解剖针从幼虫结节挑出、收集第 3 期幼虫。此方法快速简便，但无法直观显示虫体的形态和活动度。

3. 幼虫的保存　可在加 4.8% DMSO 和 40% 胎牛血清的 RPMI-1640 培养基中保存。

4. 动物接种　可用以下几种方式感染实验动物，最常用的方式是经口感染。

（1）经口感染：将收集到的第 3 期幼虫，用吸管或灌胃器直接喂食实验动物。

（2）腹腔注射感染：用生理盐水稀释收集的第 3 期幼虫，用消毒注射器吸取含第 3 期幼虫的生理盐水，腹腔注射感染实验动物。

（3）皮下注射感染：注射器吸取含第 3 期幼虫的生理盐水，注入实验动物的大腿皮下。

（4）皮肤接触感染：用 10% 巴比妥钠麻醉实验动物，用木板固定，剃掉腹部的毛，用生理盐水清洁和湿润皮肤，吸取第 3 期幼虫直接滴在暴露皮肤上，感染时间为 25 ～ 30 分钟。

5. 动物模型的鉴定

（1）病原学检测

1）收集第 1 期幼虫：自感染实验动物约 50 天后可从粪便分离幼虫。

2）收集第 5 期幼虫：在实验动物体内过 12 ～ 23 天，第 3 期幼虫可发育为第 5 期幼虫（主要寄生在脑组织），之后移行至心、肺发育为成虫。故于感染后 19 ～ 21 天内处死实验动物，将其脑取出置于盛有生理盐水的容器内，撕碎脑组织，在解剖镜下分离第 5 期幼虫，生理盐水反复冲洗后收集保存幼虫。

3）收集成虫：自感染约 50 天后处死实验动物，剖开胸腔，取出心和肺。用生理盐水清洗后，在解剖镜下查找和挑出成虫。成虫区分雌雄虫体，用生理盐水冲洗后收集保存。

（2）病理学检测

1）脑的肉眼观察：感染早期可见脑膜充血和有点状出血点，后期可见脑膜充血伴有增厚。镜下观察：感染早期部分皮层可见少量幼虫，周围组织无反应；中期可见脑膜充血和散在点状出血，伴水肿以及淋巴细胞浸润；后期可见脑膜增厚，呈纤维化及组织细胞增生。

2）心的肉眼观察：感染早期未见异常，中期开始心腔内可见成虫和心室扩大。镜下观察：感染中期在右心腔可见成虫，虫体嵌入组织周围，伴纤维素和血凝块，部分内皮细胞脱落，心肌纤维肿胀伴水肿，间质充血水肿，伴嗜酸性粒细胞浸润。

3）肺的肉眼观察：感染早期可见轻度充血和点状出血；中期肺表面充血伴出血，重量增加；晚期肺重量明显增加，切面色灰白，质硬如肝，可见颗粒状。镜下观察：早期可见充血和出血。中期可见成虫阻塞在肺动脉内，血管内皮细胞轻度增生，肺组织内有炎性细胞围绕的新鲜虫卵结节。晚期见虫卵结节周围组织纤维化、血管内皮细胞簇状增生等病理变化。

【注意事项】

1. 注意实验室生物安全。

2. 灌胃大鼠时，勿将幼虫灌入肺中。

3. 给大鼠腹腔注射幼虫时，应稍靠左下腹，勿损害肝脏。

【思考题】

1. 终宿主感染广州管圆线虫的途径有哪些？

2. 如何预防广州管圆线虫的感染？

实验四　华支睾吸虫生活史模式的建立

【实验目标】

1. 技能目标

（1）掌握华支睾吸虫生活史和病原学检查方法。

（2）了解建立华支睾吸虫生活史模式的方法。

2. 知识目标

（1）熟悉建立华支睾吸虫感染动物模型方法。

（2）熟悉华支睾吸虫感染的病原学诊断方法及病理变化。

（3）掌握华支睾吸虫形态特征。

3. 素质目标

（1）养成认真观察、客观记录实验结果的行为习惯，培养实事求是的思想品质。

（2）培养学生珍视生命的人文素养。

【实验对象】

豚鼠、大鼠、兔、猫或犬等。

【实验试剂和器材】

1. 试剂　胃蛋白酶、浓盐酸、生理盐水。

2. 器材　剪刀、载玻片、搅拌机、玻璃棒、37℃恒温箱、60 目分离筛、玻璃平皿、试管、胃管、注射器、1000ml 锥形量杯、载玻片、盖玻片、鱼缸。

【操作步骤和结果观察】

观察实验动物体内的成虫以及所致病理变化；实验动物粪便中的虫卵形态。

1. 虫种的来源和保存

（1）采样：从流行区采集感染华支睾吸虫囊蚴的淡水鱼。用剪刀剪开鱼皮，取小块肌肉压片镜检，确保有囊蚴。

（2）分离囊蚴：用清水清洗鱼体，取肌肉，用搅拌机或剪刀捣碎成肉泥。将肉泥置于 1000ml 烧杯中，按每克鱼肉加 10ml 消化液的比例，加胃蛋白酶消化液（胃蛋白酶 7g，浓盐酸 1ml，用生理盐水定容至 1L），用玻璃棒使鱼肉与消化液充分混匀，37℃恒温箱内消化 12 小时以上，其间搅动数次。取出被消化物，用 60 目分离筛过筛，沉降 40 分钟后弃去上清。用生理盐水清洗数次，直至沉降清澈。吸取适量沉降物置于玻璃培养皿中，在解剖镜下查找和分离囊蚴，移入装有生理盐水的试管内，4℃冰箱内保存。

2. 动物接种　适宜接种的囊蚴数量应根据实验动物的大小和感染目的而定。一般豚鼠接种 50～300 个囊蚴，大鼠接种 20～300 个囊蚴，兔接种 50～500 个囊蚴，猫接种 100～1500 个囊蚴，犬接种 100～2000 个囊蚴。接种方法有灌注法和喂食法。

（1）灌注法：大型动物如兔、猫、犬、大鼠等需先固定在固定板上，并使其张开嘴巴。将胃管小心插入到实验动物食管。用注射器吸取一定量的纯净囊蚴，注入胃管，再用适量生理盐水冲洗，使囊蚴尽量灌到胃内。比较温顺的动物（如豚鼠）可一人固定头部，捏下巴使其张口，另一人用吸管吸取一定量的纯净囊蚴，注入到实验动物的一侧口中，待咽下后再用适量生理盐水冲注。最好在给动物喂食喂水前进行感染。

（2）喂食法：挑取镜检后感染华支睾吸虫囊蚴的阳性鱼，估计囊蚴数量，取适量阳性鱼直接喂猫或犬。也可在饲料中掺入一定量的囊蚴喂实验动物。此方法不能定量感染。

3. 动物模型的鉴定

（1）病原学检测

1）收集虫卵：自感染 20 天起可收集粪便，镜检查找虫卵。

2）收集成虫：如要取成虫，约感染 1 个月后处死实验动物，取肝，用生理盐水漂洗数次，从近肝门区剪开肝后用手从肝边缘向中央挤压，虫体随着胆汁涌流出，用小镊子挑起虫体放入生理盐水中，再用生理盐水漂洗虫体数次，直至虫体表面洁净。

（2）病理学检测：主要病变在肝的次级胆管。可见胆管壁增厚，嗜酸性粒细胞浸润，胆管周围组织甚至肝实质纤维化。还可见虫卵沉积在胆管和胆囊内，胆管堵塞导致胆汁淤积和周围组织的慢性炎症。

4. 螺类和鱼类饲养以及感染

（1）螺类和鱼类的饲养：在实验室内放置大型鱼缸，鱼缸内装充氧器，随机选取螺类（如纹沼螺或涵螺）和小型鱼类（如麦穗鱼等），共同饲养。

（2）感染螺类：收集的华支睾吸虫虫卵投入养殖缸内，自然感染螺类。

（3）螺类和鱼类感染检查方法：感染约 100 天后，采集鱼缸的螺，每次取 5 只螺放在直径 10cm 的玻璃平皿内，加入清水，白炽灯下静置 24 小时后镜检（4 倍 ×10 倍）。如发现华支睾吸虫尾蚴，约 1 个月后开始，随机采集鱼缸内的鱼，检查华支睾吸虫感染情况。

【注意事项】

1. 注意实验室生物安全。

2. 灌喂实验动物时，勿将囊蚴灌入肺中。

【思考题】

1. 华支睾吸虫病原学检查方法有哪些？

2. 华支睾吸虫的致病机制是什么？

实验五　曼氏裂头蚴的感染性检查

【实验目标】

1. 技能目标

（1）掌握解剖青蛙查找曼氏裂头蚴的方法。

（2）掌握曼氏裂头蚴的形态以及其在青蛙体内寄生方式。

2. 知识目标

（1）熟悉曼氏裂头蚴的形态。

（2）熟悉曼氏裂头蚴的病原学诊断方法。

3. 素质目标

（1）养成认真观察实验结果的行为习惯，培养实事求是的思想品质。

（2）培养学生珍视生命、团结合作的人文素养。

【实验对象】

青蛙。

【实验试剂和器材】

1. 试剂 生理盐水。

2. 器材 解剖针、干棉球、剪刀、解剖盘、眼科镊、玻璃平皿。

【操作步骤和结果观察】

观察青蛙体内曼氏裂头蚴寄生状态以及其形态。

1. 解剖青蛙 青蛙可用脊髓捣毁法或断头法处死。

（1）脊髓捣毁法：先将解剖针插入枕骨大孔后，针尖端转向头方，探入颅腔，向各方搅动，捣毁脑组织。脑组织捣毁后，将解剖针退出，再由枕骨大孔刺入尾方，与脊柱平行刺入椎管，破坏脊髓。待青蛙四肢肌肉完全松弛后拔出解剖针，用干棉球将针孔堵住，以防止其出血。

（2）断头法：用左手横跨青蛙的前肢和后背，固定青蛙。右手拿剪刀迅速将头剪断。

（3）剥离皮肤：处死后的青蛙腹部朝上放在解剖盘上，用镊子轻提腹部皮肤，用剪刀剪开皮肤，从切口伸入手指剥离体表所有皮肤，暴露青蛙全身肌肉。

2. 分离和鉴定曼氏裂头蚴 在暴露的肌肉表面或肌肉内部检查是否有曼氏裂头蚴存在。如有曼氏裂头蚴感染，可见到乳白色细长虫体或乳白色结节。一般大腿或小腿肌肉处多见。肌肉表面的曼氏裂头蚴用眼科镊直接夹取。肌肉内部的曼氏裂头蚴，将肌肉沿肌纤维方向剥离后夹取。收集到的曼氏裂头蚴置于装有生理盐水的玻璃平皿中，用生理盐水漂洗至虫体体表洁净，镜检。

【注意事项】

注意实验室生物安全。

【思考题】

1. 曼氏裂头蚴感染方式有哪些？

2. 曼氏裂头蚴的致病机制是什么？

3. 曼氏裂头蚴病的防治原则有哪些？

实验六 阿米巴的体外培养

寄生人体的阿米巴有寄生肠道内的阿米巴和营自生生活的阿米巴。寄生肠道内的阿米巴中溶组织内阿米巴可引起疾病。

【实验目标】

1. 技能目标

（1）掌握收集溶组织内阿米巴标本方法。

（2）了解体外培养溶组织内阿米巴培养技术。

（3）掌握显微镜使用方法。

2. 知识目标

（1）掌握溶组织内阿米巴病原学诊断方法。

（2）熟悉溶组织内阿米巴体外培养技术。

3. 素质目标 养成认真观察实验结果的行为习惯。

【实验对象】

溶组织内阿米巴滋养体和包囊。

【实验试剂和器材】

1. 试剂　TYSGM-9 培养基、TYI-S-33 培养基、青霉素、链霉素、米淀粉悬浮液。

2. 器材　粪便采集盒、接种环、无菌试管、恒温箱、载玻片、盖玻片。

【操作步骤和结果观察】

观察培养基中做伪足运动的溶组织内阿米巴滋养体。

1. 采集和接种标本

（1）采集标本：取新鲜粪便，勿与尿液混合。滋养体的接种应在排便后 15 分钟内完成，包囊接种可在 1 ～ 2 天内完成。

（2）接种：取稀便中约 0.5ml 的脓、血和黏液部分，或取成形便不同部位的黄豆大小粪便接种到培养基中，与培养基混匀，或用沉降法浓集粪便，取 0.5ml 沉降物培养。

2. 体外培养溶组织内阿米巴培养技术

（1）培养方法

1）有菌培养：将 TYSGM-9 培养基（已加青霉素和链霉素，其最终浓度分别为 100U/ml 和 100μg/ml）分装到无菌试管，在 37℃恒温箱中预热后，每管加少量米淀粉悬浮液。挑取黄豆大小的粪便接种到培养基底部，在 37℃恒温箱中培养 48 小时，镜检。

2）无菌培养：在 37℃预热好的 TYI-S-33 培养基内接种溶组织内阿米巴虫株。在 37℃恒温箱中培养，镜检。在培养过程中如有污染，可加入抗生素或丢弃。

（2）镜检：从培养基底部吸取少量培养物，滴在载玻片上，盖上盖玻片后镜下查找做伪足运动的滋养体。若是临床标本培养，应用铁苏木精染色涂片进行鉴别诊断。

（3）保存虫种：如暂不需要溶组织内阿米巴虫种，可将培养 3 天的培养基遮光冷藏。滋养体在 10℃以下停止活动，可存活 1 个月至 1 个半月，故至少每个月转种 1 次，以保证含有活的溶组织内阿米巴。如需要培养滋养体，可将培养基在 37℃恒温箱中培养 15 ～ 24 小时即可。

【注意事项】

1. 收集粪便的容器应高压灭菌，勿用化学药品消毒。

2. 注意实验室生物安全。

【思考题】

1. 溶组织内阿米巴病原学诊断方法有哪些？

2. 溶组织内阿米巴滋养体和包囊与其他阿米巴的鉴别要点有哪些？

实验七　伯氏疟原虫动物感染模型建立

【实验目标】

1. 技能目标

（1）掌握疟原虫厚、薄血膜涂片制作、染色及镜检方法。

（2）熟悉伯氏疟原虫动物模型建立。

（3）掌握显微镜油镜使用及维护方法。

2. 知识目标

（1）掌握厚、薄血膜染色镜检法。

（2）熟悉厚、薄血膜涂片制作及染色。

（3）了解伯氏疟原虫动物模型建立方法。

3. 素质目标

（1）养成认真观察、客观记录实验结果的行为习惯，培养实事求是的思想品质。

（2）培养学生珍视生命、团结合作的人文素养和实验推导结论的科学思维。

【实验对象】

小鼠 1 只。

【实验试剂和器材】

1. 试剂　碘酒、生理盐水、蒸馏水、吉姆萨染液。

2. 器材　伯氏疟原虫感染红细胞、水浴锅、1ml 一次性注射器、载玻片、镊子、肝素钠采血管、剪刀、玻璃棒、染色架。

【操作步骤和结果观察】

观察厚、薄血膜涂片中的伯氏疟原虫的形态。

1. 复苏伯氏疟原虫和感染小鼠

（1）从液氮取一管冻存的感染伯氏疟原虫的红细胞，将冻存管内红细胞在 37℃ 水浴锅内迅速解冻，吸取至 1ml 一次性注射器中，待用。

（2）用碘酒消毒小鼠腹部皮肤，腹腔注射 0.2ml 解冻的红细胞，接种过的小鼠继续饲养。

（3）如需转种，采集接种后饲养 3 ~ 4 天的小鼠血液，制作血涂片镜检。感染疟原虫的小鼠经麻醉，用镊子摘除眼球，流出的血液收集到肝素钠采血管内，用生理盐水稀释至一定比例后，腹腔注射感染小鼠。一般每 5 ~ 6 天转种 1 次。

2. 感染小鼠剪尾采血　将人工感染伯氏疟原虫的小鼠装进铁笼内，自铁笼的小孔处只露出尾部。用剪刀剪去尾尖，挤出 2 滴血，滴在同一张洁净载玻片上，制成厚、薄血膜涂片。

3. 血涂片的制作和染色

（1）薄血膜：在一载玻片上（载片）离一端约 1/3 处滴一滴血，右手持另一边缘光滑的载玻片（推片），将推片的短边与血滴接触，使载片与推片成 30° ~ 45° 角，待血滴沿推片边缘成一条直线后，将推片自右向左匀速推成薄血膜。理想的薄血膜应是分布均匀的一层血细胞膜，血膜末端呈扫帚状。

（2）厚血膜：在同一张载玻片的右 1/3 处的中央滴一滴血，用推片的一角将血由内往外涂成直径约 1cm 的厚血膜。

（3）固定：薄血膜用甲醇固定，固定方法为用玻璃棒蘸取甲醇，轻轻抹过薄血膜表面即可。自然晾干的厚血膜应先溶血，溶血方法为滴蒸馏水使其覆盖厚血膜表面，待血膜呈灰白色时，倒掉水，晾干。

（4）染色：用吉姆萨染色方法。将固定好的玻片平放在染色架上，滴加足量 2% 吉姆萨染液至玻片，使其完全覆盖血膜表面，染色 40 ~ 60 分钟，用蒸馏水缓慢冲洗，晾干后镜检。

（5）镜检：在油镜下观察厚血膜区域和薄血膜区域。

【注意事项】

1. 小鼠腹腔注射，应稍靠左下腹，勿损害肝脏。

2. 注意实验室生物安全。

3. 使用完的油镜头要擦干净。

【思考题】

1. 厚、薄血膜涂片的优点与缺点是什么？

2. 疟原虫的致病机制是什么？

3. 显微镜下能观察到疟原虫的哪些虫期？不能观察哪些虫期？

实验八　医学节肢动物标本的制作

【实验目标】

1. 技能目标

（1）熟悉不同医学节肢动物标本的采集方法。

（2）熟悉不同医学节肢动物标本的制作及保存方法。

2. 知识目标　熟悉医学节肢动物标本制作方法。

3. 素质目标

（1）养成认真观察实验结果的行为习惯。

（2）培养学生团结合作的人文素养。

【实验对象】

蜱、蠕形螨、蚊。

【实验试剂和器材】

1. 试剂　5% 的 KOH 溶液、无水乙醇、冬青油、医用乙醇、中性树胶、70% 甘油、2%～10% 洗洁精或液体石蜡、2.5% 戊二醛、PBS、乙醚或氯仿、5%NaOH 溶液、乙二醇乙醚。

2. 器材　蜱虫检测旗、镊子、标本瓶、平头镊子、生理盐水、玻璃平皿、热水、粉刺针、透明胶纸、载玻片、盖玻片、0 号解剖针、恒温箱、蚊虫诱引器、捕虫网、微型昆虫采集管、扫网、水勺、吸管、虹吸管、广口瓶、纱布、橡皮筋、白色搪瓷盘、白色娟纱滤网、实木标本盒、3 号昆虫针、三角台纸（剪成两边长 2cm，底长 0.3cm）、标本名签、显微剪。

【操作步骤和结果观察】

观察蜱、蠕形螨以及蚊成虫、卵、幼虫和蛹的形态。

1. 蜱类标本

（1）采集标本

1）拖旗法采蜱：将白色蜱虫检测旗平铺在地面，拖拉拴在旗杆两端的绳子前进，每步行 10～20 步停下检查有无蜱类。此法适用于林中或山间平坦处、低矮或不长荆棘的草地、河边漫滩。

2）摇旗法采蜱：此法适用于密林地区，在此难以拖旗，改为挥动旗帜采集蜱类。如发现蜱虫，应立即放入小瓶内，盖盖子，贴标签。

3）从宿主采蜱：可从家畜、野生动物或人体体表采集蜱虫。

4）动物栖息地采蜱：从畜舍、圈栏、犬窝、洞穴等处采蜱。

（2）制作标本

1）大体标本：活蜱直接浸到 5% 的 KOH 溶液内进行固定，用细针在蜱体两侧无关紧要部位扎数小孔，用平头镊子轻压蜱体，使其内脏组织排出体外。用生理盐水漂洗数次，每次漂洗 30 分钟左右。用梯度乙醇脱水，冬青油透明，待虫体透明后封片。

2）内部构造标本：待活蜱成虫体内血液消化后，用微型剪刀沿虫体周缘剪开，放入盛有生理盐水的玻璃平皿内，在解剖镜下解剖，留拟制作标本的组织制片。方法同昆虫软组织制片法。

（3）保存标本：用 70 ～ 80℃热水杀蜱，可使附肢伸展，标本美观，利于鉴定。取出虫体稍干，浸在盛有 65% ～ 75% 乙醇的玻璃标本瓶中，乙醇容量应多于标本的 4 ～ 5 倍，盖好磨砂瓶盖子，保存。标本瓶要做好标记。

2. 螨虫类标本 医学相关的螨虫类主要有革螨、恙螨、粉螨、疥螨、蠕形螨、尘螨等。这里选择蠕形螨介绍标本的采集、制作与保存技术。

（1）采集标本：人体蠕形螨主要寄生在面部，也可感染眼睑、外耳道、头皮等部位。本实验将从面部采集标本。

1）刮拭法：是快速获得蠕形螨的方法。先用医用乙醇消毒检验师的手和受检者面部皮肤，用双手拇指相距 1 cm 左右挤压面部受检部位皮肤，用消毒过的粉刺针后端钝圆部分刮取皮脂。

2）透明胶纸法：晚上受检者睡前清洁面部（洗脸），与载玻片大小相近的透明胶带贴在面部受检部位，次晨揭下，贴回载玻片上。

（2）制作标本

1）临时标本：在洁净的载玻片上滴 1 滴 70% 甘油，将用刮拭法刮取的皮脂与之混匀，盖上盖玻片即可。透明胶纸法采集的胶纸平整地紧密贴在洁净载玻片上即可，亦可揭下胶纸加入少量 70% 甘油再平贴胶纸。

2）永久性标本：①收集虫体：可直接从刮取的皮脂中用 0 号解剖针在镜下挑螨，用无毒的 2% ～ 10% 洗洁精或液体石蜡溶解皮脂收集虫体；②固定和脱水：用 2.5% 戊二醛固定，用 PBS 冲洗虫体，再用梯度乙醇脱水；③透明和封片：挑取结构完整的、脱水后的虫体，浸在甘油中，37℃恒温箱内透明 24 小时，挑取虫体置于载玻片上，盖上盖玻片，水平置于 37℃恒温箱干燥后用中性树胶封片。

（3）保存标本：封片后的标本贴好标签，保存在干燥阴凉处。

3. 昆虫标本 医学昆虫种类很多，这里只选择蚊子介绍昆虫标本制作技术。

（1）采集标本：可采集蚊的成虫、卵、幼虫和蛹制作标本。

1）成蚊：成蚊有趋光性，可利用引诱灯引诱成蚊到灯的周围，用倒吸风采获蚊。扫网方式可捕获停息在草丛中的成蚊，捕网方式可捕获群舞的成蚊。捕获后，如不需要活成蚊，可用乙醚或氯仿将其杀死，分装在微型昆虫采集管中，记录编号并保存。

2）蚊幼虫及蛹：蚊幼虫和蛹生活于水中，但不同种类的蚊虫的孳生特性不同，应选择适宜的采集方法、采集地和采集器具。常用的采集方法有用手网或水勺捞取和吸管或虹吸管采集。采集的蚊幼虫和蛹根据孳生地的类型不同，分别置入装有原孳生地水的广口瓶内，瓶口覆盖纱布，在瓶颈处用绳或橡皮筋系紧纱布，以防蚊蛹羽化为成蚊飞走。

3）蚊卵：蚊卵可在幼虫的孳生地采集。多个按蚊卵散在地浮在水面上，因卵较小不易被发现，因此可用白色搪瓷盘缓慢挖取孳生地的水表层，检视按蚊卵，用白色娟纱制成滤网捞出，移入广口瓶内。伊蚊卵不浮在水面，沉在水底，多在离水面不远的潮湿的边缘上，如水坑边的湿土或小罐的边缘等。因此刮取采集点的泥土可获得伊蚊卵。库蚊幼虫多的地方可查见库蚊卵成块浮在水面，可用水勺采集后用滤网移入广口瓶内。

（2）保存标本

1）干藏法：成虫一般多采用干藏法。雌蚊待其吸食的血消化后再用氯仿麻死（与氯仿接触 1 ～ 2 分钟即可），雄蚊可直接麻死，待标本完全干燥后再保存。最普通的干藏法是将标本用针插置于密闭的木制标本盒内或具有软木塞的玻璃管中。保存干藏标本应特别注意防潮、防霉、防尘及避免蚂蚁、螨或甲虫的幼虫对标本的侵蚀。

2）液藏法：蚊卵、幼虫和蛹通常采取液藏法，或将这些标本浸没在保存液（最常用的是 70% 乙醇）中。

（3）制作标本

1）成蚊整体标本：成蚊整体标本可制作成针插标本。干燥保存的成蚊浸在 5% 乙醇（滴入几滴甲醛）内软化 24 小时左右。用 3 号昆虫针穿透三角台纸。标本放在表面平整的平板边缘，调整其姿势，使标本头部向左，足向昆虫针。用粘有黏剂的三角台纸尖端接触标本的中胸侧面。用另一根昆虫针或已插好三角台纸的昆虫针插一标本名签，标注好标本名称、采集场所以及采集日期，然后将其插置于盒内或玻璃管内。

2）成蚊外生殖器标本：此类标本可制成玻片标本。软化好的成蚊标本移至显微镜下，用显微剪剪下第Ⅶ腹节生殖器囊。将剪下的外生殖器浸在 5% 的 NaOH 溶液中，在 50℃ 恒温箱内静置 2 小时后取出，用吸管吸去 NaOH 溶液，后用蒸馏水多次换水清洗标本。再经过无水乙醇浸泡 10 分钟、冬青油浸泡 5 分钟，取出标本。在载玻片上滴 1 滴树胶，将标本置于胶中展示清楚各部形态特征，盖上盖玻片，完成标本的封制。制成标本后，需贴上标本名签。

3）制作蚊卵、幼虫、蛹标本：卵、幼虫和蛹置于 60℃ 热水中，待死后用无水乙醇脱水 15 分钟，反复两次，再浸于乙二醇乙醚脱水 30 分钟。脱水后的标本制作成玻片标本，贴上标本名签，待其干燥后鉴定，收纳到标本盒内保存。

卵标本：在载玻片上滴一滴树胶，将脱水后的卵标本置于胶内，盖上盖玻片，完成封制。

幼虫标本：在载玻片上滴一滴树胶，将脱水后的幼虫标本置于胶内，使标本头、胸、腹背面朝上，用显微剪自第Ⅶ腹节剪开尾部腹节，使幼虫的气门或呼吸管向左摆放，盖上盖玻片，完成封制。

蛹标本：将脱水后的蛹标本浸在载玻片上的冬青油内，待其透明后移入另一载玻片上的树胶内，在显微镜下用解剖针将蛹头胸部与腹部分开，使后胸板与腹部相连，其腹部的背面朝上，调整其位置以展示清楚各部形态特征，盖上盖玻片，完成标本的封制。

【注意事项】

1. 注意实验室生物安全。

2. 采集蜱标本时注意个人防护。

【思考题】

1. 节肢动物所传播的疾病有哪些？

2. 三属蚊子的鉴别方法有哪些？

第十七章 免　疫　学

实验一　大肠埃希菌灭活疫苗的制备

【实验目标】

1. 技能目标

（1）掌握细菌性疫苗的制备方法。

（2）掌握细菌性疫苗的灭活原理与方法。

（3）掌握疫苗的乳化原理与方法

2. 知识目标

（1）掌握疫苗的概念，疫苗的制备原理。

（2）掌握疫苗的制备方法。

3. 素质目标

（1）养成认真观察、客观记录实验结果的行为习惯，培养实事求是的思想品质。

（2）培养学生珍视生命、团结合作的人文素养和实验推导结论的科学思维。

（3）掌握基础知识与临床的紧密结合方式，活学活用。

【实验试剂和器材】

1. 试剂　牛肉膏培养基、生理盐水、大肠杆菌、甲醛、白油。

2. 器材　分光光度计、超净台、离心机、组织匀浆器、恒温培养箱、培养皿、涂布器、棉签、三角烧瓶试剂。

【实验步骤和结果观察】

致病性大肠杆菌是人和多种动物（猪、鸡等）的致病菌之一。疫苗免疫是控制大肠杆菌病的主要方法。从动物体分离或实验室保存鉴定的大肠杆菌菌株，经扩增培养，配制成适当浓度，用甲醛灭活，使大肠杆菌失去毒力但又保持免疫原性，制成灭活疫苗。在疫苗中添加白油佐剂，有利于增强疫苗的免疫效果。甲醛是最古老常用的灭活剂，现在我国用的 26 种灭活疫苗，均以甲醛为灭活剂。

甲醛为刺鼻的气体，水溶液叫福尔马林，浓度为 36% ～ 40%。10℃以下易聚合成三聚甲醛或多聚甲醛，为白色沉降物。甲醛的醛基起灭活作用，可使蛋白质的氨基转变为羟甲基胺；羧基转变为亚甲基二醇单酯；羟基转变为羟甲基酚；巯基转变为硫代亚甲基二醇。浓度：需氧菌甲醛浓度到 0.1% ～ 0.2%，厌氧菌 0.4% ～ 0.8%，病毒 0.05% ～ 0.4%。原则是浓度低，时间短，温度低，灭活细菌尽量减少破坏抗原（通常加入量，以福尔马林量计算，不再折合甲醛浓度）。乳化剂是一种降低其他溶液表面张力作用的物质，可使一种物质分散混合于另一不相容的液体中。司本-80 或吐温-80 是乳化剂，他们可使油类和水剂疫苗乳化均匀。疫苗水剂是分散相（内相），油类为连续相（外相），两者中间是乳化剂，可以做成油包水，W/O；也可以做成水包油，O/W；前者不易吸收，储存时间长。后者容易吸收和释放。

1. 细菌的扩大培养　将菌种均匀涂抹于营养琼脂平板表面，37℃培养 18 ～ 24 小时，以灭菌生理盐水洗下所有培养物，置灭菌三角瓶中。

2. 油乳剂苗的制备

（1）灭活：收细菌培养基，以灭菌生理盐水稀释至含细菌总数为 150 亿 /ml（比浊法测定

$OD_{600} > 1×10^9$）。加入菌液 0.4% 体积量的福尔马林，于 37℃恒温条件下灭活 48 小时，其间每隔 4 ～ 5 小时摇振 1 次。

（2）油相制备：将白油加热至 50 ～ 60℃，加入 6% 司番-80，不断搅拌、混匀。

（3）乳化：将油相加入烧杯中电动搅拌，缓慢加入水相（油相∶水相比为 2∶1），逐渐增大搅拌速度，在组织搅拌机下以 10 000 ～ 12 000r/min 速度搅拌 3 分钟，停 2 分钟，重复 3 次，将菌苗分装。

（4）外观检测：观察疫苗的外观。

（5）稳定性检测：将疫苗置离心管中，3500r/min 离心 15 分钟，观察有无分层或破乳。

（6）剂型检测：将疫苗滴于冷水表面，不分散为油包水型，分散则为水包油型；黏度检查：用出口内径为 1.2mm 的 1ml 吸管，在常温下吸满 1ml 疫苗后垂直放出 0.4ml，所需时间为疫苗的黏度单位。无菌检验：取适量灭活疫苗，接种于培养基上，置 37℃，培养 3 天后，吸取培养物，观察有无细菌生长。

（7）安全性检查：油苗深部肌肉接种 3 只 18 日龄健康雏鸡（1ml/ 只），3 只 120 日龄成鸡（2ml/ 只），观察有无不良反应。

（8）免疫保护试验：将油苗分别接种到 10 只 18 日龄非免疫健康雏鸡上，0.5ml/ 只，同时设对照组 3 只，不做免疫。接种前与接种后 7、14、21、28、42、56 天采血，用试管凝聚法检测抗体，免疫 14 天后用制苗菌液（0.1ml/ 只）攻毒。

（9）实验报告

1）实验结果。

2）各个实验步骤的结果总结。

【注意事项】

1. 大肠杆菌应用过程中注意安全防护。

2. 实验动物应用过程中注意伦理及生物安全，严禁虐待动物。

【思考题】

1. 灭活和乳化过程有哪项注意事项？

2. 如何评价疫苗效果？

实验二　细胞因子活性检测

细胞因子是由活化的免疫细胞和免疫功能相关细胞分泌的，具有调节固有免疫应答、适应性免疫应答，刺激细胞活化、增殖以及促进造血等功能。可分为：白细胞介素（interleukin,IL）1 ～ 35、集落刺激因子（colony-stimulating factor，CSF）、干扰素（interferon，IFN）、肿瘤坏死因子（tumor necrosis factor，TNF）、趋化因子家族等多种类型。近年来，在免疫功能的测定中，细胞因子的分子水平检测逐渐替代细胞功能测定。分子水平的测定虽然要求的技术水平高，费用高，但操作稳定，容易标准化。

细胞因子的检测无论是对免疫学、分子生物学的基础研究，还是对阐明某些疾病的发病机制、指导临床治疗均有重要的意义，并逐渐试用于临床疾病的治疗中。

细胞因子的检测方法一般分为免疫学、生物学、分子生物学测定法。细胞因子测定常采用多种方法综合分析。

1. 免疫学检测法　基本原理是将细胞因子作为抗原进行定量检测。有放射免疫分析、ELISA法、免疫斑点法和免疫印迹法等，其中以放射免疫使用最为广泛。此法较简单、重复性好，但所测定的只代表相应的细胞因子的量而不代表活性。

2. 生物学测定法 以细胞因子刺激后可发生增殖的细胞作为测定对象，以增殖细胞中的 DNA 的合成增多或酶活性改变为指标，间接推算出细胞因子的活性单位。此法较为敏感，应用最广，但需要培养特定的靶细胞，检测耗时长，影响因素多。

3. 分子生物学测定法 目前采用的分子生物学技术有 RNA 印迹法（Northern bloting）、逆转录聚合酶链反应（RT-PCR）、斑点杂交、原位杂交和荧光定量聚合酶链反应等，可通过检测细胞内细胞因子的基因组成或 mRNA 量，推算出细胞因子的合成量。此法只能检测细胞因子的表达情况，不能直接提供有关的细胞因子的浓度及活性等资料，主要用于机制探讨。

4. 其他方法 有反向溶血空斑试验和反向 ELISA 斑点试验等。

以下分别介绍 MTT 或 ^{3}H-TdR（氚标记的胸腺嘧啶核苷）检测白细胞介素-2（IL-2）的活性。

【实验目标】

1. 技能目标

（1）掌握 MTT 法和 ^{3}H-TdR 法测定 IL-2 的操作方法。

（2）掌握无菌操作技术和细胞培养技术。

2. 知识目标

（1）掌握细胞因子的定义及其主要生物学特性。

（2）掌握细胞因子的作用方式及作用特点。

3. 素质目标

（1）树立无菌观念，避免同位素的污染。

（2）培养学生科学思维，激发学生创新能力。

一、MTT 法

IL-2 主要由活化的 CD4$^+$ 细胞产生，通过自分泌和旁分泌，作用于分泌 IL-2 的细胞本身或邻近的 CD4$^+$ 和 CD8$^+$ 细胞，是机体免疫网络中最重要的调节因子。因此，IL-2 活性的检测已成为评价机体免疫功能的重要指标之一，但体液中 IL-2 含量甚少，难以直接测定。通常采用 ConA 或 PHA 等丝裂原诱导单个核细胞在体外产生 IL-2 的能力来反映。人的 IL-2 不仅对人的淋巴细胞，而且对小鼠的淋巴细胞也有促增殖作用。CTLL-2（cytotoxic T-lymphocyte line 2）是 C57BL/6 小鼠来源的 IL-2 依赖细胞株，即只能在有 IL-2 存在的培养基中才能生长，因此可作为指示细胞来测定待检标本中 IL-2 水平。除了 CTLL-2 外，经丝裂原活化的 T 淋巴母细胞和小鼠胸腺细胞亦可作为指示细胞。MTT 是一种四唑盐，其水溶液为黄橙色。当小鼠胸腺细胞或 IL-2 依赖细胞受到 IL-2 作用后发生增殖活化，其胞内线粒体氧化酶活性相应升高，可氧化黄橙色的 MTT 为蓝色颗粒沉积在细胞内或细胞周围，经盐酸 – 异丙醇溶解后为蓝色溶液，可在酶标仪上 570nm 波长处测定其 OD 值，根据 OD 值的大小计算反应体系中 IL-2 的含量。

【实验试剂和器材】

1. 试剂 待检 IL-2 样品（用 ConA 或 PHA 刺激的 PBMC 培养上清液）、标准 IL-2 样品、RPMI-1640 营养液（RPMI-1640 培养基加入 10% 小牛血清，300μg/ml 谷氨酰胺，青霉素各 100U/ml）、5% 小牛血清 -Hanks 液、指示细胞：CTLL-2 细胞、MTT 1mg/ml、刀豆蛋白 A（ConA）。

2. 器材 96 孔平底培养板、24 孔平底培养板、酶标仪、CO$_2$ 培养箱、移液器等。

（一）操作步骤

1. 诱生 IL-2

（1）常规分离获得 PBMC，用含 10% 小牛血清的 RPMI-1640 营养液调整细胞浓度至 1×10^6/ml。

（2）将上述细胞悬液加入 24 孔平底培养板中，1ml/ 孔，每孔加入 125μl 的 PHA，置 37℃、5% 的 CO_2 培养箱中培养 48 小时。

（3）2000r/min，离心 20 分钟，吸取上清液，置 –20℃冻存待检。

2. IL-2 活性的测定

（1）用含有 10% 小牛血清的 RPMI-1640 营养液洗涤 CTLL-2 细胞，1000r/min，离心 5 分钟，重复洗涤 1 次。

（2）用含 10% 小牛血清的 RPMI-1640 营养液调细胞悬液浓度为 1×10^5/ml。

（3）将不同倍比稀释度的 IL-2 标准品及待测样品分别加入 96 孔平底培养板中，每孔加入 100μl，各设 3 个复孔，并同时设营养液对照组。

（4）各孔内加入已配制好的 CTLL-2 细胞悬液，每孔加入 100μl。

（5）置于 37℃、5% 的 CO_2 恒温培养箱中培养 18 ～ 24 小时。

（6）每孔加入 MTT 溶液 10μl，继续培养 4 小时。

（7）轻轻取出培养板，从各孔中轻吸出 100μl 上清液弃去。再加入酸化异丙醇 100μl，置室温 10 ～ 20 分钟，吹打振荡，充分混匀，目的是使 MTT-甲䐶产物充分溶解。

（8）用酶标仪测定各孔 OD 值（波长 570nm，参考波长 630nm）。测定必须在加入酸化异丙醇后 1 小时内完成。

（二）结果判断

（1）每孔 OD 值应取 3 复孔的平均值，最终各孔 OD 值应为 $OD_{570} - OD_{630}$，再减去营养液对照孔 OD 值。

（2）$\log_2$（稀释度）为 X（横坐标），各稀释度对应的 OD 值为 Y（纵坐标），在普通坐标纸上，分别绘制出 IL-2 标准品与待测样品两条回归曲线（图 17-1），按概率单位分析法计算 IL-2 活性单位。

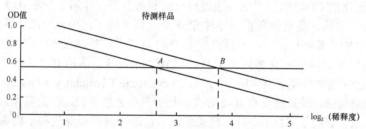

图 17-1　IL-2 标准品与待测样品两条回归曲线

（3）经标准品最大 OD 值一半处（即标准品 50% 最大 OD 值处）的 A 点画一条平行于 X 轴的横线，由此产生相关于待测样品回归曲线的 B 点。

（4）A 点与 B 点所对应的横轴上的值为 X，因 $X = \log_2$（稀释度），则 A 点与 B 点对应的稀释度值为：稀释度 = $2X$，求得稀释度。

样品 IL-2 活性单位采用下列公式计算：

$$\text{待测样品 IL-2 活性（U/ml）} = \frac{B \text{ 点对应的样品稀释度}}{A \text{ 点对应的标准品稀释度}} \times \text{标准品 IL-2 活性（U/ml）}$$

【注意事项】

1. 应进行预实验确定最佳实验条件，包括：IL-2 诱生剂浓度、细胞浓度、培养条件和诱生时间等条件，以确保 IL-2 诱生结果。

2. CTLL-2 细胞存活率应＞ 95%，由于细胞培养基中含有 IL-2，故对 CTLL-2 细胞要充分洗涤。

3. IL-2 标准品及待测样品从 1：2 开始至少 6 个倍比稀释度，加样顺序为从低浓度到高浓度加入，且更换移液吸头。

4. 加入 MTT 的最佳时间：一般时间是细胞培养至 18～24 小时，此时营养液对照（无 IL-2）孔细胞全部死亡。

5. 加入酸化异丙醇后，应在 1 小时内进行 OD 测定。如未能及时检测，可将未加酸化异丙醇的 96 孔平底培养板暂时放入 4℃冰箱保存。测定前，再取出置室温下数分钟，平衡好后，再加入酸化异丙醇进行 OD 值测定。

二、³H-TdR 法

经 IL-2 刺激的小鼠胸腺细胞或 IL-2 依赖细胞的增殖过程中，³H-TdR 作为 DNA 合成的原料掺入新增殖的细胞染色体中，掺入 ³H-TdR 的 β 射线量与 IL-2 剂量在一定范围内呈正相关。该方法较 MTT 法敏感，但需要使用同位素和液体闪烁仪。

【实验试剂和器材】

基本同 MTT 法，还需 ³H-TdR，多道细胞收集器和液体闪烁仪。

【操作步骤和结果观察】

（一）操作步骤

指示细胞准备同 MTT 法。

细胞培养步骤同 MTT 法，培养结束后，每孔加入 30μl 的 ³H-TdR（0.5UCi/ 孔），继续培养 6～8 小时。收获细胞至玻璃纤维滤纸上，反复冲洗 25 次，室温干燥。液体闪烁仪测 CPM 值。

（二）结果观察

同 MTT 法，纵坐标以 CPM 值代替 OD 值，以确定最大 50% 掺入值以及相应的稀释度。

【注意事项】

1. 通过预实验确定最佳实验条件，参见上述 MTT 法。

2. 加入 ³H-TdR 的最佳时机为阴性对照细胞趋于全部死亡。

3. IL-2 标准品及待测样品按低浓度到高浓度顺序加入。

4. 避免同位素污染。

【临床意义】

细胞因子（IL-2）主要由活化的 T 细胞产生，在体内具有多种重要的生物学作用。检测 IL-2 水平的变化可以反映机体细胞免疫功能的改变。由于细胞因子种类众多，各种因子之间存在着复杂的网络调节，必须对多种细胞因子及其受体同时进行检测，并观察其动态变化，然后对检测结果作综合分析，才能做出正确判断。

【思考题】

1. 临床检测中常用于细胞因子的免疫学检测方法包括哪些？

2. IL-2 主要由何种细胞产生？简述 IL-2 的诱生过程及其主要生物学作用。

3. IL-2 活性测定的临床意义。

实验三　免疫细胞凋亡

细胞凋亡（apoptosis）是细胞增殖的反面，探讨的是细胞死亡的方式与机制。凋亡一词来源于希腊语，原指花瓣、叶片的脱落。自 1972 年克尔（Kerr）首次提出细胞凋亡的概念以来，随着细胞生物学、免疫学和肿瘤学的研究发展，最近几年人们对细胞凋亡的重大理论意义和实际意义有了更深的理解。细胞凋亡是指在一定的生理和病理情况下，机体为维护内环境的稳定，通过基因调控而使细胞自动消亡的过程。不同类型的细胞，在发生凋亡时的动力学过程也不一致，存在着一定的形态学和生物化学的差异，但若干基本变化是大同小异的。其特征为：整个胞体呈浓缩状，有特异性胞浆大泡，胞质、核质深染，核碎裂后被细胞膜包裹而形成凋亡小体（apoptotic body）。它有别于细胞死亡（necrosis，Nec）。在琼脂糖凝胶电泳上显示出特殊的 DNA 梯状图谱。它的出现主要是由于一种钙-镁依赖性核酸内切酶激活后，裂解染色质核小体（nucleosome）之间的连接 DNA，将核小体切割成 180 ～ 200bp，或其倍数的片段所致。细胞凋亡是不可逆的过程，散在分布于组织中。形成的凋亡小体，除核裂解外，外有膜包绕，内有完整的细胞器，凋亡小体在组织中很快被邻近组织细胞吞噬，并在溶酶体中被降解。因此，细胞凋亡不引起周围组织炎症及损伤。细胞凋亡是机体自己启动，由细胞本身主动控制，由基因指导的细胞自我消亡过程，因此又称程序性细胞死亡（programmed cell death，PCD）。光镜下，细胞凋亡的典型形态学特征是核染色质广泛凝聚，细胞体积缩小，胞质浓缩，有凋亡小体存在，细胞表面特化结构如微绒毛等丢失及细胞表面明显的迂曲。体内细胞凋亡过程发展非常迅速，细胞常在数小时内完成细胞凋亡并降解，凋亡细胞仅出现数分钟就消失，故不适宜应用形态学方法（普通光学显微镜检测法、荧光显微镜检测法、凋亡小体的电镜观察及凋亡指数和细胞活力的定量测定）来检测。在生物化学方面，利用电泳技术证明核体断片的"DNA 梯状图谱"，作为检测群体细胞发生凋亡的一个指标。经过人们多年的研究发现，应用原位末端脱氧核苷酸转移酶标记技术来检测细胞凋亡，其灵敏度高，特异性强，能早期显示未发生典型变化的凋亡细胞。它是检测单个细胞早期出现凋亡现象的好方法。近几年，人们又发现了能更快、更敏感、检测细胞数量更多的并能从更多方面证明凋亡和坏死的流式细胞术（flow cytometry，FCM，包括亚"G1"峰检测法和末端转移酶标记技术）等。本章仅介绍免疫学检测方法。

【实验目标】

1. 技能目标
（1）掌握免疫细胞凋亡的基本原理及检测方法。
（2）掌握免疫细胞凋亡的结果判断方法。
（3）掌握细胞免疫功能结果的记录及分析方法。

2. 知识目标
（1）掌握凋亡的基本概念及机制。
（2）熟悉细胞凋亡后细胞内部成分的变化。

3. 素质目标　养成认真观察、客观记录实验结果的行为习惯，培养实事求是的思想品质。

【实验步骤和结果观察】

（一）ELISA 法

细胞凋亡的发生，是由于钙-镁依赖性核酸内切酶进入核小体间切割 DNA，产生 180 ～ 200bp 或其倍数的核小体片段。而核小体由于与组蛋白 H2A、H2B、H3 和 H4 形成紧密复合物而不被核酸内切酶切割。采用双抗体夹心酶免疫法，应用小鼠抗 DNA 和抗组蛋白的单克隆抗体，与核小体片段形成夹心结构，可特异性检测细胞溶解物中的核小体片段。

1. 材料与试剂　免疫反应试剂、生物标记的小鼠抗组蛋白单克隆抗体、过氧化物酶（POD）标记的小鼠抗 DNA 单克隆抗体、链霉亲和素包被的培养板、DNA-组蛋白复合物（作为阴性对照）、ABTS［5-氨基水杨酸（5-ASA）和 2，2-联氮-二（3-乙基-苯并噻唑-6-磺酸二铵盐），为辣根过氧化物酶的一种底物］。

2. 样品

（1）培养细胞或离体细胞的裂解物：细胞裂解步骤为收集细胞，离心后，用 200μl 溶细胞缓冲液重新悬浮，室温下作用 30 分钟。

（2）培养细胞的上清液。

（3）血浆（血清）。

3. 实验步骤

（1）取样品离心后（1000r/min，10 分钟），吸取 20μl 上清液，加入链霉亲和素包被的培养板孔中。

（2）另加入 80μl 免疫反应试剂，含抗-DNA-POD、抗组蛋白-生物素及温育缓冲液（按 1∶1∶18 混合），室温下孵育 2 小时（置摇床上，250r/min）。

（3）取上清，用 300μl 温育缓冲液洗涤 3 次，小心移去洗涤液。

（4）加入 100μl 底物缓冲液，室温下孵育使颜色变化至适合（置摇床上）。

（5）尽快作比色分析（10 ～ 20 分钟内），用底物缓冲液作空白对照，以波长 405nm，参考波长 492nm 进行检测。

4. 结果观察　按下列公式计算细胞释放的单/低聚核小体片段的特别聚集值：

注：$mU = $ 吸收值（10^{-3}）= 双孔吸收值的平均 OD 值 − 底物 OD 值，若样品的吸收值超过比色测定范围，应适当稀释后再检测。

（二）原位末端脱氧核苷酸转移酶标记技术

凋亡细胞是由于内源性核酸内切酶激活后，将 DNA 切割成许多双链 DNA 片段，以及高分子量 DNA 单链断裂点（缺口），暴露出大量 3-羟基末端，如用末端脱氧核苷酸转移酶（TdT）将标记的 dUTP 进行缺口末端标记，则可原位特异地显示出凋亡细胞。主要应用的是荧光标记法和酶标记法。

1. 荧光标记法

（1）材料与试剂：原位细胞凋亡检测（In Situ Cell Death Detection）试剂盒，或 ApopTag™ 试剂盒，包括：生物素标记的-dUTP（Biotin-dUTP）或地高辛标记的-dUTP（Digoxingeningll-dUTP）1nmol/μl、TdT（25U/μl）、反应缓冲液、洗涤缓冲液、异硫氰酸荧光素（FITC）标记的亲和素或链霉亲和素（2.5μg/ml）或抗地高辛抗体（1∶30）、碘化丙啶（propidium iodide，PI）染液（含 PI 5μg/ml 及无 DNA 酶活性的 RNA 酶 0.1%）、PBS、塑料盖玻片。

（2）样品

1）悬浮生长培养细胞的甩片或涂片。

2）贴壁生长的培养细胞。

3）冷冻切片。

4）常规石蜡切片。

（3）实验步骤

1）固定：培养细胞的制片或冷冻切片用 4% 多聚甲醛固定 30 分钟（4℃）后，用 80% 乙醇再固定 2 小时（−20℃）。常规 4% 中性甲醛溶液固定、石蜡包埋之切片进行脱蜡、水化。

2）洗涤：玻片浸入 PBS 中，摇床上洗涤 5 分钟，共 3 次。

3）反应：洗涤后的玻片用吸水纸吸干细胞或组织周围水分，按 50μl/cm² 滴加反应液（每 50μl

反应液含 TdT 0.5μl，标记的 -dUTP 1μl），使反应液均匀地覆盖于所有细胞或组织切片上，盖上塑料盖玻片，置湿盒中，37℃孵育 1 小时。

4）终止反应：去掉塑料盖玻片，将玻片置盛有洗涤缓冲液的染色缸内，洗涤两次，每次 5 分钟。

5）FITC 标记：洗涤后的玻片用吸水纸吸去细胞或组织周围水分，按 50μl/cm² 滴加 FITC 反应液（含 FITC 2.5μg/ml），室温下避光孵育 10 分钟。

6）洗涤：将玻片置于洗涤缓冲液内，洗两次，每次 5 分钟。

7）PI 复染：将玻片置于盛有 PI 染液的染色缸内，室温下避光染色 30 分钟。

8）封片：用盖玻片直接盖在含 PI 染液的玻片上，亦可用无色指甲油涂于盖玻片四周边缘，置暗盒中，尽早镜检观察。

（4）结果观察：用荧光显微镜观察，选用蓝色激发光（波长 488nm），所有的细胞核均被 PI 着色，显示出红色荧光，而凋亡细胞被特异地标记上 FITC，显示出黄绿色荧光。

2. 酶标记法

（1）材料与试剂：ApopTag™-Peroxidase 试剂盒，包括：过氧化物酶标记的抗地高辛抗体、反应缓冲液、TdT、反应终止 / 洗涤液、平衡缓冲液、蛋白酶 K 消化液（20μg/ml 蛋白酶 K 溶于 PBS）、30% H_2O_2、3,3′- 二氨基联苯胺四盐酸盐（DAB）显色液（0.05% 的 DAB 溶于 PBS 中，用前过滤并加入 0.02% H_2O_2）、甲基绿染液（0.5% 甲基绿溶于 0.1mol/L 枸橼酸钠中，pH 调整到 4.0）、塑料盖玻片及玻璃盖玻片。

（2）样品：同荧光标记法。

（3）实验步骤

1）固定：同荧光标记法。

2）内源性过氧化物封闭：玻片置于盛有 0.5% H_2O_2 缓冲溶液的染色缸内，室温下作用 20 分钟后，同荧光标记法洗涤。

3）消化：玻片浸于盛有蛋白酶 K 消化液的染色缸中，室温下消化 15 分钟，洗涤同上。

4）平衡处理：将细胞或组织周围液体用吸水纸吸干，滴加平衡缓冲液（按 70μl/cm²）覆盖细胞或组织表面，盖上塑料盖玻片，室温下作用 5 ～ 10 分钟。

5）反应：移去盖玻片，倾去平衡液，用吸水纸吸干周围液体，滴加反应液（按 50μl/cm²，18μl TdT + 36μl 反应缓冲液），均匀覆盖在细胞或组织上，盖上塑料盖玻片，置于湿盒中，37℃温育 1 小时。

6）终止反应：移去盖玻片，将玻片置于盛有终止 / 洗涤液的染色缸内，37℃下洗涤 30 分钟（置摇床上振摇）。然后将玻片置于洗涤缓冲液内，洗两次，每次 5 分钟。

7）地高辛抗体反应：用吸水纸吸干细胞或组织周围液体，滴加 70μl 过氧化物酶标记的地高辛抗体，均匀覆盖，加上塑料盖玻片，室温下置于湿盒中孵育 30 分钟。

8）洗涤：置于洗涤缓冲液内，洗两次，每次 5 分钟。

9）用吸水纸吸干细胞或组织周围液体，滴加新鲜配制的 DAB 显色液，均匀覆盖，加上塑料盖玻片，室温下作用 3 ～ 6 分钟。

10）洗涤：置于蒸馏水中洗涤 3 次，每次 3 ～ 6 分钟。

11）套染：将玻片置于盛有甲基绿染液的染色缸中，室温染色 10 分钟。

12）洗涤：蒸馏水洗涤 3 次（置于摇床上），每次 2 分钟。

13）脱水、封片：100% 正丁醇脱水 3 次，每次 2 分钟。二甲苯脱水 3 次，每次 2 分钟。明胶甘油封片。

（4）结果观察：光学显微镜下观察，所有的细胞核均着绿色，凋亡的细胞核染色质显示出特异性的棕黄色。

【注意事项】

1. 细胞操作过程中严防其他微生物的污染而导致实验失败。

2. 认真学习仪器操作流程及注意事项，操作时注意安全。

【思考题】

1. 人体内新陈代谢的重大意义是什么？

2. 免疫系统与体内代谢究竟有哪些重要贡献？

第五篇　研究创新性实验

研究创新性实验主要以病例或科学问题为导向，学生综合利用所学到的各种实验方法和操作技能自主设计实验，以此培养学生的科学思维能力。此部分内容对实验条件的要求比较高，因此主要以实验设计为主，由教师指导和评价。条件允许的情况下可实际进行相关实验。研究创新性实验包括创新性实验和拓展设计性实验。

【实验目标】

1. 技能目标　综合利用所学实验方法设计实验。

2. 知识目标

（1）通过对科学问题和临床病案进行分析、讨论，学习病原生物学相关临床病案分析的临床思维。

（2）学习和掌握常见病原微生物（细菌、病毒、寄生虫等）检测的方法和结果分析。

3. 素质目标　锻炼学生的自学能力、思维能力、运用知识解决问题的能力，进一步加强学生的科研创新精神，以及团队协作能力的培养。

【教学方法】

1. 科学问题和病案选择　教师提供科学问题和病案给学生参考，或由学生自主提出科学问题。所提出问题应涉及医学微生物学、人体寄生虫学和医学免疫学相关内容。

2. 设计前准备　教师提前 1～2 周把科学问题和病案发给学生，学生利用课余时间查阅资料，充分预习，熟悉案例。学生进行分组（4～5 人为一组），做好案例分析。

3. 研究设计方案　每个小组在规定的时间内对所提出科学问题自行设计研究方案，并进行汇报，由教师对设计方案进行评价和总结。

【注意事项】

检测病原体时尽可能综合利用病原体检测方法、免疫学检测方法以及分子生物学方法。

第十八章　创新性实验

实验一　案　例　1

患者，男性，30 岁，未婚，因尿频、尿急、尿痛来诊。

【现病史】

患者于 2 周前出现尿频、尿急，1 周前加重并出现尿痛，其在院外自行使用消炎药治疗（具体药名不详）3 天，症状未缓解。无发热，无咳嗽咳痰，无呼吸困难，无腹痛腹泻，有不洁性行为史。既往体质好，否认有传染病史，否认有过敏史。

【体检】

查体：体温 37.0℃，呼吸 20 次／分，脉搏 90 次／分。双肺呼吸音清，无干湿啰音，腹部平整，无压痛反跳痛，肠鸣音正常。尿道口有大量乳白色脓性分泌物。病理性反射未引出。

【思考】

1. 初步诊断是什么？

2. 考虑感染的病原体是什么？

3. 针对该病原菌如何检测？列出具体的检测过程与方案。

实验二　案　例　2

患者，男性，30 岁，因突发高热、头痛、乏力、全身酸痛就医。

【现病史】

患者于 3 日前突发高热、头痛、乏力以及全身酸痛。咳嗽，无痰、无呼吸困难、无恶心呕吐。

【体检】

体温 40.0℃，肺部听诊可闻及干啰音，腹部平整，无压痛反跳痛，肠鸣音正常。

【实验室检查】

血常规：白细胞总数减少、中性粒细胞减少、淋巴细胞增加。

【思考】

1. 患者引起高热头痛的原因可能是什么？

2. 可能感染的病原体是什么？

3. 应做哪些检查鉴定病原菌的类型？

实验三　案　例　3

患者，男性，45 岁，已婚，农民。

【现病史】

患者于 3 个月前无明显原因出现上腹部疼痛，呈阵发性隐痛，腹痛与进食无明显关系，伴嗳气、反酸，无恶心、呕吐，无呕血黑便。有腹泻 3 天，每天解 3～4 次水样稀便，未见黏液、脓血，无里急后重感，无畏寒发热，在当地诊所治疗后（具体不详）好转，体重减轻约 6.5 千克。既往有"类风湿关节炎"病史 3 年。长期服用泼尼松，入院前服用泼尼松 10mg/d。

【体检】

心肺听诊未见异常，腹平软，上腹部有压痛，无反跳痛。肝脾肋下未触及，移动性浊音阴性。

【实验室检查】

血常规：白细胞计数 8.2×10^9/L，中性粒细胞百分比 59.2%，淋巴细胞百分比 23.1%，嗜酸性粒细胞百分比 7.7%。

胸片：左下肺慢性炎症；胸腰椎骨质疏松，多个椎体压缩性改变。

腹部 B 超：轻度脂肪肝，未见腹水，泌尿系统未见异常。

胃镜：①慢性浅表性胃炎并胆汁反流；②胃窦溃疡 S 期；③十二指肠黏膜炎性病变。

【思考】

1. 引起患者上腹部疼痛的常见原因有哪些？

2. 针对上述症状应做哪些检查？

3. 你认为患者有哪些疾病？请提供依据？

实验四 案 例 4

患者，女性，25 岁。

【现病史】

2000 年 1 月无诱因出现双手、足趾尖、手掌、足掌等处出现红斑，压之褪色，不高出于皮肤，无疼痛和瘙痒。1 个月后患者上述症状稍加重，但无其他不适。此后又 1 个月，上述红斑处逐渐出现局限性小溃疡，反复出现，较难痊愈，无异常及不适。2000 年 10 月（即妊娠晚期）开始出现下肢水肿，化验发现少量蛋白尿，10 月 13 日行剖宫产后水肿减轻。10 月 25 日即产后 12 天突然出现颜面部水肿，伴充血性红斑，分布于颊部及鼻梁、鼻翼等处。同时有发热，体温不超过38℃，无畏寒及寒战，一般午后开始出现，次日可降至正常。去当地医院检查，血压升高，化验发现大量蛋白尿和血白细胞下降，给予泼尼松 70mg/d 及降压药治疗，发热迅速消退，水肿减轻，血压及白细胞恢复正常，但蛋白尿无减轻。

【体检】

体温正常，血压 135/75mmHg。一般情况可，下腹部可见一长约 15cm 的横向瘢痕，面颊部、鼻梁、鼻翼可见充血性红斑，双手、足掌面及指（趾）端可见充血、出血性红斑及小溃疡，浅表淋巴结、口腔、心、肺、腹和脊柱及四肢关节无异常，双下肢可凹性水肿。

医师根据病史及体格检查，初步诊断：免疫（系统）性疾病。安排入院进一步检查。

【思考】

1. 患者初步诊断是什么？

2. 糖皮质激素的生理作用和副作用是什么？

3. 脂肪向心性分布，精神异常，胃出血与类固醇激素的关系是什么？

4. 除上述副作用外，糖皮质激素还可引起哪些异常？

5. 实验室指标与疾病关系是什么？

第十九章　拓展设计性实验

实验一　人体内微生物群的检测

【概述】

正常情况下人体携带大量微生物，包括细菌、真菌、病毒。这些微生物主要存在于人体的皮肤和与外界相通的腔道中。但在组织、血液、脑脊液和脊髓中不存在微生物。一般情况下，固定部位的微生物种群相对稳定，但可随着生活习惯、职业以及环境的改变有一定的变动。这些微生物一般不致病，是存在于人体的正常微生物群。

【实验设计要求】

1. 综合利用各种微生物的分离培养，鉴定实验方法主要针对细菌和真菌设计，不同人体部位，如口腔、鼻腔、肠道以及皮肤表面的微生物群的种类和数量。

2. 实验内容应包括微生物的采集、分离培养、形态学描述（镜下结构和菌落形态）、不同种属的鉴别、致病性以及保存方法。

实验二　疟疾流行区疟原虫的寄生虫学与分子生物学检测

【概述】

疟原虫是疟疾主要病原体。疟原虫的种类繁多，寄生于人体的疟原虫主要包括间日疟原虫、恶性疟原虫、三日疟原虫和卵形疟原虫，分别引起间日疟、恶性疟、三日疟和卵形疟。疟原虫感染人体后通过其特有的生活周期繁殖、致病。

【实验设计要求】

1. 利用现有的疟原虫检查技术进行所在地区流行病学调查，该调查包括蚊虫和人体的感染情况。

2. 采集疟原虫，并进行体外培养。

3. 在体外培养体系中观察不同生活史阶段疟原虫形态变化以及疟原虫致病机制。

4. 设计以分子生物学为基础的快速诊断方法用于疟疾的流行病学调查。

实验三　SARS 冠状病毒包膜蛋白的单克隆、多克隆
以及冠状病毒疫苗的制备

【概述】

严重急性呼吸综合征（severe acute respiratory syndrome，SARS）冠状病毒属于冠状病毒科（*Coronaviridae*）冠状病毒属（*Coronavirus*），主要引起严重急性呼吸综合征，包括发热、咳嗽、头痛、肌肉痛等症状，病死率比较高。SARS 冠状病毒是包膜 RNA 病毒，主要通过包膜蛋白完成吸附过程，启动病毒感染。因此，如果有抗包膜蛋白的抗体可阻止 SARS 冠状病毒感染。

【实验设计要求】

1. 利用生物信息技术获得 SARS 冠状病毒包膜蛋白基因或氨基酸序列，并设计潜在的抗原多肽用于诱导相应的抗体。

2. 实验内容应包括选取适当的组织细胞和免疫动物，制备多克隆抗体、单克隆抗体以及评估其抑制 SARS 冠状病毒感染能力。

实验四　HIV 感染对 T 细胞功能影响

【概述】

人类免疫缺陷病毒（human immunodeficiency virus，HIV）属于逆转录病毒，主要感染巨噬细胞和 $CD4^+T$ 细胞引起免疫缺陷。如不及时治疗可发展为获得性免疫缺陷综合征（acquired immunodeficiency syndrome，AIDS）。

【实验设计要求】

1. 建立分子生物学快速诊断方法，了解所在地区 HIV 感染情况。

2. 血清 HIV 病毒颗粒的分离及体外培养。

3. 在动物感染模型中研究 HIV 对 $CD4^+T$ 细胞的影响，如细胞活性、细胞凋亡以及细胞因子表达变化情况。

第六篇 虚拟仿真实验

第二十章 高致病性登革病毒的分离培养及鉴定

虚拟仿真实验是基于多媒体和现代计算机技术，把实验操作过程以虚拟的方式呈现出沉浸式交互环境，使实验员在虚拟环境中模拟完成指定实验项目。虚拟仿真实验在一定程度上解决了空间和时间的限制，同时避免了实验操作中可能产生的危险，特别是微生物实验过程中可产生的生物安全问题。

此章中简单介绍"高致病性登革病毒分离培养及鉴定"虚拟仿真实验项目。该项目由海南医学院基础医学与生命科学学院制作，可在虚拟仿真实验教学课程共享平台上使用。该项目可在任何与互联网连接的电脑客户端使用，不受时间和空间的限制。该项目主要以虚拟仿真的方式介绍了登革病毒的分离培养及鉴定的实验操作步骤，其内容主要包括：

1. 生物安全相关内容。

2. 登革病毒蚊媒的鉴别及采集。

3. 病毒分离操作流程。

4. 细胞培养。

5. 电子显微镜下登革病毒形态观察。

6. 登革病毒核酸检测及基因分型鉴定。

通过以上操作可掌握和了解生物安全和病毒分离培养相关知识。

此外，虚拟仿真实验教学课程共享平台上还有其他与微生物和免疫相关实验的虚拟仿真项目可供使用。

附　录

一、染色液的配制

（一）革兰染色液

1.结晶紫染液（初染剂） 结晶紫乙醇饱和液（结晶紫 2g 加 95% 乙醇 20ml），20ml；1% 草酸铵水溶液，80ml。将草酸铵溶液加于结晶紫液中混匀即成。

2.鲁氏（Lugol）氏碘液（媒染剂） 碘片，1g；碘化钾，2g；蒸馏水，300ml。先将碘化钾溶于少许蒸馏水，然后加入碘片完全溶解，再加蒸馏水至 300ml。

3.95% 乙醇（脱色剂）。

4.稀释苯酚复红染液（复染剂） 量取苯酚复红染液（见抗酸染液配方）10ml，加蒸馏水 90ml，稀释混匀即成。

（二）抗酸染色液

1.苯酚复红染液 碱性复红乙醇饱和溶液，10ml；5% 苯酚溶液，90ml。将上述二液混合即成。

2.3% 盐酸乙醇 浓盐酸，3ml；95% 乙醇，97ml。将上述二液混合即成。

3.碱性亚甲蓝液 亚甲蓝乙醇饱和溶液（亚甲蓝 2g 加入 95% 乙醇 100ml），30ml；10% 氢氧化钠溶液，0.1ml；蒸馏水，100ml。将上述各液混合摇匀即成。

（三）奈瑟染色液

1.甲（A）液 亚甲蓝 0.1g 溶于无水乙醇 2ml 后，加冰醋酸 100ml，充分混合溶解，过滤。

2.乙（B）液 俾斯麦褐 0.5g 溶于无水乙醇 10ml 中，然后加蒸馏水至 100ml，充分混合溶解，过滤。

（四）亚甲蓝染色液

亚甲蓝乙醇饱和溶液 30ml 与 0.01% 氢氧化钾溶液 70ml 充分混合过滤。

（五）鲁氏碘液

在少量蒸馏水中溶解碘化钾 6g，再加入碘 2g，待碘完全溶解后，加蒸馏水至 100ml 即成。适用于粪便中的原虫包囊染色。

（六）乙醇硼砂卡红染液

将 1g 卡红加入 4% 硼砂水溶液 100ml 中，煮沸 5 分钟，待溶解后加入 70% 乙醇 100ml。2 ～ 4 小时后过滤，备用。适用于蠕虫整体标本染色。

（七）乙酸明矾卡红染色液

1. 将 4g 铵明矾加入到 50ml 蒸馏水中煮沸，加入 2g 卡红继续煮沸 5 分钟，其间用玻璃棒搅拌溶解卡红。待冷却后装入有色瓶内，阳光下暴晒约 7 天，过滤后加入 6ml 乙酸使用。该染液对吸虫和绦虫的染色效果甚佳。

2. 将 3g 铁明矾加入到 100ml 钾明矾饱和液中煮沸，待溶解后加入 10% 乙酸，存放 3 周后过滤使用。该染液适用于昆虫标本的染色。

（八）铁苏木精染色液

适用于检查粪便中的肠道原虫。

1.贮存液 A：将 1g 苏木精溶于 100ml 无水乙醇中，阳光下照射 1 周后过滤使用。

2.贮存液 B：将 1g 硫酸铵铁，1g 硫酸亚铵铁和 1ml 盐酸溶于 970ml 蒸馏水中备用。

3. 染色液：贮存液 A 和 B 同比例混合使用，需在染色前 4 小时配制应用。

4. 脱色液：将苦味酸用等量蒸馏水稀释而制成。

（九）吉姆萨（Giemsa）染色液

将 1g 吉姆萨染剂粉与少量甘油放入到研钵中研磨至少 30 分钟，逐渐加入甘油继续研磨，直至加入 50ml 甘油为止。研磨后的溶液装在烧瓶内，置于 60℃ 水浴锅 2 小时，冷却后加入 50ml 甲醇，储存在棕色瓶内，1～3 周后过滤使用。适用于疟原虫血涂片。

（十）瑞氏（Wright）染色液

将 0.5g 瑞氏染剂粉与 3ml 甘油放入到研钵中研磨，研磨后的溶液用甲醇边冲洗边装在棕色瓶内，直至用完 97ml 甲醇为止。瓶内液体可在室温、阴暗处放置 1～2 周（或 37℃ 放置 24 小时），过滤备用。适用于疟原虫血涂片。

（十一）三色（trichrome）染色液

将 6g 铬变素 2R，3g 亮绿 SF，7g 磷钨酸放入洁净容器内，加入 10ml 乙酸，在室温静置 30 分钟使其溶解，再加 1000ml 蒸馏水混匀，储存在棕色瓶内。适用于检查粪便中的肠道原虫。

（十二）乳酸酚酸性复红

苯酚 10g，乳酸 10g，甘油 20g，蒸馏水 10ml，酸性复红 0.5g，将水与苯酚混合直到溶解，然后加入乳酸和甘油，最后加入酸性复红。

（十三）棉蓝染色液

苯酚 10g，乳酸 10g，甘油 20g，蒸馏水 10ml，棉蓝 0.025g（将苯酚 20mL、乳酸 20mL、甘油 40mL、蒸馏水 20mL 等四种成分混合，稍微加热溶解，然后加入棉蓝 50mg，混匀，过滤即可）。

二、常用培养基配方

（一）血液琼脂培养基

有些细菌营养要求较高，在普通琼脂培养基上生长不良，可用血液琼脂培养基进行培养。

1. 成分　普通琼脂平板、血液。

2. 制法　将制好的普通琼脂培养基加热熔化，待冷至 50℃ 左右时，以无菌操作加入 5%～10% 脱纤维兔血或羊血，混匀（注意勿使产生泡沫）后，分注于灭菌试管或平皿中，制成血液琼脂斜面或血液琼脂平板，放 37℃ 恒温箱培养 24 小时，若无菌生长，即可应用或放入冰箱保存备用。

（二）沙氏琼脂培养基

1. 成分　葡萄糖，40g；蛋白胨，10g；琼脂，18～20g；蒸馏水，1000ml。

2. 制法　将琼脂放在 700ml 水中，另两种成分放在 300ml 水中，分别加热熔化后将两液混匀，分装于试管内，经 115.6℃ 高压灭菌 10 分钟，取出后铺成斜面，凝固后放 37℃ 恒温箱中培养 24 小时，无污染者收存冰箱中备用。本培养基不需要校正 pH。本培养基是真菌常规培养基。

（三）沙门-志贺氏（SS）琼脂

1. 成分　牛肉膏，5g；蛋白胨，5g；乳糖，10g；胆盐，8.5g；枸橼酸钠，8.5g；硫代硫酸钠，8.5g；琼脂，20g；枸橼酸铁，1g；0.1% 煌绿水溶液，0.33g；1% 中性红溶液，1000mL。

2. 制法　除琼脂、煌绿、中性红以外的各成分混溶于蒸馏水中，校正 pH 至 7.2～7.4，再加入琼脂、煌绿和中性红，分装于三角烧瓶中，煮沸 30 分钟消毒，取出后待凉至 50℃ 左右，倾注平皿备用。

3. 原理　SS 琼脂中蛋白胨、乳糖作为氮和碳源，煌绿、胆盐、硫代硫酸钠、枸橼酸钠能抑制大肠杆菌，中性红为指示剂，它在酸性溶液中呈红色，在碱性溶液中呈淡黄色。一般肠道致病菌不分解乳糖，但分解蛋白胨产生碱性物质，所以菌落呈黄色。而大肠杆菌能分解乳糖产生酸类，所以菌落呈红色。中性红可被光线破坏，所以应将培养基存放于暗处。

（四）疱肉培养基

1. 成分　牛肉渣，0.5g；牛肉浸液，7.0ml；pH 7.6。

2. 制法　将干燥的牛肉渣 0.5g 装入 15mm×150mm 的试管内，再加入 pH 7.6 牛肉浸液 7.0ml，二者高度比例为 1∶2。在试管液面上加一层 3～4mm 厚度的熔化凡士林。用橡皮塞塞紧，经 121℃灭菌 15 分钟后，置冰箱备用。

3. 原理　牛肉渣含有不饱和脂肪酸，能吸收氧，氨基酸又有还原作用，故该培养基的氧化还原电势较低，适宜厌氧菌的生长。

（五）三糖铁琼脂培养基

1. 成分　蛋白胨，15g；牛肉膏，3g；酵母膏，3g；乳糖，10g；蔗糖，10g；葡萄糖，1g；氯化钠，5g；硫酸亚铁，0.2g；硫代硫酸钠，0.3g；0.5% 酚红溶液，5ml，琼脂。

2. 制法　将上述成分（除琼脂和酚红外）称量混合于水中，加热溶解后校正 pH，再加琼脂及酚红溶液，加热煮沸溶解。分装试管，每管 4ml，经 115℃灭菌 20 分钟，立即置高层斜面，待凝固后，经无菌试验备用。

3. 原理　三糖铁培养基中含有乳糖、蔗糖、葡萄糖，指示剂为酚红，可观察不同细菌对以上三种糖的分解能力。接种细菌，于 37℃培养 18～24 小时后，底层变黄、斜面变红，为分解葡萄糖、不发酵乳糖及蔗糖；底层和斜面同时变黄，为发酵葡萄糖，以及乳糖或蔗糖。产酸产气，还可见气泡或裂口现象。另外，若细菌可以分解培养基中的蛋白胨产生 H_2S，则 H_2S 与培养基中的铁离子相结合，产生黑色的硫化铁。

（六）单糖发酵管培养基

配制各种单糖成 20% 浓度的水溶液，高压蒸汽灭菌，121.3℃，15 分钟，待用。

取 pH 7.6 的蛋白胨水 1000ml，加入 1.6% 溴甲酚紫液 1ml，混匀后分装于 10 支 100ml 小试管内，每管 3～4ml，内置一玻璃小导管，高压蒸汽灭菌，121.3℃，15 分钟。取出后，各管贴上颜色标签或在塞上涂以颜色，如红色代表葡萄糖、黄色代表乳糖、蓝色代表麦芽糖、白色代表甘露醇、黑色代表蔗糖等。以无菌操作加入相应的灭菌糖溶液至每管中，使最终浓度为 1%。

（七）蛋白胨水培养基

1. 成分　蛋白胨，20g；NaCl，5g；蒸馏水，1000ml。

2. 制法　将上述成分溶解后，调整酸碱度至 pH 7.6，高压蒸汽灭菌，121.3℃ 20 分钟。若作吲哚试验，应采用多胨，因其中色氨酸含量较多。

（八）吕氏血清培养基斜面

1. 成分　1% 葡萄糖肉汤（pH 7.4），1 份；血清（牛、羊或猪血清），3 份；甘油，终浓度 8%。

2. 制法　力求按无菌操作法将上述两份混合，分装试管，以能制成长斜面为度。置血清凝固器中，铺成斜面。行间歇灭菌，80℃每天 1 次，每次 30 分钟，连续 3 天，第 3 天之后置培养基于 37℃中培养 24 小时，无杂菌生长即可留用。白喉棒状杆菌在此培养基上生长较快，并可产生典型的异染颗粒，有利于白喉棒状杆菌的分离培养与鉴定。

（九）亚碲酸钾血琼脂平板

1. 成分　2% 肉汤琼脂，100ml；1% 亚碲酸钾水溶液，2ml；脱纤维兔血（或羊血），5～10ml。

2. 制法　将肉汤琼脂加热溶解，待凉至 70～80℃时加入亚碲酸钾及脱纤维血，摇匀，使成巧克力色琼脂，再凉至 50℃左右，倾注于无菌平皿内制成平板备用。

3. 原理　培养基中含有适量的亚碲酸钾，此药能抑制很多杂菌的生长，而允许白喉棒状杆菌（及其他棒状杆菌）生长。而且这些细菌还能还原碲盐产生金属碲，使菌落成为黑色或灰黑色，因而可用于白喉棒状杆菌的鉴别培养。

三、常用固定液和生化试剂

（一）固定液

1. 乙醇　是易挥发的无色透明液体，用蒸馏水稀释成特定比例使用。常用的浓度为 70%。用途广泛，但不适于固定大块组织。

2. 甲醛溶液　是易挥发、有刺激性气味的无色透明液体，用蒸馏水稀释成特定比例使用。常用的浓度为 5%～10%。可用于保存大块组织和大型虫体。

3. 中性甲醛溶液　是 pH 为 7.0 左右的甲醛溶液。常用的浓度为 5%～10%。其配制方法为 40% 甲醛 100ml，磷酸二氢钠 4.0g，无水磷酸氢二钠 6.5g 混合溶于 900ml 蒸馏水中。可用于保存小块组织和小型虫体。

4. 卡努瓦（Carnoy）固定液　配制方法为 60ml 无水乙醇，10ml 乙酸和 30ml 氯仿混合。可适用于固定肠内原虫和一些吸虫与绦虫标本。

5. 布安（Bouin）固定液　配制方法为 5ml 乙酸，25ml 的 40% 甲醛溶液和 75ml 苦味酸饱和溶液混合。适用于固定昆虫、吸虫以及一般动物组织。

6. 绍丁（Schaudinn）固定液　配制方法为饱和升汞水溶液 600ml 与无水乙醇 300ml 混合成储存液。使用前应将 95ml 储存液与 5ml 乙酸混合。适用于固定肠道原虫。

7. 甲醛-乙酸-乙醇（formalin-acetic acid-alcohol，FAA）固定液　配制方法为无水乙醇 50ml，40% 甲醛溶液 5.5ml，乙酸 2.5ml 和蒸馏水 42ml 混合。主要适用于固定线虫。

（二）生化试剂

吲哚试剂（Kovac 氏法）。

1. 成分　对二甲基氨基苯甲醛，5g；戊醇（或丁醇），75ml。

2. 制法　混合后，置 50～60℃水浴箱中过夜，次日取出，徐徐滴入浓盐酸 25ml，滴加时随滴随摇，配制后暗处保存备用。

参考文献

曹雪涛.2018.医学免疫学.7版.北京：人民卫生出版社

傅继华.2000.实用实验技术.济南：山东科学技术出版社

甘晓玲，李剑平.2015.微生物学检验.4版.北京：人民卫生出版社

李凡，徐志凯.2018.医学微生物学.9版.北京：人民卫生出版社

吕刚，夏乾峰，常彩虹.2013.病原生物学与免疫学实验教程.杭州：浙江大学出版社

诸欣平，苏川.2018.人体寄生虫学.9版.北京：人民卫生出版社